Hals-Nasen-Ohren-
Krankheiten
im Kindesalter

2. Auflage

Hals-Nasen-Ohren-Krankheiten im Kindesalter

Peter Biesalski und Detlef Collo

2., neubearbeitete Auflage
21 Tabellen, 78 teilweise farbige Abbildungen

1991
Georg Thieme Verlag Stuttgart · New York

Prof. Dr. med. *Peter Biesalski*
Klinikum der Universität Mainz
Langenbeckstr. 1, 6500 Mainz

Prof. Dr. med. *Detlef Collo*
Allgemeines Krankenhaus Barmbek
Rübenkamp 148, 2000 Hamburg 60

Die Deutsche Bibliothek – CIP-Einheitsaufnahme

Biesalski, Peter:
Hals-Nasen-Ohren-Krankheiten im Kindesalter : mit 21 Tabellen / Peter Biesalski und Detlef Collo. – 2., neubearb. Aufl. – Stuttgart ; New York : Thieme, 1991
NE: Collo, Detlef:

Geschützte Warennamen (Warenzeichen) werden *nicht* besonders kenntlich gemacht. Aus dem Fehlen eines solchen Hinweises kann also nicht geschlossen werden, daß es sich um einen freien Warennamen handele.

Das Werk, einschließlich aller seiner Teile, ist urheberrechtlich geschützt. Jede Verwertung außerhalb der engen Grenzen des Urheberrechtsgesetzes ist ohne Zustimmung des Verlages unzulässig und strafbar. Das gilt insbesondere für Vervielfältigungen, Übersetzungen, Mikroverfilmungen und die Einspeicherung und Verarbeitung in elektronischen Systemen.

© 1962, 1991 Georg Thieme Verlag
Rüdigerstraße 14, D-7000 Stuttgart 30
Printed in Germany

Satz: Gulde-Druck GmbH, D-7400 Tübingen, gesetzt auf Linotype System 4 (300 LTC)
Druck: K. Grammlich, D-7401 Pliezhausen

ISBN 3-13-308102-0   1 2 3 4 5 6

Wichtiger Hinweis: Wie jede Wissenschaft ist die Medizin ständigen Entwicklungen unterworfen. Forschung und klinische Erfahrung erweitern unsere Erkenntnisse, insbesondere was Behandlung und medikamentöse Therapie anbelangt. Soweit in diesem Werk eine Dosierung oder eine Applikation erwähnt wird, darf der Leser zwar darauf vertrauen, daß Autoren, Herausgeber und Verlag große Sorgfalt darauf verwandt haben, daß diese Angabe dem Wissensstand bei Fertigstellung des Werkes entspricht.

Für Angaben über Dosierungsanweisungen und Applikationsformen kann vom Verlag jedoch keine Gewähr übernommen werden. Jeder Benutzer ist angehalten, durch sorgfältige Prüfung der Beipackzettel der verwendeten Präparate und gegebenenfalls nach Konsultation eines Spezialisten festzustellen, ob die dort gegebene Empfehlung für Dosierungen oder die Beachtung von Kontraindikationen gegenüber der Angabe in diesem Buch abweicht. Eine solche Prüfung ist besonders wichtig bei selten verwendeten Präparaten oder solchen, die neu auf den Markt gebracht worden sind. Jede Dosierung oder Applikation erfolgt auf eigene Gefahr des Benutzers. Autoren und Verlag appellieren an jeden Benutzer, ihm etwa auffallende Ungenauigkeiten dem Verlag mitzuteilen.

Vorwort

Die Absicht des Verlages und der Autoren, die erste 1962 erschienene Auflage durch eine Neuauflage mit dem gleichen Titel zu ergänzen und dem neuesten Wissensstand anzupassen, ist vor allem durch die Entwicklung einer mancherorts eigenständigen Kinderotolaryngologie begründet. Klinische Institutionen, vor allem in den USA, sowie große internationale Kongresse, zuletzt in Budapest 1986, lassen in ihren Veröffentlichungen erkennen, daß die Kinderotolaryngologie sowohl klinisch als auch wissenschaftlich einen eigenen Platz in der Medizin beanspruchen kann. Dabei scheint es uns berechtigt, sie fachlich weder ganz bei der Otolaryngologie noch bei der Pädiatrie, sondern zwischen diesen beiden Fächern anzusiedeln.

Es waren also von vornherein halsnasenohrenärztliche *und* kinderärztliche Erfahrungen einzubringen, um die notwendige Synopsis besonders für die Pathogenese, die Diagnostik und die Therapie zu erreichen. An Beispielen wie der Säuglingsotitis oder der verlegten Nasenatmung wird das besonders deutlich.

Die Gliederung des vorliegenden Werkes wurde gegenüber der ersten Auflage gestrafft und die Kapitel „Medikamentöse Therapie", „Neurogene Krankheiten" und „Infektionskrankheiten" in die bestehenden Kapitel, soweit erforderlich, eingearbeitet.

Das Kapitel „Stimm- und Sprachstörungen im Kindesalter" wurde neu verfaßt, das Kapitel „Hörstörungen im Kindesalter" aktualisiert. Wir sind der Meinung, daß die Störungen von Stimme, Sprache und Gehör in dieses Buch gehören, weil auch sie vielfache Zusammenhänge zu anderen, überwiegend organischen HNO-Krankheitsbildern im Kindesalter haben. Literatur und Quellen erscheinen zusammengefaßt am Schluß des Buches.

Die Gestaltung des Textes lehnt sich streckenweise an die Ausführungen der ersten Auflage an, wo die Betrachtung der Krankheitsbilder und ihrer pathologischen Grundlagen sich bis heute nicht verändert hat. Dennoch haben wir auch dort oftmals kräftig gekürzt, um die erforderlichen Informationen prägnanter und rascher erreichbar werden zu lassen. Dabei haben wir uns an den im deutschen Schrifttum gebräuchlichen Katalog der HNO-Krankheiten gehalten.

Die Leser – es werden in der Hauptsache Hals-Nasen-Ohren-Ärzte, Pädiater und Allgemeinärzte sein – werden handbuchmäßig erschöpfende Ausführungen zu den einzelnen Krankheitsbildern in diesem Lehrbuch nicht finden. Sie dürfen aber erwarten, daß alle praktisch wichtigen Details und darüber hinaus Einblicke in klinische und wissenschaftliche Entwicklungen abgehandelt sind. Sie können auch davon ausgehen, daß Krankheiten und Symptome, diagnostische und therapeutische Verfahren, die in den Lehrbüchern der großen Fächer oft nicht kindertypisch zu finden sind, hier vorkommen.

Wir legen ein Buch vor, von dem wir hoffen, daß es den aktuellen ärztlichen Bedürfnissen bei den Hals-Nasen-Ohren-Krankheiten im Kindesalter entspricht. Dem Thieme Verlag und seinen Mitarbeitern sei für die konstruktive und korrekte Zusammenarbeit am Schluß herzlich gedankt.

Mainz, im Frühjahr 1991

Prof. Dr. med. P. Biesalski
Prof. Dr. med. C. Collo

Inhaltsverzeichnis

Krankheiten der oberen Luftwege 1

Anatomische und physiologische
Vorbemerkungen 1
    Nase und Nasenatmung 1
    Nasennebenhöhlen 1
    Kehlkopf und Luftröhre 2
    Schleimhaut 2
Fehlbildungen 4
    Angeborene Anomalien der Nase ... 4
    Angeborene Larynx- und Tracheal-
    stenosen (Stridor congenitus) 6
Tumoren der oberen Luftwege 9
    Nase und Nasenrachen 9
    Kehlkopf 10
Fremdkörper in den oberen Luftwegen . 12
    Nase und Nasenrachen 12
    Kehlkopf und Trachea 12
    Bronchien 13
Krankheiten der äußeren Nase und der
Nasenscheidewand 16
    Naseneingangsentzündungen 16
    Formveränderungen des Septums ... 18
    Nasenbluten 18
    Verletzungen 19

Kehlkopf- und Luftröhrenverletzun-
gen 21
Akute Infekte der oberen Luftwege ... 21
    Rhinopharyngitis des Säuglings (sog.
    Säuglingsschnupfen) 21
    Akute Luftwegeinfekte bei älteren
    Kindern 24
    Die stenosierende Laryngotracheitis
    des frühen Kindesalter 27
Chronische Entzündungen der oberen
Luftwege 30
    Chronisch hyperplastische (rezidivie-
    rende) Schleimhauterkrankungen ... 30
    Chronisch atrophierende Rhinitis ... 34
Akute Nasennebenhöhlenentzündungen 35
    Rhinosinusitis acuta 35
    Oberkieferosteomyelitis des Säuglings .. 37
    Chronische Nasennebenhöhlenentzün-
    dungen 38
    Sinubronchitis 41
Allergische Erkrankungen der oberen
Luftwege 42

Krankheiten des lymphatischen Rachenrings 46

Akute Entzündung der Rachenmandel
(Tonsillitis retronasalis) 46
Akute Entzündung der Gaumenman-
deln (Angina tonsillaris) 47
    Angina simplex (catarrhalis) 47
    Angina lacunaris 47

Symptomatische Tonsillitiden 50
Hyperplasie des lymphatischen Rachen-
rings 51
    Die verlegte Nasenatmung 51
Chronische Tonsillitis im Kindesalter ... 55

Krankheiten der oberen Speisewege 59

Fehlbildungen 59
    Angeborene Lippen-Kiefer-Gaumen-
    Spalten 59
    Weitere Fehlbildungen im Mund- und
    Kieferbereich 62

Krankheiten der Mundorgane 63
    Lippenerkrankungen 63
    Schleimhautentzündungen 63
    Tiefgreifende Entzündungen 65
    Zungenerkrankungen 66

Tumoren im Mundbereich	67	Andere Erkrankungen der Speicheldrüsen	70
Verletzungen	68	Krankheiten der Speiseröhre	71
Krankheiten des Rachens	68	Fehlbildungen	71
Krankheiten der Speicheldrüsen	68	Speiseröhrenverätzungen	73
Akute eitrige Speicheldrüsenentzündung (Sialoadenitis)	68	Ösophagusfremdkörper	76
Virusbedingte Speicheldrüsenerkrankungen	69	Ösophagitis	77
		Achalasie	77
Chronisch rezidivierende Parotitis im Kindesalter	69	Zahn- und Kieferkrankheiten mit ihren Beziehungen zum HNO-Fachgebiet	77

Krankheiten des Halses ... 81

Fehlbildungen	81	Lymphadenitis colli	83
Schiefhals	81	Spezifische Lymphadenitis	84
Lymphangioma colli	82	Thymus und Schilddrüse	85
Halsfisteln und Halszysten	82	Säuglingsstruma	85
Entzündungen	83	Thymushyperplasie	85
Abszesse und Phlegmonen des Halses	83		

Krankheiten der Ohren ... 86

Anatomische, physiologische und diagnostische Vorbemerkungen	86	Akute Mittelohrentzündungen junger Kinder	96
Äußerer Gehörgang	86	Otitis media der Neugeborenen	96
Warzenfortsatz	86	Unkomplizierte Säuglingsotitis	97
Paukenhöhle	87	Komplikationen der Säuglingsotitis	98
Innenohr	87	Schleichende Mastoidinfektion (okkulte Mastoiditis)	99
Physiologische Daten des kindlichen Gehör- und Gleichgewichtsorgans	88	Akute Mittelohrentzündung älterer Kinder	103
Besonderheiten der Diagnostik	88	Tubenmittelohrkatarrh (Mukotympanum)	103
Krankheiten des äußeren Ohres	89	Akute eitrige Mittelohrentzündung	104
Fehlbildungen	89	Mastoiditis	107
Abstehende Ohren	89	Otogene Komplikationen	108
Gehörgangsatresien	90	Otogene Meningitis	109
Gehörgangsfremdkörper	91	Otogene intrakranielle Abszesse	110
Gehörgangsfurunkel	91	Chronische Mittelohrentzündungen und ihre Komplikationen	111
Ohrekzem (Otitis externa)	91	Chronische Schleimhauteiterung	112
Ohrmuschelperichondritis	92	Chronische Knocheneiterung (Cholesteatom)	113
Zoster	92		
Ohrmuschelerysipel	93		
Ohrschmalzpfropf	93		
Tumoren der Schläfenbeinregion	93	Eitrige Labyrinthitis	115
Verletzungen	93		

Gleichgewichtsstörungen ... 116

Otoneurologische Untersuchungsmethoden	116	Klinik der Vestibularisstörungen	117

Hörstörungen im Kindesalter ... 120

Zur Terminologie ... 120
Auswirkungen einer Hörstörung ... 120
Differenzierung der Hörstörungen im Kindesalter ... 121
Ort der Hörstörung ... 124
Ätiologie ... 124
Diagnostik ... 126
Therapie ... 132
Apparative Therapie (Hörgeräte) ... 133

Stimm- und Sprachstörungen im Kindesalter ... 139

Stimmstörungen ... 139
Sprach- und Sprechstörungen ... 140
Sprachentwicklung ... 140
Sprachentwicklungsstörungen (SES) ... 141
Stammeln ... 141
Näseln (Rhinophonie) ... 143
Stottern (Balbuties) ... 145
Poltern ... 146
Die Sprache der Gehörlosen und Schwerhörigen ... 146
Weitere Sprachstörungen ... 147

Anästhesieverfahren ... 148

Prämedikation ... 148
Methoden ... 148
Anästhesie bei diagnostischen und therapeutischen Eingriffen ... 149
Komplikationen ... 149

Physikalische und heilklimatische Therapie bei Erkrankungen der oberen Luftwege und der Ohren ... 151

Glühlichtbestrahlung ... 151
Ultrakurzwellen- und Mikrowellenbestrahlungen ... 151
Inhalationstherapie ... 152
Klimatherapie ... 153

Differentialdiagnostische Tabellen ... 155

Quellen ... 167

Literatur ... 168

Sachverzeichnis ... 171

Farbtafeln I–IV ... nach Seite 88

Krankheiten der oberen Luftwege

Anatomische und physiologische Vorbemerkungen

Nase und Nasenatmung

Eine Reihe von morphologischen Eigenarten der oberen Luftwege hat besonders in den ersten Lebensjahren eine erhebliche pathogenetische Bedeutung. Als Folge des sehr *engen Nasenlumens* beim jungen Säugling (Weite ca. 1–2 mm, Höhe 9 mm), der röhrenartigen Ausbildung der hinteren Nasenabschnitte und der sehr kleinen Choanen wird die für das junge Kind lebenswichtige Nasenatmung schon bei leichten entzündlichen Verschwellungen stark behindert. Die Mundatmung wiederum ist durch einen Kehlkopfhochstand (beim Neugeborenen etwa 3. HW, beim Erwachsenen 5.–6. HW, auf die Stimmritze bezogen) erschwert oder überhaupt unmöglich, da die Epiglottis bis in Höhe des Gaumensegels reicht und dadurch den Luftstrom vom Mund her einschränkt (Abb. **3**). Unter diesen Verhältnissen ist es dem Säugling möglich, gleichzeitig zu trinken und zu atmen. Eine verlegte Nasenatmung schließt daher die normale Ernährung weitgehend aus. Auch der ansteigende und der Pharynxwand anliegende Zungengrund behindert zusätzlich die funktionell ohnehin unzureichende Mundatmung.

Nasennebenhöhlen

Die Stirn- und Keilbeinhöhlen sind im Säuglingsalter noch nicht ausgebildet, die Kieferhöhlen klein und taschenförmig, die Siebbeinzellen geringgradig pneumatisiert. Gegen Ende der Pubertät erreichen die Nebenhöhlen in der Regel ihre endgültige Form, nehmen dann aber meist noch an Größe zu. Nebenhöhlenentzündungen und die davon ausgehenden Komplikationen spielen sich daher bei Kindern fast ausschließlich im Bereich von Kieferhöhlen und Siebbeinzellen ab, während Stirnhöhlen- und Keilbeinhöhlenentzündungen zu den Seltenheiten gehören. Stirnhöhlen sind nur in Form kleiner Recessus frontales vorhanden. Sie entwickeln sich im Schulalter und erlangen ihre endgültige Größe erst etwa um das 18. Lebens-

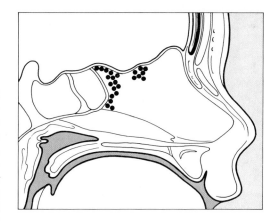
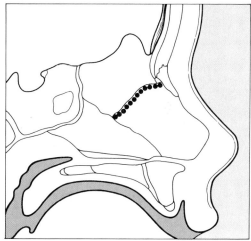

Abb. **1** Postnatale Entwicklung des Nasenseptums. Die Punktierung deutet die Verknöcherungszone beim Neugeborenen und beim 5jährigen Kind an. Sie hat für das Wachstum von Septum und Nase eine entscheidende Bedeutung (Verletzungen, Operationen). (H. J. Schultz-Coulon und Eckermeier 1976).

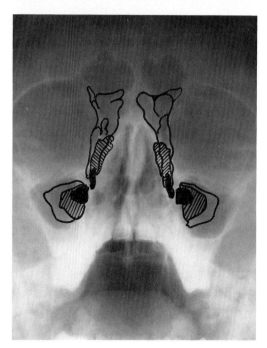

Abb. 2 Nebenhöhlenentwicklung auf die Röntgenaufnahme eines 10jährigen Kindes projiziert. Ausgefüllt = Neugeborenes; gestrichelt = 2jähriges Kind; umrandet = 6jähriges Kind.

jahr (4–7 cm³). Die Pneumatisation der Nebenhöhlen ist wie die der Schläfenbeinzellen hauptsächlich von der Aktivität der Schleimhaut abhängig, ihre Form und Größe aber weitgehend von konstitutionellen Faktoren (Abb. 2). Die Funktionen der Nasennebenhöhlen wie auch der Nase betreffen die Resonanz der Stimme, Vergrößerung der Schleimhautoberfläche (Erwärmung, Anfeuchtung der Atemluft), Schutz gegen Gewalteinwirkung und Verringerung des Gewichts des Schädels.

Kehlkopf und Luftröhre

Die besonderen anatomischen Verhältnisse sind bei jungen Kindern durch den schon erwähnten Hochstand des Larynx, dann aber auch durch die Weichheit des Knorpelgerüstes und die Enge des Kehlkopflumens gekennzeichnet. Im Hinblick auf den Sauerstoffbedarf stellt der Kehlkopf im frühen Kindesalter durch eine isthmusartige Einschnürung des Atmungsrohres im Bereich der Stimmritze und darunter einen nicht zu unterschätzenden Engpaß dar.

In der trichterförmigen Subglottis beträgt beim Neugeborenen die größte Weite nur 5,5 bis 6 mm. Bei einer Verschwellung auf 4 mm Weite ist die Atmung aber bereits stenosiert.

Die Auskleidung des kindlichen Larynx und der ebenfalls relativ engen Trachea mit einer lockeren, von lymphatischem Gewebe stark durchsetzten und daher besonders ödembereiten Schleimhaut erklärt die schnelle Entstehung dyspnoischer Zustände im frühen Kindesalter (stenosierende Laryngotracheitis S. 27). Die Weichheit des Knorpels begünstigt ferner eine Deformierung und Stenosierung von Kehlkopf und Luftröhre.

Schleimhaut

Aus dem Aufbau und dem funktionellen Verhalten der Luftwegeschleimhaut im Kindesalter ergibt sich ebenfalls eine Reihe klinischer und pathogenetischer Besonderheiten. Neben der normalen Schleimhaut wird die hyperplastische Beschaffenheit der Mukosa mit lockerem Gewebsaufbau, vermehrten Drüsen und Gefäßen von der hypoplastischen Schleimhaut unterschieden, die dünn und in ihrer Struktur zart und gefäßarm ist.

Die *Sekretströmung* ist am besten so zu veranschaulichen, daß eine Schleimschicht der gesunden Nase nach etwa 30 Minuten durch den Flimmerstrom des intakten Epithels in den Pharynx abgeschoben, also erneuert wird. In der gleichen Zeitspanne wird das Sekret in der Trachea von der Bifurkation bis zum Larynx transportiert. Bei jeder entzündlichen Schleimhautreaktion und bei Änderung der Sekretzusammensetzung verlangsamt sich auch der Transport der Schleimdecke.

Die *Resorptionsfähigkeit* der Luftwegeschleimhaut, vorwiegend der Nase, ist kaum schlechter als die des Darmes. Bei Jugendlichen ist diese resorptive Funktion besonders gut ausgebildet. Untersuchungen von H. H. Naumann lassen erkennen, daß die Resorptionsleistung der Nasenschleimhaut außerdem abhängig ist von der Dissoziation, von der Konzentration und dem Molekulargewicht der aufgebrachten Lösung, aber auch von der Art des Lösungsmittels. Alles das ist im Hinblick auf die Zusammensetzung therapeutischer Nasenmittel von großer praktischer Bedeutung. Nach bisher vorliegenden physiologisch-chemischen Erkenntnissen wird das Wachstum und die Differenzierung der Zellen der Respirationsschleimhaut durch Vitamin A kontrolliert. Eine adäquate Versorgung ist daher die Voraussetzung für eine regelrechte Funktion. Fehlt das Vitamin, so wird die Entstehung von Infekten begünstigt (H. K. Biesalski 1986).

In diesem Zusammenhang seien auch die *Reflexbeziehungen* zwischen der Schleimhaut der Luftwege einerseits und Blutdruck, Kreislauf sowie Atmung andererseits erwähnt. Insbesondere die Nasenschleimhaut ist geradezu als „Reflexorgan" bezeichnet worden, da von ihr Atemrhythmus und Atemtiefe durch den Reiz der vorbeiströmenden Luft in größerem Umfang abhängig sind. Die behinderte Nasenatmung führt zu einer Abnahme der Lungencompliance und einer Zunahme der Lungenresistenz (Kortekangas 1977). Die Weite der Nase und die Schleimabsonderung werden den Bedürfnissen entsprechend ebenfalls reflektorisch reguliert. Eine Schutzfunktion gegenüber Fremdstoffen übt in der Nase der Trigeminus als „Niesnerv" aus (N. ethmoidalis ant.).

Eine wesentliche Rolle spielt die jeweilige *Schleimhautdurchblutung,* die nicht nur für die erforderliche Weit- oder Engstellung der Nasenlumina und die Erwärmung der durchstreichenden Atemluft verantwortlich ist, sondern auch für Wachstum und Funktion benachbarter Gebiete, ja sogar in gewissem Umfang für die allgemeine Entwicklung des Kindes (verlegte Nasenatmung, S. 51).

Auch die Schleimhaut von Larynx und Trachea hat über das vegetative Nervensystem enge reflektorische Beziehungen zu Atmung, Blutdruck und Herzaktion, was bei Bronchoskopien und Tracheostomien von Kindern zu beachten ist.

Aus all dem ergeben sich einige *diagnostische Besonderheiten.* So ist bei einfachen Rhinoskopien daran zu denken, daß die Nasengänge des jungen Kindes auch ohne Entzündung relativ eng sind, um Fehlschlüsse hinsichtlich entzündlicher Veränderungen zu vermeiden. Irrtümern, die durch anatomische Variationen an Muscheln und Septum zustande kommen, entgeht man dadurch, daß man die kindliche Nase bei jeder eingehenden rhinoskopischen Untersuchung abschwellt.

Die Verhältnisse in der hinteren Nase und im Nasenrachenraum lassen sich durch seitliche Röntgenaufnahmen, gegebenenfalls auch mit Kontrastmitteln, am besten aber mit der Endoskopie darstellen. Kieferhöhlen und Siebbeinzellen sind röntgendiagnostisch erst vom 2.–3.

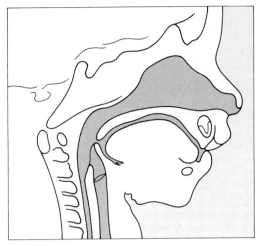

Abb. **3** Darstellung der oberen Luftwege des jungen Säuglings nach einem anatomischen Präparat von Prof. Eckert-Möbius. Beachtenswert ist der enge Übergang zwischen Nasenhaupthöhle und Nasenrachen sowie die Stellung der Epiglottis zum Gaumensegel.

Lebensjahr an einigermaßen sicher zu erfassen. Dagegen sind die Lumina von Pharynx, Hypopharynx, aber auch von Kehlkopf und Luftröhre durch Röntgenleeraufnahmen oder endoskopisch schon in der Säuglingszeit gut darstellbar.

Als **Riechorgan** hat die Nase im Kindesalter eine geringere Bedeutung als später. Von den Fila olfactoria wird in gewissem Umfang ebenfalls die Atmung reflektorisch gesteuert, wohl als Schutzfunktion bei Eindringen schleimhautreizender Luftbestandteile. Auch beim Kind ist die Riechfunktion aufgehoben oder herabgesetzt, wenn die oberen Nasengänge verschwollen sind. Es werden dann sowohl Geruchsstörungen als auch Geschmacksstörungen angegeben, die je nach dem Verschwellungsgrad zu- und abnehmen können.

Diagnostik. Die Geruchsstoffe gelangen bekanntlich bei der Ein- und Ausatmung in Luftwirbeln in die oberen Nasengänge, während die eigentlichen Geschmacksqualitäten (süß, sauer, bitter, salzig, metallisch) nur von Zunge und Mundschleimhaut perzipiert werden. *Prüfungen der Geschmacks- und Geruchsfunktionen* haben diese Gegebenheiten zu berücksichtigen. Mit Tupfern, die in entsprechende Lösungen von Zucker, Zitronensäure, Chinin und Salz getaucht werden, läßt sich der Zungengeschmack leicht prüfen. Eine Untersuchung des Geruchs mit verschiedenartigen aromatischen Substanzen, wie Kümmel, Mandelöl etc. ist recht ungenau; sie läßt sich objektiv nur mit den speziellen Methoden der Olfaktometrie durch Ableitung evozierter Potentiale durchführen.

Fehlbildungen

Angeborene Anomalien der Nase

Als konnatale Fehlbildungen der äußeren Nase kommen unvollständige *Spaltbildungen* vor, die zu einer sehr unschönen Verbreiterung führen (Doggennase). Dagegen entstehen *Plattnasen* eher infolge einer Aplasie bzw. teilweisen Fehlens des Septums. Die seltene *Atresie* des Naseneingangs mit Verlegung des nasalen Atemweges ist meist schon im Säuglingsalter dringend behandlungsbedürftig, besonders wenn sie doppelseitig und vollständig ausgebildet ist. Die pathogenetischen Faktoren der konnatalen Fehlbildungen der Nase sind vornehmlich in einem Zusammenwirken von genetischen und intrauterinen Faktoren zu sehen.

Im Innern der Nase führen neben Angiomen und Teratomen gelegentlich auch *Meningoenzephalozelen* mit oft schon äußerlich sichtbarer Verbreiterung der Nasenwurzel zu Obstruktionserscheinungen (Abb. **4**). Wegen der Gefahr intrakranieller Komplikationen bei Eröffnung einer Meningozele sind alle therapeutischen Maßnahmen bei endonasalen angeborenen Tumoren erst nach Klärung der Geschwulstart angebracht. Konnatale, manchmal geburtstraumatische *Septumdeviationen* wirken sich beim Säugling nur dann aus, wenn sie hochgradig sind oder wenn zugleich auch ein Septumhämatom besteht. Deviationen der äußeren Nase und der Nasenscheidewand, die intra partum entstanden sind, verschwinden fast immer ohne jede Behandlung nach kurzer Zeit. Mediane, schräge und laterale Gesichtsspalten sind selten, der isolierte *Hypertelorismus* als geringste Form einer Dysplasie der Nase jedoch häufig, u.a. bei verschiedenen Chromosomenaberrationen, auch Down-Syndrom.

Choanalatresie

Von klinischer Bedeutung ist der angeborene Choanalverschluß, der nicht selten schon in den ersten Lebenswochen zu schweren Komplikationen und sogar zum Tode führt. Die Atresie wird durch membranöse, vorwiegend aber knöcherne, schleimhautüberzogene Verschlußplatten in den Choanen gebildet (Abb. **5** und **6**, Farbtafel **I**).

Die einseitige Choanalatresie führt schon beim Säugling zu einer schleimig-eitrigen Absonderung aus der verschlossenen Nasenhöhle und – mehr oder weniger – auch zu den Symptomen einer verlegten Nasenatmung. Häufig führt der über Monate oder Jahre konstante, therapieresistente einseitige eitrige Schnupfen auf die richtige diagnostische Fährte.

Doppelseitig kann die Choanalatresie beim Säugling lebensbedrohende Komplikationen herbeiführen, vor allem in Folge einer Atmungsinsuffizienz, die nicht nur während der Inspiration in Erscheinung tritt, sondern auch während der Exspiration durch Stauung der

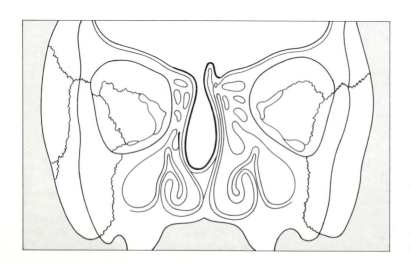

Abb. **4** Darstellung einer Meningoenzephalozele. Der Zelensack ist weit in die Nase eingedrungen und hat das Septum nach links verdrängt.

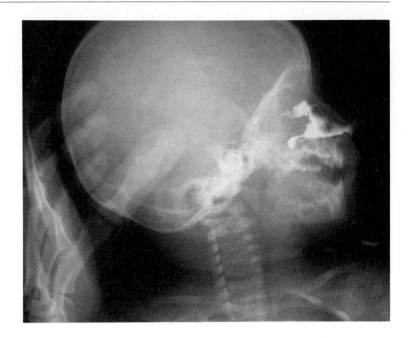

Abb. 5 Röntgenologische Kontrastdarstellung einer Choanalatresie bei einem 1jährigen Kind.

Atemluft im Nasopharynx. Dazu kommen Ernährungsschwierigkeiten, weil die Kinder bei verlegter Nase nicht normal trinken können (S. 1). Ohne Behandlung entstehen schon frühzeitig Aspirationsbronchopneumonien, eine allgemeine chronische Hypoxie und darüber hinaus schwere Gedeihstörungen, der die Kinder erliegen können. Die frühzeitige chirurgische Therapie einer doppelseitigen Choanalatresie ist daher indiziert.

Im späteren Kindesalter können sich ein- oder beidseitige Choanalatresien nach Traumen und Infektionen, z. B. nach einer Diphtherie, entwickeln. Sie sind dann aber prognostisch wesentlich günstiger als beim Säugling.

Diagnose

Hauptsymptome der Choanalverschlüsse sind die unterschiedlich stark ausgeprägte Zyanose, schwere Trinkstörungen und die frustranen Versuche des Kindes, durch den Mund zu atmen. Bei einer totalen Choanalatresie läßt sich mit dem Politzer-Ballon keine Luft durch die Nase blasen und ein sondierender Katheter gleitet nicht durch die Nase in den Rachen hinein. Eine Röntgendarstellung nach Füllung der Nasenhöhle mit einem wäßrigen Kontrastmittel weist den Kontrastmittelstau in der Nase an der Atresieplatte nach, die endoskopische Untersuchung mit der starren oder flexiblen Optik bringt genauere Klärung (Abb. 5).

Behandlung

Bei doppelseitiger Choanalatresie müssen Säuglinge, insbesondere Frühgeborene, über Nährsonden versorgt werden, bis ihre Allgemeinsituation einen chirurgischen Eingriff zur Beseitigung der Atresieplatte zuläßt. Dabei hat sich der transnasale Zugang unter Benutzung von Diamantbohrern zur Abfräsung der Atresieplatte als deutlich atraumatischer und komplikationsärmer erwiesen, als das transpalatinale Vorgehen über die Mundhöhle. Zur Bewahrung der offenen Choanen werden bei Operationsende für ca. 4 Wochen Kunststoffröhrchen durch die Nase bis in den Nasenrachen eingeführt und fixiert. Auf diese Weise gelingt es bei Säuglingen und Kleinkindern, die Choanen ausreichend weit offen zu halten. Kommt es mit zunehmendem Wachstum dennoch zur Schrumpfung, können die wesentlich aufwendigeren transpalatinalen chirurgischen Verfahren bei älteren Kindern unter dann günstigeren Bedingungen mit dem Vorteil der Schleimhautplastik im Bereich der Choane angeschlossen werden. Die Laserchirurgie kann wegen der sehr engen Verhältnisse im Innern der kindlichen Nase nur in Ausnahmefällen zur Anwendung kommen.

Angeborene Larynx- und Trachealstenosen (Stridor congenitus)

Kehlkopfatresien beruhen wahrscheinlich auf Differenzierungsstörungen des Epithels in der 3.–4. Embryonalwoche mit vollständiger Verwachsung der Stimmlippen oder mit einer totalen supraglottischen Membranbildung. Symptome: Apnoe mit schnell fortschreitender Zyanose („blue baby").

Kehlkopfmembranen werden als Hemmungsanomalien der Epithelaktivität aufgefaßt mit Bildung unvollständiger Schwimmhäute und teilweisen Verwachsungen zwischen Stimm- oder Taschenlippen (Abb. **7**, Farbtafel **I**). Symptome: Unterschiedliche Dyspnoe, Schreischwäche, Heiserkeit.

Kehlkopfzysten können im Gebiet des ganzen Larynx entstehen. Die kongenitalen Zysten gehen meist aus versprengten Epithelinseln hervor oder sind branchiogen. Sie gehören genetisch wahrscheinlich nicht mit den Laryngozelen zusammen. Erworbene Zysten entwickeln sich auf traumatischer oder auf infektiöser Grundlage. Symptome: Unterschiedliche Dyspnoe, Heiserkeit, rundliche Vorwölbungen endolaryngeal.

Laryngozelen sind uni- oder bilaterale hernienartige Ausstülpungen der Schleimhaut nach außen oder nach innen, zumeist des Morgagni-Ventrikels. Äußere Laryngozelen sind auch am Hals sichtbar. Durch ventilartigen Verschluß kommt es zum „Blähhals". Symptome: Heiserkeit, unterschiedliche Dyspnoe, Anschwellen des Halses beim Valsalva-Versuch, gelegentlich Druckgefühl und Schmerzen. Es besteht die Gefahr einer späteren malignen Entartung.

Subglottische Stenosen entstehen durch Fehlbildungen unterhalb der Stimmlippen, z.B. bei Anomalien des Ringknorpels, vor allem aber infolge von nicht sehr seltenen, breit aufsitzenden *Hämangiomen*. Die Diagnose ist auch bei direkter Laryngotracheoskopie oft schwierig, weil es sich fast immer um polsterartige Vorwölbungen ohne farblichen Unterschied gegenüber der Umgebung handelt. Symptome: Erstickungsanfälle bei meist klarer Stimme. Beim Schreien und Pressen verstärkt sich die Dyspnoe durch vermehrte Blutfüllung des Angioms.

Der Stridulus congenitus, auch kongenitaler benigner inspiratorischer Stridor genannt, ist recht häufig bei jungen Säuglingen zu beobachten. Ohne zusätzliche Störung der Nahrungsaufnahme ist er prognostisch günstig und verschwindet fast immer im Lauf des ersten Lebensjahres. Schwere Störungen gibt es nur bei hinzutretenden Infekten.

Es ist dabei ein schnarchendes inspiratorisches Geräusch zu hören, das sich im Schlaf erheblich verstärkt. Wenn eine Zyanose besteht, so muß zunächst an andere Ursachen gedacht werden, da der benigne Stridor in der Regel nicht zu dyspnoischen Erscheinungen führt.

Die Ursache des Stridulus ist die abnorme Weichheit von Epiglottis und Kehlkopfgerüst. Der Larynx ist meist im ganzen hypoplastisch. Bei der Inspiration kommt es zu einem Flattern des Kehldeckels und der Aryknorpel. Mitunter führen auch die Hypertrophie umschriebener Larynxteile und Faltenbildungen in der Schleimhaut zu vorübergehendem Stridor schon im Säuglingsalter.

Extralaryngeale Ursachen eines Stridors sind vorwiegend in einer *angeborenen Struma* und in *Gefäßfehlbildungen* mit Druck- und Zugwirkungen auf den Kehlkopf zu sehen. Eine Endoskopie klärt die Diagnose. *Geburtstraumen* können durch Blutungen und zentralbedingte Koordinationsstörungen einen Stridulus verursachen.

Immer denke man daran, daß auch eine *Glossoptose* (Pierre Robin), eine Makroglossie sowie Angiome und *Zysten des Zungengrundes* durch Verdrängung und Verlegung zu einem Stridor führen können (Abb. **34**). (Atmungsbehinderungen durch Erkrankungen des Kehlkopfes s. auch Differentialdiagnostische Tabellen, S. 156.)

Trachealstenosen mit Stridor. Ursächlich kommen endotracheale Faltenbildungen bei Ösophagotrachealfisteln, angeborene Strumen oder Aortenfehlbildungen, eine Skoliose der Trachea und besonders auch ein Lymphangiom (Hygroma colli) in Frage. Die Thymushyperplasie ist dagegen seltener als Ursache eines Säuglingsstridors anzuschuldigen. Bei Langzeitintubationen kommt es gelegentlich zu Tracheal- und Ringknorpelstenosen. Das Symptom einer trachealen Stenose ist vorwiegend die inspiratorische Dyspnoe. Diese Kinder halten ihren Kopf überstreckt nach hinten. Bei der laryngealen Dyspnoe wird demgegenüber der Kopf zwischen die Schultern gezogen.

Diagnose

Die Diagnostik der angeborenen Luftwegestenosen bedient sich seitlicher und sagittaler Röntgenaufnahmen von Kehlkopf, Trachea und Thorax sowie stets einer Laryngotracheoskopie. Zunächst versuche man jedoch, die Ursache durch Inspektion der Mund- und Rachenhöhle zu finden, mit der Zungengrund, Hypopharynx und Epiglottis zu übersehen sind. Ex juvantibus sind die angeborenen Strumen mit der Jodtherapie und die Thymushyperplasie mit einer Steroidmedikation diagnostisch zu erfassen (S. 85).

Therapie

Bei kongenitaler Apnoe ist in jedem Falle die sofortige Tracheotomie oder Intubation indiziert, die unmittelbar nach der Geburt nicht immer erfolgreich sind, wenn zuviel Zeit mit diagnostischen Maßnahmen vertan wird.

Bei schwerer laryngealer oder trachealer Dyspnoe sollte unverzüglich und ohne weitere Versuche, die Atmung „in Gang zu bringen", der Kehlkopfeingang endoskopisch eingestellt und, wenn möglich, ein Säuglingstubus in die Trachea eingeführt werden. Dies ist nicht immer leicht, da Würgreflex und Schleim die Sicht erschweren. Durch den Tubus kann die Trachea von Schleim befreit und Sauerstoff zugeleitet werden. Anschließend kann auf dem liegenden Tubus eine Tracheotomie vorgenommen werden (S. 28).

Tabelle 1 Symptom: Inspiratorischer Stridor (nach Becker, Naumann, Pfaltz 1986)

Ort der Erkrankung		Besonderheiten
Oro- und Hypopharynx	Diphtherie	typischer Lokalbefund, membranöse Beläge
	Peritonsillarabszeß	Vorwölbung Rachenring, Schluckschmerz
	Retropharyngealabszeß	Vorwölbung Rachenhinterwand
	Quincke-Ödem	typischer Lokalbefund, plötzlicher Beginn
	Zurückgefallene Zunge bei Bewußtlosigkeit	
	Zungengrundabszeß	schwere Dsyphagie, kloßige Sprache
Larynx	Stridor congenitus	z. B. durch Aspiration der Epiglottis oder kongenitale Segelbildung, „weiche Epiglottis", frühes Säuglingsalter
	angeborene Kehlkopfanomalien	Lokalbefund
	Epiglottitis	
	Epiglottisabszeß	Lokalbefund
	Glottisödem	Spiegelbefund, Allergiezeichen
	Stimmbandlähmungen	beidseitige Abduktorenlähmung („Rekurrensparese")
	Tumoren (Angiom, Papillom)	Spiegelbefund
	Pseudokrupp (Laryngitis subglottica)	Spiegelbefund, Kleinkinder
	Diphtherie des Kehlkopfs (Krupp)	Spiegelbefund (Membranen)
	Fremdkörper	Anamnese, Reizhusten, wechselnde Symptomatik
	Verletzungsfolgen	Anamnese, Intubation
	Larynxspasmus	Krämpfe, Bewußtlosigkeit
Trachea und Bronchialbaum	stenosierende, borkende Tracheitis und/oder Bronchitis	Infektanamnese, evtl. Zustand nach Operationen im Trachealbereich
	Fremdkörper	Anamnese
	Kompression von außen (z. B. Struma, Strumablutung)	allmählich zunehmende Symptomatik, zusätzliche Nachbarschaftssymptome
	Narbenstenose	Trauma oder Intubation in Anamnese
	Komplikationen bei und nach Tracheotomie	

Die Therapie erfolgt bei verdrängenden Prozessen operativ korrigierend, beim Robin-Syndrom vorwiegend durch Bauchlagerung. Bei Vorliegen von segelförmigen Verlegungen ist die Anwendung des Lasers indiziert, weil die schonende Präparation, verringerte Blutung und fehlende Ödembildung einen großen Vorzug gegenüber instrumentellen Verfahren darstellen.

Laryngotrachealplastik

Bis heute herrscht bei Pädiatern, zumindest im deutschsprachigen Raum, die vorrangige Meinung, daß die operative Korrektur kongenitaler oder erworbener Laryngotrachealstenosen kontraindiziert sei. Seit Mitte der siebziger Jahre setzt sich jedoch die Meinung durch – zumindest unter Larynx-Chirurgen –, daß rekonstruktive Eingriffe zur Erweiterung der Trachea bei Kindern vom 10. Lebensjahr an vorgenommen werden können (Meier-Fleming). Gegenüber derartigen Eingriffen im frühen Kindesalter besteht nach wie vor eine zurückhaltende Einstellung. Dies ist verständlich, da
1. die Laryngotrachealplastik im frühen Kindesalter aufgrund mangelnder Kooperation des Patienten riskanter ist,
2. die Infektresistenz geringer ist, und die Abmessungen von Kehlkopf und Trachea kleiner sind,
3. ein chirurgischer Fehlschlag verheerende Folgen für das Kind haben kann,
4. das psychische Trauma irreparable Verhaltensstörungen induzieren kann,
5. nicht exakt bekannt ist, in welcher Form die chirurgische Behandlung das Wachstum von Kehlkopf und Trachea beeinflußt, obwohl einzelne Beobachtungen dafür sprechen, daß sich Kehlkopf und Trachea nach plastischen Eingriffen nahezu normal entwickeln (Alstrup 1984, Cotten 1984).

Andererseits kennen wir Kinder mit Laryngotrachealstenosen, für die Tracheostoma und Trachealkanüle ein Hindernis für ihre körperliche und geistige Entwicklung darstellen oder sogar eine ungewöhnliche permanente Gefahr bieten. In solchen Situationen ist man gewillt, die chirurgische Rehabilitation so schnell wie möglich zu erreichen. Im vergangenen Jahrzehnt konnten Cotten (1984) und andere Larynxchirurgen zeigen, daß auch bei Klein- und Kleinstkindern Laryngotrachealplastiken durchaus erfolgreich vorzunehmen sind, so daß bei strenger Indikation ein frühzeitiger rekonstruktiver Eingriff zu indizieren ist.

Liegt bei einem Kleinkind eine Laryngotrachealstenose vor, stellen sich folgende Fragen:
1. Ist eine chirurgische Korrektur überhaupt indiziert?
2. In welchem Lebensalter sollte der Eingriff stattfinden?

Die Antwort auf die erste Frage hängt keineswegs allein vom Schweregrad, sondern auch von Ursache und Art der Stenose ab. Kongenitale Stenosen verschwinden sehr häufig spontan im Laufe des Wachstums, so daß viele Kinder einige Jahre nach der Geburt dekanüliert werden können, wenn die Stenose unberührt belassen wurde (cave: Langzeitintubation!). Das gilt besonders für die kongenitale, sog. hyperplastische „weiche" Stenose, d.h. eine schlitzförmige subglottische Enge infolge Hypertrophie der subglottischen Mukosa.

Leicht und mäßig ausgeprägte subglottische Granulations- oder Narbenstenosen nach Langzeitintubation lassen sich nicht selten durch endoskopische Dilatation und/oder Resektion erfolgreich behandeln. Daraus folgt, daß sich die Notwendigkeit einer chirurgischen Intervention von außen aus Anamnese, endoskopischer Diagnostik und Verlaufsbeobachtung ergibt. Erst wenn Art und Ausprägung einer Stenose einer Spontanheilung entgegenstehen, wenn darüber hinaus eine endoskopische Behandlung unmöglich ist oder erfolglos war, wird man den Entschluß zur Laryngotrachealplastik fassen.

In dieser Situation stellt sich die Frage nach dem Zeitpunkt der Operation. Einige Argumente sprechen für einen Aufschub bis in das 5. und 6. Lebensjahr.

Erstens ist dann die Zeit der größten Infektanfälligkeit überwunden, zweitens ist das Kind bereits zu einer gewissen Kooperation fähig, drittens ist die psychische Belastung für das Kind geringer, da es die Notwendigkeit der Behandlungsmaßnahme zu begreifen beginnt, viertens sollte das Kind möglichst bis zur Einschulung dekanüliert sein und fünftens behindert eine Trachealplastik unter der Voraussetzung einer weiterhin phonationsfähigen Glottis und einer fachgerechten logopädischen Betreuung die Sprachentwicklung nicht, so daß eine vorzeitige Terminierung der plastischen Operation nicht zwingend ist.

Erst wenn zusätzliche Gefahrenmomente für das tracheotomierte Kind hinzutreten, ist auch ein vorzeitiges Eingreifen wünschenswert oder notwendig.

Das Spektrum der Laryngotrachealplastik bei Kleinkindern hat sich durch die Entwicklung gewebefreundlicher Silicon- bzw. Teflonröhrchen als Langzeitplatzhalter zunehmend erweitert.

Zu den häufigsten Methoden zählen:
- Anterior-Krikoid-Split (Cotten),
- submuköse Resektion
- Stepped-Incision,
- Verbreiterung der Vorderwand durch Knorpeltransplantat
- Laminotomie nach Rethi,
- Mehrzeitige kombinierte Techniken.

Die Indikation dieser verschiedenen Verfahren richtet sich nach Lokalisation, Ausdehnung, Schweregrad und Art der Stenose. Alle Eingriffe sind beim Kleinkind unter mikrochirurgischen Bedingungen vorzunehmen.

Obwohl nicht direkt zu den Erweiterungsplastiken zählend, sei das Anterior-Krikoid-Split-Verfahren, von Cotten 1980 inauguriert, als Verfahren betont, das geeignet ist, Narbenstenosen und Tracheotomie zu verhindern.

Wenn beim langzeitintubierten Säugling, durch subglottisches Ödem oder Granulationsgewebe bedingt, die Extubation wiederholt nicht gelingt, spaltet Cotten nach horizontaler Hautinzision über dem Krikoid den Ringknorpelbogen und die obersten beiden Trachealringe in der Medianlinie einschließlich der Schleimhaut, so daß der Tubus sichtbar wird. Da der Knorpel des Säuglings weich ist, springt das Krikoid auf, der Tubus hat ausreichend Platz um ohne wesentlichen Auflagedruck auf die subglottische Schleimhaut und damit ohne zusätzliche Schleimhautbeschädigung als Platzhalter zu dienen. Ca. 2 Wochen später erfolgt die Extubation. Diese Krikoidspaltung ist nur indiziert, wenn beim Neugeborenen die Glottis unversehrt ist und die Extubation ausschließlich durch entzündliche bzw. traumatische Schleimhautreaktionen unmöglich war. Durch dieses Vorgehen gelang es, in einer Serie von 12 Neugeborenen neunmal ohne Tracheotomie zu extubieren. Am eigenen Krankengut gelang bisher bei vier Säuglingen die Krikoidspaltung viermal.

Auf die übrigen Erweiterungsplastiken soll an dieser Stelle nicht weiter eingegangen werden. Grundsätzlich sollte gelten, daß Laryngotrachealplastiken bei Kindern nur dann möglich sind, wenn eine von intensiv-medizinisch erfahrenen Pädiatern betreute Kinderintensivstation vorhanden ist. Denn das Fehlen jeder Kooperation seitens des kleinen Patienten, seine Unfähigkeit zu schreien und sein Abwehrverhalten bei Kanülenwechsel, fordert ein Höchstmaß an Intensivüberwachung. Mindestens zwei Wochen lang bleiben Kinder sorgfältig sediert in feucht-warmer Atmosphäre auf der Intensivstation. Sie werden während dieser Zeit über Sonden ernährt und erhalten regelmäßig Bronchialtoilette sowie einen breitbandigen Antibiotikaschutz. Corticosteroide applizieren wir nur bei erhöhter Granulationstendenz. Wird ein Platzhalter-Röhrchen verwendet, ist dieses nach 3–4 Monaten zu entfernen. Vor dem endgültigen Verschluß des Tracheostomas wird das Kind einige Wochen ohne Trachealkanüle bzw. Montgomery-Röhrchen beobachtet, um sicherzugehen, daß das rekonstruierte Trachea- bzw. Kehlkopflumen weit genug bleibt.

Tumoren der oberen Luftwege

Nase und Nasenrachen

Als gutartige Neubildungen kommen in der kindlichen Nase *Hämangiome, Lymphangiome* oder Mischformen vor, die mit Schleimhautpolypen zu verwechseln sind. Eine solches Versehen führt bei endonasalen Operationen zu blutreichen Überraschungen. Der *blutende Septumpolyp* ist ein an der vorderen Nasenscheidewand inserierendes, leicht blutendes Fibroangiom, das abgetragen und dessen Stumpf koaguliert wird.

Juveniles Nasenrachenfibrom

Hämangiofibromatösen Charakter hat auch das fast ausschließlich bei älteren Knaben während und nach der Pubertät vorkommende *juvenile Nasenrachenfibrom*, das einen engen geweblichen Zusammenhang mit dem Periost der Schädelbasis zeigt und daher auch als Basalfibroid bezeichnet wird. Hormonelle Faktoren bei der Entstehung werden durch die Geschlechts- und Altersgebundenheit der Nasenrachenfibrome wahrscheinlich gemacht (Abb. **8** Farbtafel **I**).

Das juvenile Nasenrachenfibrom zeigt jenseits der Pubertät mit zunehmendem Alter zuweilen eine gewisse Rückbildungstendenz, jedoch sind echte Spontanheilungen bisher nicht bekannt geworden. Durch ständige Vergrößerung vermag der Tumor eine Zerstörung der knöchernen Nase, der Nebenhöhlen, der Orbita, der Schädelbasis herbeizuführen und Spontanblutungen zu veranlassen.

Behinderung der Nasenatmung, rezidivierendes Nasenbluten, diffuser Kopfschmerz durch Verlegung der Nasennebenhöhlenostien sind Leitsymptome zur Diagnostik. Beim Einbruch des Tumors in die Nebenhöhlen oder in die Flügelgaumengrube sind schmerzhafte Trigeminussensationen pathognomonisch. Das Einwachsen des Tumors in die Orbita führt zu entsprechenden ophthalmologischen Sensationen, die Destruktion der Schädelbasis je nach Ausdehnung und Sitz des Tumors zur Hirnnervenbeteiligung.

Diagnose

Die Diagnose wird durch eine Endoskopie der inneren Nase und des Nasenrachens, durch Röntgen-Übersichtsaufnahmen und das kraniale CT gesichert. Eine superselektive Angiographie zur Darstellung der den Tumor speisenden Gefäße ist unerläßlich.

Therapie

Die Behandlung des Nasenrachenfibroms ist chirurgisch. Die als Therapie empfohlene Röntgenbestrahlung ist entweder wenig wirksam und bei hoher Strahlenbelastung wegen Nebenschädigungen bedenklich. Der chirurgischen Exstirpation sollte die Embolisation der den Tumor hauptsächlich speisenden Gefäße vorausgehen. Auf diese Weise gestaltet sich die Tumoroperation weniger blutreich.

Zur Tumorentfernung wird die Oberlippe gespalten und die Maxilla über einen zusätzlichen Nasenflügelrandschnitt freigelegt. Nach Ausräumung der Kieferhöhle und Fortnahme der medialen Kieferhöhlenwand läßt sich der Tumor im Nasenrachen unter guter Sicht und ohne Gefahr von unkontrollierbaren Blutungen entfernen.

Als *maligne Tumoren* kommen im Nasopharynx bei Kindern maligne Lymphome und das Rabdomyosarkom vor.

Kehlkopf

Larynxpapillomatosis. Ein weiterer, im Kindesalter wichtiger, aber ebenfalls gutartiger Tumor der oberen Luftwege ist das Kehlkopfpapillom, dessen Häufigkeit zwischen 0,1 und 6,7 v.H. (in Südamerika) aller behandelten Kinder beträgt. Die vorwiegend Kleinkinder betreffende Papillomatosis kann ebenso wie das Nasenrachenfibrom klinisch maligne Züge tragen, wenn sie zu Verlegungserscheinungen in Larynx und Trachea führt. Papillome breiten sich im Rachen und in Einzelfällen bis in die Bronchien hinein aus. Von Bedeutung ist neben der *Rezidivneigung* auch die Möglichkeit einer manchmal erst nach Jahrzehnten erfolgenden karzinomatösen Entartung.

Pathologisch-anatomisch handelt es sich um nicht infiltrierend wachsende, graurote, zottenartige oder blumenkohlähnliche Gebilde, die einzeln stehen oder auf größere Bezirke des

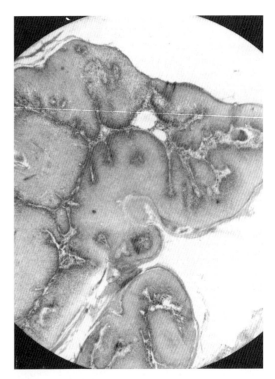

Abb. 9 Histologie der Larynxpapillomatosis.

Kehlkopfes verteilt sind und histologisch den Hautwarzen („Schleimhautwarzen") ähneln. Sie tragen um einen bindegewebigen zentralen Strang herum dick geschichtetes Epithel (Abb. 9 u. 10, Farbtafel I).

Ätiologisch besteht an einer Infektion mit HPV-Virus (Human Papilloma Virus) überwiegend vom Typ 6 kein Zweifel mehr (Krajina 1986). Hormonelle Faktoren und IgA-Defizite werden als mitverursachende Komponenten diskutiert (Preibisch-Effenberger u. Mitarb. 1986).

Die *Symptome* ergeben sich aus dem Sitz und der Ausbreitung der Papillome und variieren von leichter Heiserkeit und einer Dyspnoe, die nur im Schlaf und bei lebhaften Bewegungen bemerkbar wird, bis zu Aphonie und zu hochgradigen Stenoseerscheinungen mit Erstickungsanfällen. Die *Prognose* ist bei sorgfältiger Überwachung und Behandlung gut, bei verschleppten Fällen und bei tracheotomierten Kleinkindern jedoch nicht immer günstig.

Therapie

Die Behandlung der Larynxpapillome beschränkt sich wegen ihrer Rezidivneigung bei Kleinkindern auf die laserchirurgische Abtragung in Höhe der Schleimhautschicht. Wenn die operative Entfernung (Verdampfung) häufiger als zweimal pro Jahr erfolgen muß, empfiehlt Zenner (1987) bei Kindern über 4 Jahren eine zusätzliche Therapie mit Alpha-2-Interferon über längere Zeit. Die Touchierung der Papillombasis mit der früher häufiger verwendeten Podophylintinktur wird wegen ihrer aggressiven Wirkung auf die Zellstrukturen der Kehlkopfschleimhaut heute abgelehnt. Gelegentlich werden maligne Entartungen bei Erwachsenen gesehen, die in der Kindheit an Larynxpapillomatosis gelitten hatten.

Schreiknötchen, bei Buben im Vorschulalter recht häufig, sind kleine und flache, symmetrisch beiden Stimmlippenrändern aufsitzende Fibrome, die ebenso wie die in der vorderen Kommissur vorkommenden gestielten *Larynxpolypen* Ausdruck einer Entzündung oder einer funktionellen Überbeanspruchung des Kehlkopfes sind. Polypen sind im Gegensatz zu den Schreiknötchen einseitig, werden auch wesentlich größer und pendeln manchmal an einem Stiel zwischen den Stimmlippen hin und her, so daß sie sich im subglottischen Raum verstecken können. Zunehmende Heiserkeit ist das Hauptsymptom. Schließlich seien noch die seltenen *intratrachealen Strumen* und intralaryngealen *Angiome* erwähnt, die zu schweren Atmungsstörungen führen können (S. 6).

Therapie. Die Rückbildung der Schreiknötchen und kleinerer Polypen ist oft schon durch konsequente Schonung und logopädische Behandlung der Stimme zu erreichen (S. 139). Die mikrochirurgische Abtragung von Stimmlippenknötchen sollte, wenn überhaupt, mit dem Phoniater besprochen werden. Sie kann mit Laser erfolgen.

Bösartige Tumoren treten in Nase und Nebenhöhlen beim Kind vorwiegend in Form der *Sarkome*, meist der Retothelsarkome auf. Im kindlichen Kehlkopf werden allerdings kaum Sarkome, dagegen gelegentlich einmal bei älteren Kindern *Karzinome* gesehen, die den gleichen Verlauf wie beim Erwachsenen nehmen.

Während die Heilungschancen des Karzinoms bei frühzeitig einsetzenden radiochirurgischen Maßnahmen und der operativen Ausschaltung der Halslymphknoten nicht immer schlecht sind, beträgt die Aussicht, ein Sarkom zu heilen, nach größeren Statistiken höchstens 2%. Trotzdem sollten alle Möglichkeiten erschöpft werden, die bei den Sarkomen vorzugsweise in einer Strahlentherapie und/oder Zytostatika zu sehen sind.

Rekurrensparese

Stimmlippenlähmungen, ein- oder beidseitig, sind im Kindesalter relativ selten, u. U. aber lebensbedrohend. Halstraumen, fehlerhafte Intubationen mit Irritation des N. recurrens, verdrängende Prozesse im Hals und Mediastinum, Tumoren im Verlauf des N. vagus, auch Grippe und Herpes zoster führen zur Lähmung, d.h. zur Median- oder Paramedianstellung der Stimmlippen.

Über Art und Schweregrad der Heiserkeit entscheidet die Position der Stimmlippe/Stimmlippen. Je näher der freie Rand der Medianlinie ist, desto weniger ist die Phonation gestört, so daß die durch die Lähmung verursachte leichte Dysphonie durchaus nicht beunruhigend sein muß. Freilich wird dem kritischen Beobachter eine Atemnot, besonders bei Belastung, auffallen. Zu schwerem Stridor führt die plötzliche beidseitige Parese.

Diagnose

Der Feststellung einer Stimmlippenlähmung mittels flexibler Optik hat die minutiöse Erforschung der Ursache zu folgen. Dazu gehören u. U. pädiatrische und röntgenologische Untersuchungen sowie bei älteren Kindern die Stroboskopie (straffe oder schlaffe Lähmung).

Therapie

Die beidseitige Kehlkopflähmung erfordert wegen der Atemnot in der Regel die sofortige Tracheotomie. Ist nur eine Seite betroffen, so wird neben der ursächlichen Therapie möglichst bald mit einer einschleichenden logopädischen Stimmbehandlung begonnen. Eventuell im Lauf der Zeit auftretende Atemnot bei Belastungen ist zwar durch eine laterale Fixation der gelähmten Stimmlippe zu beseitigen, jedoch auf Kosten der Stimme. In allen Fällen ist frühzeitig der Phoniater zuzuziehen (Arndt 1982).

Fremdkörper in den oberen Luftwegen

Nase und Nasenrachen

Als endonasale Fremdkörper werden bei Kindern am häufigsten Bohnen, Erbsen, Blütenknospen, Knöpfe, Perlen und Spielzeugteile gesehen. Aber auch Spulwürmer und Insekten kommen in der Nase vor. Feste corpora aliena keilen sich zwischen Muscheln und Septum ein und verursachen Schleimhautschwellungen und Granulationspolster, in denen sie gänzlich verschwinden können. Daher bleiben Nasenfremdkörper nicht selten lange Zeit unentdeckt. Bei jahrelangem Verweilen in der Nase bilden sich durch Ablagerung von Salzen Rhinolithe, die besonders fest in der Umgebung verankert sind. Ein einseitiger, therapieresistenter und manchmal eitrig-fötider Ausfluß oder auch rezidivierendes Nasenbluten müssen nach Ausschluß anderer Ursachen an einen endonasalen Fremdkörper denken lassen. Unter Umständen kann sogar die seitenabhängige Kieferhöhle mit betroffen sein.

Durch Manipulationen an Nasenfremdkörpern, aber auch beim Aushusten von tiefer aspirierten Fremdkörpern können diese in den Nasenrachenraum gelangen, sich dort einklemmen und klinisch zunächst verborgen bleiben. Man unterlasse es daher nie, den Epipharynx endoskopisch zu untersuchen, wenn ein Fremdkörper der oberen Luftwege „plötzlich verschwindet" oder wenn eine eitrige Rhinopharyngitis im Kindesalter sich gar nicht bessern will.

Die Fremdkörperentfernung kann bei größeren Kindern nach Abschwellung der Nasenschleimhäute in Oberflächenanästhesie vorgenommen werden. Häufig ist jedoch die Endoskopie und Fremdkörperextraktion in Narkose unerläßlich. Fremdkörper der Nase werden grundsätzlich mit einem Häkchen herausgezogen. Die Verwendung von Pinzetten läßt den Fremdköper beim Abgleiten in den hinteren Nasenpartien verschwinden, so daß das Abgleiten über die Choane in Pharynx und Larynx in sitzender Position befürchtet werden muß.

Kehlkopf und Trachea

Hier bleiben nur relativ große, spitze Fremdkörper stecken und führen zu anfallsweisen heftigen Husten- und Erstickungsanfällen, manchmal auch zu sanguinolentem Auswurf und zur Heiserkeit, die an Larynxpapillome oder eine stenosierende Laryngotracheitis denken lassen. Ein in Glottis oder Subglottis eingeklemmter Fremdkörper kann eine tödliche Apnoe zur Folge haben, wenn bei kleinen Kindern reflektorisch ein Larynxspasmus hinzutritt. Bei Kehlkopffremdkörpern, welche die Schleimhaut verletzen und zu Entzündungen geführt haben, werden Schluckstörungen mit ausstrahlenden Schmerzen und, als besonders gefürchtete Verwicklung, nach schon erfolgter Extraktion eine absteigende, stenosierende Laryngotracheitis und eitrige Bronchopneumonien gesehen. Die Prophylaxe solcher Komplikationen mit Antibiotika ist daher unbedingt angezeigt.

Auch durch Ösophagusfremdkörper (S. 76) werden manchmal tracheale und bronchiale Symptome mit Husten und schleimig-eitriger Sekretion durch eine übergreifende Entzündung ausgelöst, so daß primär endotracheale Fremdkörper vorgetäuscht werden. Wird bei Fremdkörperverdacht vergeblich endoskopiert, so ist auch an fortgeleitete Entzündungen zu denken. Manchmal wird der erbrochene Ösophagusfremdkörper unbemerkt aspiriert, ebenso wie der ausgehustete Bronchialfremdkörper verschluckt werden kann.

Bronchien

Etwa 80% aller Bronchialfremdkörper sind bei Kindern im Alter bis zu 3 Jahren zu diagnostizieren. Da sich in diesen Fällen zahlreiche kinderärztliche wie auch laryngologische Fragestellungen ergeben, sind die Interessen beider Fächer, der HNO-Heilkunde und Pädiatrie, hier besonders eng verbunden. Die meisten diagnostischen und therapeutischen Schwierigkeiten sowie viele Verlaufskomplikationen der Bronchialfremdkörper sind unter dem Gesichtspunkt der anatomischen Eigentümlichkeiten der kindlichen Luftwege, den konstitutionellen Gegebenheiten und der allgemeinen Reaktionslage dieses Alters am besten verständlich.

Häufig sind es zerbissene Nußkerne, die aspiriert werden, aber auch Teile von Früchten, kleine Münzen, Knöpfe, Nägel und die wegen ihrer Quellbarkeit besonders gefürchteten Hülsenfrüchte. Zur *Massenaspiration* kommt es bei debilen und neuropathischen Kindern, die ihre Nahrung schlecht zerkaut in Klumpen hinunterschlingen, ebenso beim Abgleiten eines Tupfers bzw. einer ektomierten Mandel. Wenn so große Fremdkörper in der Glottis oder auch im Ösophagusmund steckenbleiben, kann neben einer Apnoe ein plötzlicher starker Vagusreflex den Herz- und Atmungsstillstand herbeiführen. Man spricht dann von einem Bolustod.

In diesem Zusammenhang können auch die spezifischen *Bronchialstenosen* erwähnt werden, die bei der Hilusdrüsentuberkulose und der Lymphogranulomatose im Kindesalter auftreten und klinische sowie röntgenologische Fremdköpersymptome verursachen. Neben der Kompression sind es Schleimhautödeme, die komplette oder inkomplette Verschlüsse mit Ventilmechanismus und Atelektasen zur Folge haben. Sehr akute Stenoseerscheinungen können auch plötzliche Bronchuseinbrüche machen. Nur die sofortige Bronchoskopie und das Absaugen von Eiter und käsigen Massen wenden bedrohliche Komplikationen ab. Fistelgranulome und Fistelnarben können ebenfalls das Bronchiallumen einengen (Marget 1984).

Verlauf und Symptome

Beim „*akuten Bronchialfremdkörper*" folgen dem ersten schweren Hustenanfall nach der Aspiration in verschieden langen symptomfreien Intervallen meist weitere Attacken, die keuchhustenähnlich oder asthmoid sind und fast regelmäßig mit einer Zyanose einhergehen. Außer gelegentlichem Fieber müssen sonst aber durchaus keine weiteren Erscheinungen bestehen. Dies führt nicht selten dazu, daß sich die Eltern und manchmal auch der Arzt nach dem ersten Schrecken mit der Annahme beruhigen, das Kind habe den Fremdkörper wieder ausgehustet. Ist das nicht der Fall, so kann jeder folgende Hustenanfall den Tod durch totalen Verschluß der Luftwege herbeiführen (Abb. **11**).

Die akute Fremdkörpersituation ist zunächst durch plötzliche schwere Verlegungssymptome des Fremdkörpers selbst gekennzeichnet. Komplizierend treten sehr bald eine starke Schleimhautreaktion und dadurch verursachte Ödeme, Entzündungen, aber auch Spasmen im Bereich der tieferen Luftwege auf. Diese akuten Verläufe können zu den dramatischsten Begebenheiten im Leben eines Laryngologen gehören.

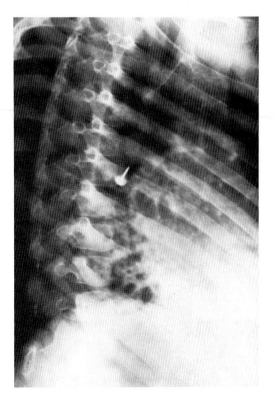

Abb. **11** Bronchialfremdkörper bei einem 5jährigen Kind. Der kleine Tapeziernagel hatte einen Lungenbezirk verschlossen und zu Bronchiektasien geführt, die ihrerseits erst die röntgenologische Untersuchung veranlaßt hatten (Universitäts-Kinderklinik Mainz).

Der Verlauf des *„chronischen Bronchialfremdkörpers"* gleicht oft mehr einer chronischen Bronchitis oder einem Asthma bronchiale als dem Bild eines aspirierten corpus alienum. Auch Symptome wie bei Lungenabszessen und Bronchiektasien (bis zu 20%!) kommen vor. Als pathologische Konsequenzen bei Bronchialfremdkörpern sind Emphysem, Mediastinitis, granulierende Druckgeschwüre und narbige Stenosen bekannt.

Diagnose

Im Rahmen der ersten Untersuchung ist die Anamnese von entscheidender Bedeutung. Eine kriminalistisch genaue Befragung der Eltern deckt Zusammenhänge auf, die eine Fremdkörperaspiration wahrscheinlich werden lassen. Wenn aber überhaupt ein Verdacht auftaucht, so muß alles getan werden, um die Diagnose zu sichern. Dazu gehören neben der klinischen Beobachtung auch Röntgenkontrollen mit Durchleuchtung und wenn nötig eine Endoskopie. Einen auch nur geringen Fremdkörperverdacht auf sich beruhen zu lassen, kann den Tod des Kindes bedeuten. Auch durch die Besserung anfänglich bedrohlicher Erscheinungen darf man sich nicht beruhigen lassen, solange nicht ein Fremdkörper mit Sicherheit auszuschließen ist.

Eine einwandfreie Diagnostik der Bronchialfremdkörper ist klinisch deshalb erschwert, weil die klinische Lungenuntersuchung oft nur wenig aufschlußreich ist, wenn nicht Stenosegeräusche oder die Symptome einer Atelektase bzw. eines Emphysems vorliegen. Röntgenologisch sind zahlreiche Fremdkörper nicht faßbar. Röntgenbefunde können dann indirekt auf einen Fremdkörper hinweisen, wenn der totale Verschluß eines Bronchus zu atelektatischen Veränderungen geführt hat oder aber wenn eine Schleimhautschwellung einen Ventilmechanismus mit Emphysembildung auslöste (Abb. 12). Dabei passiert die eingeatmete Luft die stenosierte Stelle zwar noch, wird bei der Ausatmung aber gestoppt und zurückgestaut. Von diagnostischer Bedeutung ist auch das Mediastinalpendeln. *Differentialdiagnostisch* ist bei Kindern an Pseudokrupp, Laryngospasmus und Keuchhusten zu denken.

Es läßt sich mithin ein *Emphysemstadium* mit Zwerchfelltiefstand und Mediastinalverdrängung zur gesunden Seite hin einem *Atelektasestadium* gegenüberstellen, bei dem die

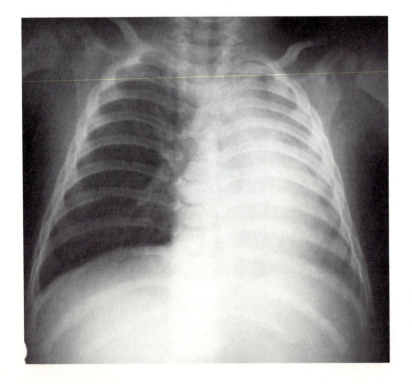

Abb. **12** Totalatelektase der linken Lunge bei Verschluß des Hauptbronchus durch eine röntgenologisch nicht darstellbare Holzkugel, die das Kind aspiriert hatte.

kranke Seite — häufig ist es der rechte Herz-Zwerchfell-Winkel — segmentweise oder ganz verschattet ist und bei dem das Mediastinum zum Fremdkörper hin verzogen erscheint. Wiederholte Röntgenkontrollen in verschiedenen Ebenen sind wegen des stets möglichen Wechsels der Symptome und etwa hinzutretender entzündlicher Prozesse unerläßlich. Auch die Tomographie hat sich bei Bronchialfremdkörpern als diagnostisch wertvoll erwiesen.

Das *Aspirationssyndrom* beim Neugeborenen, durch Bakterien, Mekonium oder Blut verursacht, ist ein ausschließlich pädiatrisches Problem (Riegel u. Betke 1984).

Therapie

Die Behandlung der Bronchialfremdkörper besteht zunächst immer in einer Bronchoskopie in Allgemeinnarkose, wobei die zuvor ausgeführte *Tracheotomie* Vorteile bieten kann. Von einem Tracheostoma aus gelangt man leichter an den Bronchialfremdkörper heran, es entfällt die postoperative Verschwellung des Kehlkopfes, die Oberflächenanästhesie ist einfacher und erübrigt unter Umständen sogar eine Narkose. Auch das Heraussaugen von Sekret und eine Sauerstoffbeatmung können durch ein Tracheostoma leichter und besser vorgenommen werden. Bedenken wegen der zweifellos erhöhten Anfälligkeit für pulmonale Komplikationen nach einer Tracheotomie müssen bei Lungenfremdkörpern hinter den Forderungen einer möglichst raschen und risikofreien Extraktion stets zurücktreten (Technik der Bronchoskopie S. 16).

Wenn ein Fremdkörper mittels Bronchoskopie allein nicht zu finden ist, weil er in Nebenbronchien liegt oder durch Granulationen und Schleimhautschwellungen verdeckt wird, ist die Bronchoskopie in Narkose bei gleichzeitiger *Röntgendurchleuchtung* oft noch erfolgreich. Dabei kann ein Endoskopierohr unter Kontrolle eines Röntgenologen bis unmittelbar an den Fremdkörper herangeführt und dieser dann extrahiert werden. Mit einer heute üblichen flexiblen Optik ist das Vordringen auch in die Segmentbronchien möglich.

Die *Nachbehandlung* nach Extraktion eines Bronchialfremdkörpers ist besonders wichtig bei Auftreten von Tracheobronchitiden. Nach Bronchoskopien lassen wir die Kinder aber vorsorglich für 2—3 Tage mehrmals Kamillendampf oder bei Entzündungszeichen eine Mischung inhalieren, die aus einem Netzmittel (Tacholiquin 0,1%), einem Lokalantibiotikum (Nebacetin) sowie einem 10%igen Pantothensäurepräparat (Sol. Bepanthen) im Verhältnis 10:1:1 besteht.

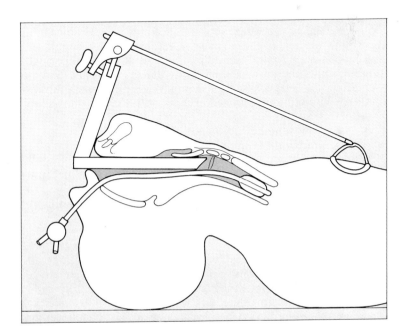

Abb. **13** Direkte Laryngoskopie – Stützautoskopie mit Beatmung.

Bei Bronchialfremdkörpern im Kindesalter ist zusammenfassend folgendes zu beachten:
1. Bei verdächtigen Symptomen darf eine leere Anamnese einen Fremdkörper nicht ausschließen.
2. „Es ist nicht alles Asthma, was keucht" (Ch. Jackson). Auch hinter chronischen Bronchitiden, Bronchiektasen, Lungenabszessen und tuberkuloseverdächtigen Schatten verbergen sich gelegentlich Fremdkörper. Ein „chronischer Pseudokrupp" ist von vornherein unter Fremdkörperverdacht zu stellen.
3. Plötzliche unklare Hustenanfälle mit Erstickungszeichen, besonders wenn sie rezidivierend auftreten, müssen an Corpora aliena denken lassen.
4. Bei Verdacht auf Bronchialfremdkörper müssen Röntgenaufnahmen in verschiedenen Ebenen und eine Durchleuchtung die Situation zu klären versuchen. Verschattungen im rechten Herz-Zwerchfell-Winkel und Mediastinalverziehungen sind besonders verdächtig.
5. Wenn ein Fremdkörper, insbesondere zerbissene Nüsse, Bohnen u. ä., nicht mit Sicherheit ganz zu entfernen waren, so muß nach nochmaliger Röntgenkontrolle baldmöglich erneut endoskopiert werden, da zurückgebliebene Reste unvermutet sehr gefährliche Situationen heraufbeschwören.
6. Täuschungsmöglichkeiten bestehen durch Knochenkerne im Sternum und verkalkte Lymphknoten, die im Röntgenbild fremdkörperähnliche Schatten geben. Schleimpfröpfe, die bei Säuglingen meist in der linken Lunge zu Atelektasen führen, sind in gewissem Sinne auch „Fremdkörper" und machen ähnliche klinische Symptome wie diese. Ein aktives Eingreifen erübrigt sich jedoch meist.
7. In Notsituationen, d. h. bei Stenoseatmung, ist eine Tracheotomie an den Anfang aller Maßnahmen zu setzen.

Bronchoskopie

Zur Bronchoskopie wird das Kind auf den Operationstisch gelegt und zur übersichtlichen Darstellung der Mundhöhle, des Pharynx und des Kehlkopfeinganges zunächst ein Endoskopiespatel, z. B. nach McIntosh benutzt. Bei gut narkotisierten Kindern gelingt das Einführen des Endoskopes in die Trachea leicht. Durch das starre Endoskop, das zur Fremdkörperextraktion gegenüber flexiblen Bronchoskopen zu bevorzugen ist, kann gleichzeitig die Endoskopie und die Beatmung erfolgen. Unentbehrlich ist eine gut funktionierende Absaugvorrichtung. Zur Fremdkörperentfernung wird das Endoskopfenster abgenommen und dann mit speziellen Zangen, je nach Beschaffenheit des Fremdkörpers, dieser unter Sicht extrahiert. Läßt sich bei Kleinkindern der Fremdkörper nicht durch das dünne Lumen des Endoskopes entfernen, müssen Endoskop und der mit der Zange gefaßte aspirierte Fremdkörper gleichzeitig herausgezogen werden. Ist das Kind beim Extraktionsversuch nicht vollständig relaxiert, besteht die Gefahr, daß bei der Extraktion der Fremdkörper an der engsten Stelle, dem Kehlkopf, verlorengeht und möglicherweise in den Bronchus der gut belüfteten Lunge zurückfällt, so daß bei gleichzeitiger Atelektase der Gegenseite akute Lebensgefahr besteht. Die Gefahr von Glottisödemen oder Verletzungen sind bei Bronchoskopien und Extraktionen von aspirierten Fremdkörpern im Kindesalter nicht klein (Abb. **13**).

Die *Bronchographie* erfolgt unter ständiger röntgenologischer Monitorkontrolle. Auf den Endotrachealtubus wird ein Drehkonnektor mit Absaugvorrichtung aufgesetzt, über diesen die Kathetersonde, welche an der Spitze schattengebend ist, eingeführt. Der darzustellende Bronchus wird bei Vollrelaxierung aufgesucht und mit Kontrastmittel dargestellt. Nach Röntgendokumentation der Bronchien wird das Kontrastmittel wieder über den gleichen Katheter abgesaugt. Intermittierende Beatmung mit 100% Sauerstoff und Entfaltung der Lungen nach Absaugung des Kontrastmittels sichern einen adäquaten Gasaustausch.

Krankheiten der äußeren Nase und der Nasenscheidewand

Naseneingangsentzündungen

Es sind vorwiegend ekzematöse, manchmal impetiginisierte Hautveränderungen, die auf dem Boden einer allgemeinen Ekzembereitschaft entstehen und die recht häufig bei Entzündungsprozessen in Nase, Nasenrachen und Nebenhöhlen mit schleimig-eitriger Absonderung gefunden werden. Diese Dermatitiden breiten sich aus, gehen bis auf die Oberlippe über oder reichen in die Nase hinein, ohne jedoch die Schleimhäute zu befallen. Sie geben Veranlassung, daran herumzukratzen, was zu weiterer Ausbreitung führt. Bei Kindern denke man immer auch an eine *Nasendiphtherie,* wenn Entzündungen im Introitus nasi vorliegen.

Die *Behandlung* hat sich besonders mit Maßnahmen gegen das Grundleiden zu befassen. Ekzematöse Veränderungen lassen sich mit 1%iger Argentumlösung und entsprechenden Salben, z.B. Tumeson (Tumenol + Prednisolon), günstig beeinflussen. Krustöse Auflagerungen können mit Resorcinsalbe abgeweicht und eitrige Entzündungen mit antibiotisch wirkenden Mitteln behandelt werden. Bei Absonderung aus der Nase sollte bei Kindern die Umgebung des Naseneinganges prophylaktisch mit Vaseline oder Zinkpaste abgedeckt werden.

Die Follikulitis (Sykosis) ist als ein primär bakterieller Infekt der Haarbälge anzusehen, der zur Verkrustung und Schwellung des Introitus nasi und zu Furunkeln führt. Am besten hat sich uns das Einstreichen von weißer Präzipitatsalbe (5%) oder Salben mit Chemotherapeutika und Prednisolon bewährt.

Zu Unrecht werden derartige Veränderungen des Naseneinganges oft als „skrophulös" bezeichnet. Die heute seltene Skrophulose ist eine tuberkulöse Manifestation an der Haut von sog. exsudativ-lymphatischen Kindern mit positiver Tuberkulinreaktion und anderen Zeichen einer Tuberkulose, z.B. an den Lymphknoten oder am Knochensystem.

Nasenfurunkel, sowohl die der Nasenspitze als auch die des Naseneinganges sind besonders unangenehm, weil sie sehr schmerzhaft sind. Sie führen zu ödematösen Schwellungen der Umgebung bis zum Auge hinauf, bleiben zum Glück aber meist lokal begrenzt. In schweren Verläufen kann es über eine Phlebitis der V. angularis, welche in die V. ophthalmica mündet, zu intracraniellen Komplikationen und sogar zur Sepsis kommen. Die prognostische Beurteilung eines Nasenfurunkels ist daher immer auch unter diesem Aspekt zu sehen und jeder höhere Temperaturanstieg, besonders wenn er mit Schüttelfrost einhergeht, als ernstes Zeichen zu betrachten.

Behandlung: Kleinere Nasenfurunkel ohne wesentliche Beteiligung der Umgebung werden mit Salbenstreifen und kühlenden Aufschlägen behandelt. Bei Nasenfurunkeln mit höherem Fieber sowie einer stärkeren und schmerzhaften Schwellung sind strenge Bettruhe, flüssige Kost und hochdosierte Breitband-Antibiotika gegen eine Ausbreitung der Infektion anzuordnen. Jede manuelle oder chirurgische Maßnahme, insbesondere das Drücken mit den Fingern ist bei Nasenfurunkeln unbedingt zu unterlassen. Das gleiche gilt auch für die Furunkel der Oberlippe. An Kinn und Unterlippe sind Furunkelbildungen hinsichtlich der Komplikationsgefahren harmloser.

In schweren Verläufen kann es über eine Phlebitis der V. angularis, welche über die V. ophthalmica in den Sinus cavernosus mündet, zu endokraniellen Komplikationen, ja zur Sepsis kommen.

Entwickelt sich bei einem Oberlippen- oder Nasenfurunkel zwischen lateraler Nasenwand und medialem Augenwinkel ein schmerzhaftes Ödem, das für eine phlebitische Beteiligung spricht, ist die sofortige Unterbindung der V. angularis zur Verhütung einer aufsteigenden endokraniellen Entzündung unerläßlich.

Das von kleinen Verletzungen des Naseneinganges ausgehende *Erysipel* ist mit seiner scharf abgegrenzten Rötung und seinen flachen, schmerzhaften Schwellungen leicht zu erkennen und mit Chemotherapeutika gut zu behandeln.

Von den Tumoren der äußeren Nase und ihrer Umgebung sind nur die *Hämangiome* im Kindesalter bemerkenswert. Sie werden heute überwiegend laserchirurgisch behandelt.

Rhinitis sicca anterior. Zu den Entzündungen des Naseneinganges im weiteren Sinne gehört auch die Rhinitis sicca anterior, die auf dem Boden einer Epithelmetaplasie der Schleimhaut des vorderen Septums entsteht. Das Nasebohren der Kinder, die rezidivierende Epistaxis und Ätzungen in der Nase sind einerseits die Ursache, andererseits aber die Folgen der an sich harmlosen Erkrankung des Naseneinganges. Das Gefühl der Trockenheit und ein Kitzeln in der Nase, das die Kinder zum Bohren und Kratzen mit dem Finger veranlaßt, bekämpft man am besten mit fetthaltiger Salbe, z.B. Bepanthen-Nasensalbe, die mit einem Wattestäbchen in den Naseneingang eingebracht und dort verteilt wird. Die Behandlung ist erfolglos, wenn das Epithel bereits stärker verändert ist.

Formveränderungen des Septums

Sie entstehen bereits bei Säuglingen intra partum und sind ebenso wie die geburtstraumatische Deviation der äußeren Nase reversibel. Während in den ersten Lebensjahren die *Septumdeviation* klinisch keine größere Rolle spielt, kann sie mit wachsendem Gesichtsschädel und wachsendem Nasengerüst im Schulalter bereits eine erhebliche Bedeutung hinsichtlich der verlegten Nasenatmung haben (S. 51). Die Entstehung von Formanomalien des Septums mit Verbiegungen, Sporn- und Leistenbildungen ist auch konstitutionell bedingt und mehr oder minder bei älteren Schulkindern schon in ca. 80% zu finden. Septumdeviationen sind aber auch als Unfallfolgen und bei Geburtstraumen zu finden.

Solange diese Formabweichungen keine Symptome, wie Ventilationsbehinderung, Verlegung des Nebenhöhlenabflusses oder Riechstörungen verursachen, erübrigt sich jede Behandlung. Andernfalls sind entsprechend dem Ausmaß der klinischen Symptome bei Kindern schon ab fünftem Lebensjahr und in besonders gelagerten Fällen auch früher Septumoperationen angezeigt, die sich je nach Sitz der verlegenden Formänderung auf streifen- oder keilförmige partielle Resektionen beschränken. Dabei sind die Wachstumszonen des Septums sorgfältig zu schonen (Abb. **1**). Bei diesem Vorgehen, das streng zu indizieren ist, sind Sorgen wegen eines zu frühzeitigen Eingriffes bedeutungslos. Natürlich wird man bei nur geringen Erscheinungen bis zum Abschluß des Gesichtswachstums warten. Schwere Formanomalien der äußeren Nase und des Septums müssen immer auch an eine *konnatale Lues* denken lassen.

Nasenbluten

Eine Epistaxis ist im Gegensatz zum Erwachsenen bei Kindern prognostisch meist günstig. Die Blutungen entstehen hauptsächlich durch Schleimhautvenektasien der vorderen Nasenscheidewand, einem Bereich, der als Locus Kiesselbach bekannt ist. Kleine Schleimhauterosionen und Verletzungen des dort oberflächlich liegenden zartwandigen Venenplexus durch den kratzenden Finger führen zum Nasenbluten und erneuter Borkenbildung mit dem Anreiz zum Nasenbohren. So können durch eine zunächst harmlose Unart rezidivierende Nasenblutungen und trophische Störungen der Schleimhaut entstehen, die allmählich zu einer Septumperforation führen, deren Ränder besonders zu Blutungen neigen. Eine zweite Prädilektionsstelle der Epistaxis ist die Schleimhaut des vorderen Nasenbodens.

Ist ätiologisch eine Rhinitis sicca auszumachen, so kann mit indifferenten Salben geholfen werden. Schwieriger ist es schon, dem Kind das Nasenbohren abzugewöhnen. Der Arzt als „letzte Instanz" erreicht bei diesen Kindern, wie auch bei den Daumenlutschern, oft mehr als die erzieherischen Maßnahmen der Eltern. Man denke bei hartnäckigem Nasenbluten immer auch an endonasale Fremdkörper. (Blutungen s. auch Differentialdiagnostische Tabellen, S. 158.)

Infektbedingtes Nasenbluten ist besonders bei Grippe und Masern ein Initialsymptom, bei Keuchhusten und nephritischem Hochdruck dagegen Folge einer lokalen oder allgemeinen Stauung. Die Nasendiphtherie zeigt ein eitriges Sekret, das bei Schleimhauterosionen sanguinolent sein kann. Bei jungen Mädchen wird Nasenbluten nicht selten auch in der Menarche gesehen oder es tritt vikariierend während der Periode auf.

Blutungsübel wie Morbus Werlhof, die Hämophilie und hereditäre Thrombasthenie oder eine septische Blutungsbereitschaft führen ebenso oft zur Epistaxis wie die akuten Leukosen und die hämorrhagischen Anämien. Auch im Säuglingsalter denke man bei Nasenbluten an derartige Blutkrankheiten.

Rezidivierende Blutungen aus dem Nasenrachenraum, die als Epistaxis imponieren, was nicht immer leicht zu unterscheiden ist, sind manchmal durch eine akute schwere Epipharyngitis, ein juveniles Nasenrachenfibrom (S. 9) oder auch einmal durch ein Sarkom verursacht. Cave Fremdkörper!

Behandlung

Die Stillung des banalen Nasenblutens macht im allgemeinen keine großen Schwierigkeiten. Bei einmaligen Spontanblutungen kann man mit kalten Nackenumschlagen ohne weiteres einige Minuten zuwarten. Meist stillt sich die Blutung dann von selbst. Wenn dies nicht der Fall ist oder die Epistaxis sich wiederholt, gehe man stufenweise folgendermaßen vor:

1. *Kompression* der vorderen Nasenscheidewand durch Zusammenpressen der Nasenflügel mit den Fingern für etwa 10 Minuten oder festes Aufdrücken eines kleinen Stieltupfers auf die blutende Stelle. Mit Thrombinlösung getränkte Tampons oder Fibrinschwamm wirken besonders gut blutstillend.
2. *Vordere Nasentamponade* mit einem mit Vaseline getränkten Streifen; dabei eventuell nochmals digitale Kompression für 10 Minuten. Nach Entfernen dieser Tamponade wird die Blutungsquelle bzw. der Venenplexus punktuell mit der Chromsäureperle oder Trichloressigsäure einseitig(!) geätzt oder mit dem Glühkauter oberflächlich verschorft. Es ist wichtig, das Ätzmittel mit 2%iger Argentumlösung zu neutralisieren. Kontrolle von Blutbild, Blutungs- und Gerinnungszeit, BSG.
3. *Eine feste Tamponade ist indiziert,* wenn nach derartigen Maßnahmen die Blutung nicht steht. Sie wird immer schichtweise beidseits am besten mit Jodoformstreifen von unten nach oben zu vorgenommen. Die Tamponade bleibt 24–48 Stunden liegen und wird dann unter Benutzung von H_2O_2 vorsichtig herausgelöst.
Eine gute und erprobte Methode der Blutstillung ist die Tamponade der inneren Nase durch einen aufblasbaren Nasenballon. Diese dehnbaren aus weichem Material bestehenden Ballons schmiegen sich beim Aufblasen dem Schleimhautrelief der inneren Nase an, obturieren somit komplett die Nasenhöhlen und komprimieren die Blutungsquelle.
4. *Zusätzliche, allgemein blutstillende Maßnahmen* bestehen in Kopfhochlagerung, ableitenden heißen Fuß- und Handbädern, kalten Nackenkompressen sowie in der Verordnung von Hämostyptika. In schweren Fällen sollten außer Plasmainfusionen kleine Frischbluttransfusionen vorgenommen werden.

Verletzungen

Nasentraumen betreffen neben den äußeren Weichteilen und dem knöchernen Gerüst vor allem das Septum mit Frakturen und Dislokationen. Es entsteht dabei häufig ein *Septumhämatom*, das zu Verlegungserscheinungen führt und als blaurote Schwellung ein- oder beidseitig im Nasenlumen zu sehen ist. Ein solcher Bluterguß muß inzidiert, ausgeräumt und die Nasenscheidewand danach durch eine feste Tamponade komprimiert werden. Bei Hämatomrezidiven ist eine Septumresektion angezeigt. Septumhämatome können schon bei der Geburt entstehen und müssen vor allem dann behandelt werden, wenn sie erhebliche Stenoseerscheinungen machen. Die Rhinoskopie Neugeborener bei verlegter Nasenatmung ist auch aus diesem Grunde eindringlich zu empfehlen. Kleinere Hämatome bilden sich, wie die geburtstraumatische Septumdeviation, meist ohne weitere Behandlung zurück.

Die Infektion eines traumatischen Blutergusses hat gelegentlich einen *Septumabszeß* zur Folge, mit Kopfschmerzen und Fieber. Die frühzeitige Erkennung und Inzision verhütet endokranielle Komplikationen, z.B. eine Meningitis oder eine Thrombose des Sinus cavernosus. Als Folge eines Septumabszesses kann eine Knorpelnekrose und eine Sattelnase entstehen, die chondroplastisch aufgebaut wird.

Nasenbeinbrüche sind bei Kindern nicht so häufig wie bei Erwachsenen, weil das knöcherne Nasengerüst weniger prominent ist. Da es hauptsächlich Querfrakturen sind, gehen sie oft auch in das Siebbein, die Orbita und in die Kieferhöhlen über, ohne daß dies klinisch auffallen muß. Die stärker frakturierte Nase ist eingedrückt, disloziert und äußerlich stark angeschwollen, so daß Formveränderungen zunächst nicht erkennbar sind. Es sollten daher außer der Untersuchung auf abnorme Beweglichkeit und außer einer eingehenden endonasalen Inspektion immer auch seitliche und sagittale Röntgenaufnahmen des frontobasalen Schädels herangezogen werden (Abb. **14**).

Unter kühlenden Umschlägen wartet man einige Tage ab, um bei Repositionsmaßnahmen nicht erneute Blutungen und die Gefahren einer aufsteigenden Infektion einzugehen. Man reponiert durch Druck von außen und von innen das Nasengerüst sowie das Septum mit einem mullumwickelten Elevatorium oder einer gummigepolsterten Repositionszange nach Walsham und tamponiert gegebenenfalls bei schweren Frakturen die Nase mit Jodoformgaze aus, um Rückverlagerungen zu verhüten. Die Tamponade kann unter Temperaturkontrolle mehrere Tage liegenbleiben. Unter Umständen sind ein Heftpflasterzug, ein kleiner Nasengips oder auch eine federnde Pelotte zu

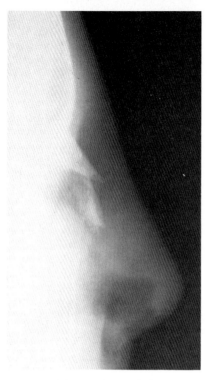

Abb. 14 Seitliche Nasenaufnahme bei Nasengerüstfraktur mit Impression des Bruchstücks.

Verhinderung von bleibenden Deviationen angebracht. Hauptgrundsatz ist, daß neben der Kosmetik vor allem auf die Wiederherstellung einer guten Nasenatmung geachtet wird. Ein *Liquorfluß* verrät eine Fraktur des Nasendaches und verlangt bei reponierenden Maßnahmen und hinsichtlich einer Tamponade besondere Zurückhaltung. Derartige Verletzungen gehören immer in klinische Behandlung.

Frontobasale Frakturen. Schwere Verletzungen des Gesichtes und der vorderen Schädelbasis werden vorwiegend bei Schlag und Sturz auf Stirn und Nasenwurzel gesehen. Sind die Stirnhöhlen schon angelegt, so werden Vorderwand und oft auch Hinterwand frakturiert und dabei manchmal die Dura eingerissen. Die vordere Schädelbasis sowie die Orbitae und die Oberkiefer sind mehr oder weniger in die Fraktur miteinbezogen. Je nach der Schwere des Unfalls kommt es zu Gehirnerschütterungen oder aber zu Hirnprellungen, die im Stirn- oder Okzipitalhirn („Contre-coup-Wirkung") auftreten und zu neurologischen Herdsymptomen führen. Die Frakturen der Kieferhöhlen werden als typische Querfrakturen nach Le Fort I (untere maxilläre), Le Fort II (mittlere), Le Fort III (Einbeziehung der Schädelbasis) eingeteilt.

Die Behandlung der frontobasalen Schädelbrüche hat zunächst die schweren Allgemeinsymptome zu beachten, insbesondere wenn Blutdruckabfall sowie Kreislauf- und Atmungsstörungen auf einen Schockzustand hinweisen. Bei Kindern mit tiefer Bewußtlosigkeit ist oft auch die Tracheotomie angezeigt, um bei Ausfall des Hustenreflexes die tiefen Luftwege von aspiriertem Blut freizuhalten und vor allem, um eine ausreichende Sauerstoffzufuhr zu gewährleisten.

Eine *Contusio cerebri* mit ihren Herdsymptomen, die teils spastischer, teils paretischer Natur sind, verlangt größte therapeutische Aufmerksamkeit. Entwässernde Medikamente, wenn nötig Sedativa, eventuell auch Infusionen, vorsichtige (!) Subokzipitalpunktionen und eine ständige neurologische Überwachung gehören bei Hirnprellungen zu den Behandlungsprinzipien. In besonders schweren Fällen und bei einer traumatisch bedingten Hyperthermie kann schließlich noch eine sog. Hibernation die Kinder retten. Es gehört dazu allerdings eine besonders große Erfahrung.

Die Therapie bei *Commotio cerebri* beschränkt sich auf Bettruhe für etwa 3 Wochen, obwohl postkommotionelle Beschwerden bei Kindern selten sind.

Besteht Verdacht auf eine *Rhinoliquorrhoe*, läßt sich diese floureszenz-endoskopisch beweisen, häufig auch lokalisieren. Dazu wird eine standardisierte floureszierende Flüssigkeit nach Lumbalpunktion injiziert und nach einstündiger Wartezeit mit einem Filterendoskop Menge und Lokalisation der floureszierenden Flüssigkeit in der Nase festgestellt. Nach Besserung des Allgemeinzustandes des Kindes muß in der Regel rhinochirurgisch die Liquorfistel im Bereich der Frontobasis dargestellt und gedeckt werden. Das erfolgt in der Regel über einen Unteraugenbrauenschnitt mit Darstellung der Stirnhöhle und der gesamten vorderen Schädelbasis. Mikrochirurgisch läßt sich sodann die Liquorfistel nach Unterfütterung der frakturierten Knochenränder durch ein lyophilisiertes Durastückchen oder einen Faszienlappen mit Fibrinkleber fixieren. Überschreitet die Liquorfistel das Nasennebenhöhlensystem der Stirnhöhle, der Siebbeinzellen oder der

Keilbeinhöhle, ist der neurochirurgische Verschluß über eine Kraniotomie unerläßlich.

Kehlkopf- und Luftröhrenverletzungen

Kehlkopfverletzungen sind bei Kindern nicht häufig, wegen ihrer klinischen Symptome aber bemerkenswert. Die jugendliche Elastizität des Kehlkopfes ermöglicht, anders als bei Erwachsenen, im Kindesalter nur selten Frakturen, häufiger sind jedoch Prellungen und Quetschungen, die neben schockartigen Allgemeinerscheinungen bei Kindern besonders Atmungsstörungen durch endolaryngeale Hämatome und Schwellungen auslösen sowie bindegewebige Einrisse im Bereich des Kehlkopfes oder der Trachea. Bei stumpfen Halstraumen werden reflektorisch beide Stimmlippen geschlossen, so daß das Trauma auf eine luftabgeschlossene Säule trifft und somit einen Einriß oder Teilabriß der bindegewebigen Atemrohrstrukturen begünstigt. Immer ist daher nach einem stumpfen Halstrauma, auch mit geringer Prellmarke, nach dem für einen Luftwegeeinriß beweisenden knisternden Hautemphysem zu fahnden. Gleichzeitig ist auch bei Kleinkindern mit der flexiblen Fiberglasoptik Hypopharynx und Larynx zu endoskopieren, um nach inneren Kehlkopfverletzungen zu suchen. Findet sich ein Einriß im Bereich des Kehlkopfes oder der Trachea und liegt zugleich ein Hautemphysem des Halses vor, muß zur Vermeidung lebensbedrohlicher Komplikationen eine tiefe Tracheotomie vorgenommen werden und die sofortige Versorgung der Larynx- oder Trachealverletzung erfolgen.

Corticoidinjektionen, Hämostyptika, eine Eiskrawatte und allgemeine Ruhigstellung führen zwar oft zum Ziel, lassen aber eine Tracheotomie nicht immer vermeiden. Bei Fremdkörperaspirationen sind Verletzungen der Kehlkopfschleimhaut wegen der Gefahr einer Perichondritis bzw. einer absteigenden Laryngotrachiitis gefürchtet. Jeder Verdacht auf eine Kehlkopfverletzung verlangt auch dann fachärztliche Beobachtung, wenn zunächst keine schweren Folgen bemerkbar sind.

Zuweilen stellt nach einem stumpfen Halstrauma mit Einriß des Larynx oder der Trachea die Hinterwand, also die Pars membranacea, die einzige die Kontinuität des Atemrohres bewahrende Schleimhautbrücke dar. Erfolgt nun in Notsituationen die konventionelle Intubation mit dem üblichen Intubationsbesteck, kann also der Intubierende nicht exakt das Ausmaß der endolaryngealen oder endotrachealen Verletzung abschätzen, so vermag das leichteste Intubationstrauma die letzte Schleimhautbrücke zu zerreißen, so daß die bis dahin unter Zug gehaltene Trachea in den Thorax schnellt; somit ist der Tod unausweichlich. Lebensrettend kann in derartigen Situationen die Verwendung des starren Laryngoskopes sein. Mit diesem Instrument läßt sich im direkten Strahlengang unter ständigem Absaugen sowohl das Ausmaß der Verletzung ermitteln als auch die Gefahrenregionen meiden. Auf diese Weise läßt sich das verletzte Kind beatmen und ohne Gefahr die korrekte Tracheotomie vornehmen (Abb. **15**, Farbtafel **II**).

Intubationsschäden. Bei ungeschickt vorgenommenen Intubationen kann es zu Schleimhautverletzungen und in seltenen Fällen auch zur Traumatisierung der inneren Kehlkopfmuskeln und der Kehlkopfnerven mit Lähmungserscheinungen kommen. Als Symptome werden Heiserkeit und manchmal Atemnot durch eine traumatische Schwellung gesehen. Solche Verletzungen heilen in der Regel spontan ab. Bei *Aryknorpelluxationen* (Heiserkeit bis Aphonie) sollte die Reposition mittels Ösophagoskop versucht werden (Arndt 1982).

Akute Infekte der oberen Luftwege

Rhinopharyngitis des Säuglings (sog. Säuglingsschnupfen)

Die Viruskrankheiten der oberen Luftwege werden überwiegend durch Parainfluenza-Viren, durch RS-Viren (Respiratory-syncitial-viruses) und durch Rhinoviren (Schnupfen) verursacht. Demgegenüber ist die „echte" Grippe (Influenza), wenn auch seltener, für Säuglinge und Kleinkinder oft schwer und mit Komplikationen wie Pneumonie und Enzephalitis verbunden (Vivell u. Luthardt 1984). Die virale Infektion steht ätiologisch gegenüber dem Faktor „Erkältung" ganz im Vordergrund, obwohl diese die Disposition für eine Erkrankung erhöht. Wieder auf einem anderen Blatt steht die allergische Genese (S. 42).

Die Rhinopharyngitis, d.h. der Virusschnupfen des Säuglings, ist viel mehr als beim älteren Kind eine Schnupfenkrankheit und nicht nur die lokale Manifestation eines Infektes. Dies ist klinisch von größter Bedeutung. Die allgemein hypergische Reaktionslage des Säuglingsorganismus und seine Neigung zur Ausbreitung und Streuung von Infektionen zieht neben dem eigentlichen Infektorgan — in diesem Falle der rhinopharyngealen Schleimhaut — sehr oft auch andere Organbereiche in die Erkrankung mit ein, und zwar um so ausgesprochener und häufiger, je jünger das Kind ist (Tabelle **2**).

Der Verlauf einer akuten Säuglingsrhinitis, die neben den lokalen Schleimhautsymptomen bald mehr bronchopulmonale, bald mehr gastroenterale Komplikationen zeigt, variiert klinisch vom harmlosen „Eintagefieber" bis zum schweren, hochfieberhaften Infekt. Diese Verlaufsdifferenzen haben ihre Ursache einmal in der primären Infektion als solcher und in zusätzlichen bakteriellen Infektionen, dann aber auch im konstitutionell bedingten Verhalten des betroffenen Säuglingsorganismus.

Von erheblicher Bedeutung für den Verlauf einer Rhinopharyngitis des Säuglings sind aber auch infektbedingte *Funktionsstörungen,* auf die in den anatomischen Vorbemerkungen schon hingewiesen wurde. Der grundsätzlichen Wichtigkeit dieser Verhältnisse wegen sei hier wiederholt, daß das Lumen der Säuglingsnase durch die tiefstehende Schädelbasis und die Muscheln eingeengt wird und daß es nach hinten zu röhrenförmig in den noch schmalen Epipharynx übergeht. Dieser anatomische Engpaß bringt es mit sich, daß in den ersten Lebensmonaten schon relativ geringe entzündliche Verschwellungen zu einer Stenose der Nasenventilation führen. Regulationsstörungen der Atmungsfunktion, Ernährungsschwierigkeiten, Luftschlucken mit Meteorismus sind die unmittelbaren Folgen der behinderten Nasenatmung (S. 1).

Symptome und Verlauf

Anfänglich besteht meist Fieber für 1—3 Tage, dazu Apathie oder Unruhe und Trinkunlust. Die Nahrungsverweigerung ist infektverursacht und auf die behinderte Nasenatmung und/oder auf eine Otitis media zu beziehen, die dem Kind beim Saugen Schmerzen bereitet. Ganz zu Beginn der Erkrankung ist die Schleimhaut von Nase und Rachen nur gerötet, aber meist noch nicht stärker geschwollen und eher trocken als schleimbedeckt. Mit Einsetzen einer schleimig-serösen und anfangs besonders kontagiösen Sekretion verschwillt auch die Nase, und zwar um so mehr, je älter der Säugling ist, da eine ödematös-exsudative Reaktion der Schleimhaut auf Infektreize beim jungen Säugling noch nicht voll entwickelt ist. Die Atmung der schnupfenkranken Säuglinge ist oberflächlich und frequent, schniefend oder auch schnarchend. Bei erkrankten Früh- und Neugeborenen muß mit asphyktischen Zuständen gerechnet werden, so daß dabei besonders hohe pflegerische Anforderungen zu stellen sind. Nasenbluten weist auf eine Influenzainfektion hin.

Symptome einer *Laryngitis* oder *Tracheitis* finden sich bei den Virusinfekten der Säuglingszeit weniger häufig. Auffällig ist, daß, wenn einmal Heiserkeit und ein trockener Reizhusten auf eine Laryngotracheitis hinweisen, obstruierende Prozesse, wie sie bei den Kleinkindern als stenosierende Laryngotra-

Tabelle 2 Die Rhinitis des Kindes in Beziehung zur Entwicklung der Immunität (nach Danielewicz)

Alter	Lokale Immunität	Lokale Schleimhautreaktion	Ausbreitung des Infektes	Fieber und Allgemeinerscheinungen	Reaktion der lymphatischen Organe	Prognose
Neugeborenes	—	(+)	+++ Generalisation	+++ von Anfang an	—	oft ernst
Säugling	(+)	+(+)	++	++	(+)	oft zweifelhaft
Kleinkind	+	+++	+	+	lymphatischer Rachenring +	meist gut
Schulkind	++	+++	(+)	+	lymphatischer Rachenring ++	gut
Erwachsener	+++	+++	—	(+)	(+)	gut

cheitis gesehen werden, bei Säuglingen in der Regel fehlen (S. 27). Es hängt dies wahrscheinlich mit dem Ausbleiben stärkerer ödematös-exsudativer Schleimhautreaktionen in der ersten Lebenszeit zusammen.

Diagnostische Hinweise auf einen Infekt sind die Schleimstraße an der Rachenhinterwand, die entzündliche Mitbeteiligung der Pharynxschleimhaut (Pharyngitis granulosa bei älteren Säuglingen) sowie oftmals auch eine deutliche Rötung des Gaumensegels und seiner freien Ränder und eine Vergrößerung der zervikalen Lymphknoten. Je älter ein Kind ist, desto eher zeigen auch die Tonsillen und die Seitenstränge Entzündungszeichen mit einer follikulären Schwellung oder kleinen Stippchen. Bei unkompliziertem Verlauf gehen schon nach wenigen Tagen die akuten Lokalerscheinungen zurück, und die Allgemeinsymptome klingen ab. Es bleibt oft noch eine schleimig-eitrige Sekretion zurück, die eine Zeitlang die Symptome der verlegten Nasenatmung unterhält, ohne daß sonst wesentliche Krankheitszeichen bestehen.

Komplikationen

Säuglingsinfekte der oberen Luftwege zeigen mitunter protrahierte fieberhafte Verläufe, die zweigipflige oder von Anfang an kontinuierlich hohe Temperaturkurven aufweisen. Diese Verlaufseigenarten müssen an eine Otitis media, an eine Abszedierung retropharyngealer Lymphknoten bzw. an Komplikationen der tiefen Luftwege, aber auch an Harnwegeinfektionen denken lassen.

Eine *Mitbeteiligung der Nasennebenhöhlen* ist beim Säuglingsschnupfen im allgemeinen ohne klinische Bedeutung. Die Mukosa der kleinen Nebenhöhlen reagiert zwar regelmäßig mit, neigt aber im Vergleich zur Häufigkeit der Rhinitiden nur selten zu Retentionen im Sinne einer Sinusitis. Ist es aber einmal zu einem mehr selbständigen Entzündungsprozeß in Siebbeinzellen oder Kieferhöhlen gekommen, so können weitere Komplikationen folgen, z.B. ein Durchbruch in die Orbita hinein. Die Entstehung einer Oberkieferosteomyelitis von einem banalen Schleimhautinfekt der Nase aus ist dagegen sehr unwahrscheinlich (S. 37).

Im Verlauf einer Säuglingsrhinitis einsetzende *gastrointestinale Symptome,* also vor allem Erbrechen und dyspeptische Stühle, sind auf eine unmittelbar infektiöse Beteiligung des Magen-Darm-Traktes zu beziehen und nicht, wie behauptet wird, auf das verschluckte Sekret aus Nase und Nasenrachen. Daß ein an der Darmschleimhaut ansetzender Infekt direkt oder auf dem Umweg über Funktionsstörungen zu einer unphysiologischen Besiedlung höherer Darmabschnitte mit Kolikeimen führt und daß dadurch Durchfallstörungen mit allen ihren Folgen auftreten, ist allgemeines pädiatrisches Erfahrungsgut.

Im Verlauf einer Säuglingsrhinitis können auch *Nierenerkrankungen* auftreten, die als Begleitnephritis mit Albuminurie nach Abklingen des Infektes meist ebenfalls verschwinden oder auch einmal als Pyelitis und Pyelonephritis eine längere Behandlung erfordern.

Bei Fieberanstieg mit entzündlicher Anschwellung im Nacken und Rachen muß an eine komplizierende, zu Abszessen führende *Lymphadenitis* der zervikalen oder retropharyngealen Lymphknoten gedacht werden (S. 83).

Differentialdiagnose

Viel seltener als ein Virusschnupfen sind beim Säugling Rhinitiden anderer Ätiologie. Bei jeder rein eitrigen, vor allem auch sanguinolenten Absonderung aus der Nase muß an eine konnatale Lues bzw. an eine Nasendiphtherie gedacht werden. Auch die Choanalatresie oder ein endonasaler Fremdkörper können einen unbeeinflußbaren „Schnupfen" verursachen. Die vergrößerte und ständig entzündete Rachenmandel unterhält schon im Säuglingsalter eine schleimig-eitrige Absonderung. Die Adenotomie ist dann als kausale Therapie schon im ersten Lebensjahr indiziert und auch erfolgreich. Allergische Faktoren spielen bei der Entstehung einer Säuglingsrhinitis noch keine erwähnenswerte Rolle.

Die als Superinfektion gefürchteten *pyogenen Rhinitiden* gibt es im Säuglingsalter nicht oft. Bei einer von Anfang an eitrigen Absonderung mit hohem Fieber und den Zeichen septischer Komplikationen handelt es sich um primär bakterielle Infektionen mit hochvirulenten Keimen, unter denen pathogene Staphylokokken dominieren. Derartige purulente Rhinitiden sind kontagiös.

Therapie

Therapeutisch ist die Wiederherstellung einer freien Nasenatmung Mittelpunkt aller Maßnahmen. Damit werden auch Allgemeinerscheinungen, wie Unruhe, Anorexie und Luftschlucken sowie die bronchopulmonalen Komplikationen und Mittelohrentzündungen, vorbeugend und heilend beeinflußt.

Um die Säuglingsnase von Sekret zu säubern und wegsam zu machen, kann sie mit einem kleinen Gummiballon mehrmals täglich abgesaugt werden. Das ist besonders wichtig vor dem Trinken und vor Applikation abschwellender Nasentropfen. Um der Gefahr der Aspiration von Nasensekret in die tieferen Luftwege zu begegnen, sollten Säuglinge mit Rhinitis häufiger auf den Bauch gelagert werden.

Außer der Sekretabsaugung und einer täglich mehrmaligen Applikation einiger Tropfen einer Säuglingskonzentration nicht ölhaltiger abschwellender Nasentropfen, etwa Otriven oder Nasivin, in jede Nasenseite erübrigen sich in der Regel weitere lokale Maßnahmen. Immer sei auch der Naseneingang mit Vaseline eingestrichen. Antibiotika sind beim Virusschnupfen zwecklos und nur dann einzusetzen, wenn purulente Komplikationen befürchtet werden. Bei schleimig-eitriger Sekretion kann dem Otriven ein Lokalantibioticum (z. B. Nebacetin) zugesetzt werden. Allgemeine Maßnahmen beschränken sich auf fiebersenkende Mittel (Erdmann 1973).

Akute Luftwegeinfekte bei älteren Kindern

Jenseits der Säuglingszeit manifestieren sich die Virusinfekte der oberen Luftwege mehr als Lokalerkrankungen im Sinne einer Rhinitis, Rhinopharyngitis oder Laryngitis. Sie neigen infolge einer sich zunehmend stabilisierenden Immunitätslage weniger zum Übergreifen auf andere Schleimhautbezirke bzw. zu schweren Allgemeinsymptomen. Andererseits reagieren die lymphatischen Organe beim infektkranken Kleinkind stärker als in späteren Jahren. Diese gegenüber dem Säuglingsalter veränderte pathogenetische Situation hat zur Folge, daß Kleinkinder im Verlauf eines Luftwegeinfektes oft über Bauchschmerzen klagen und Erscheinungen wie bei einer Appendizitis zeigen. Das erklärt sich damit, daß der Wurmfortsatz beim Kind stärker mit lymphatischem Gewebe durchsetzt ist und daher bei einem Infekt entzündlich mitreagiert. Auch die Hyperplasie der lymphoepithelialen Rachenorgane und die Entstehung von unspezifisch-entzündlichen Halslymphomen in diesem Alter müssen als Folgeerscheinungen erwähnt werden.

Beim Kleinkind gehen die Zeichen eines Virusinfektes im Bereich von Nase und Nasenrachen schnell ineinander über, so daß man von einer Rhinopharyngitis sprechen sollte. Die Krankheitssymptome beginnen in der Nase mit Niesreiz und Verschwellung, treten dann aber auch mit brennenden Schmerzen und mit Trockenheitsgefühl im Gebiet der ganzen Rachenschleimhaut auf. Zum Bild der Rhinopharyngitis des jungen Kindes gehört eine ausgeprägte ödematös-exsudative Reaktion der Nasenschleimhaut, besonders der hinteren Nasenabschnitte. Immer zeigt auch die Rachenmandel Entzündungszeichen mit Schwellung, Rötung, teilweise auch fibrinöse Beläge. Sehr bald bedeckt schleimiges Sekret die Rachenhinterwand, deren Mukosa und Lymphfollikel ebenfalls gerötet und geschwollen sind. Die „Pharyngitis granularis" ist typisch für die Infekte des Kindesalters.

Von einer *Nasopharyngitis* (Tonsillitis retronasalis) wird gesprochen, wenn der Nasenrachenraum und besonders die Rachenmandel lokalisiert mit Rötung und Stippchenbildung an den Infektsymptomen beteiligt sind. Ob dabei eine spezielle Virusinfektion vorliegt, ist bisher nicht geklärt, klinisch aber bedeutungslos.

Die Abszedierung retropharyngealer Lymphknoten im Zusammenhang mit einer Rhinopharyngitis führt nur beim Kleinkind zu dem gefürchteten *Retropharyngealabszeß*, der neben hohem Fieberanstieg eine näselnde Sprache, Schluckstörungen und manchmal eine Dyspnoe verursacht. Der Retropharyngealabszeß ist am sichersten palpatorisch oder durch das Röntgenbild zu diagnostizieren, da eine Rötung oft fehlt und die Schwellung der Rachenhinterwand nicht immer ins Auge fällt. Differentialdiagnostisch ist an retropharyngeale Entzündungen durch einen Fremdkörper und an kalte Abszeßbildungen zu denken. Die Behandlung des heißen Abszesses besteht darin, ihn zu punktieren und gegebenenfalls am hängenden Kopf zu spalten.

Weit häufiger als Erwachsene neigen Kinder bei viralen Infekten der Luftwegeschleimhaut zu entzündlichen Reaktionen des lymphatischen Rachenrings, speziell der Gaumenmandeln. Es treten die Zeichen einer *akuten Tonsillitis* auf mit Rötung und follikulärer Schwellung der Mandeln und einer schmerzhaften Vergrößerung der Halslymphknoten. Zusammen mit dem Schleimhautinfekt klingen die tonsillären Symptome ab. In diesen Fällen muß es aber nicht bei so leichten Reaktionen bleiben, vielmehr kann sich jederzeit eine schwere eitrige Tonsillitis ausbilden, die als Organerkrankung autonom wird und die typischen Zeichen dieses besonderen Krankheitsbildes trägt (S. 50).

Die Abgrenzung gegenüber den nichtinfektiösen Schleimhautschwellungen der Nase, die als Rhinopathia vasomotoria oder allergica bekannt sind, ist in der Praxis bei Kindern nicht so bedeutsam wie beim Erwachsenen. Allerdings sind Zusammenhänge zwischen Allergie und Infekt auch im Kindesalter nicht zu leugnen (S. 42).

Laryngitis. Als Teilerscheinung eines Virusinfektes der oberen Luftwege, bei älteren Kindern auch häufiger als selbständige Erkrankung vorkommend, gilt schließlich die akute *Laryngitis und Tracheitis*. Die entzündliche Schwellung der Stimmlippen und der Schleimhaut von Kehlkopf und Trachea hat Heiserkeit, brennende Schmerzen und Reizhusten zur Folge. Im allgemeinen pflegen diese Beschwerden aber mit den übrigen Erscheinungen des Infektes abzuklingen. Anfangs ist der Kehlkopfkatarrh trocken, so daß nur kleine Schleimklümpchen oder Krusten ausgehustet werden. Später findet sich auch hier eine mehr schleimig-eitrige Sekretion.

Verlauf und Symptome

Allgemeinerscheinungen der „grippalen" Infekte bei älteren Kindern sind oft hohe initiale *Temperatursteigerungen*, die den Lokalerscheinungen vorausgehen und zu diagnostischen Schwierigkeiten führen können. Länger als 3–4 Tage andauerndes Fieber deutet auch jenseits der Säuglingszeit auf eine beginnende Komplikation hin; der zweigipflige Fieberverlauf macht sie wahrscheinlich.

Kopfschmerzen, im Stirnbereich und hinter den Augen lokalisiert, sind bei Kindern relativ seltene, dagegen Schlafstörungen und Appetitlosigkeit häufige Begleiterscheinungen (Tab. 3).

Ein *Reizhusten* hält oft noch nach Abklingen aller akuten Symptome an. Die für „erkältete" Kinder sehr typischen Hustenattacken, welche hauptsächlich nachts oder während des Mit-

Tabelle **3** Ätiologische Klassifikation der Kopfschmerzen (nach Lucente)

Umwelt: Hitze, Rauch, Feuchtigkeit
Infektiös: Zähne, Nebenhöhlen, Ohr, Prodromi viraler Infektionen, Meningitis
Vaskulär: Migräne, Aneurysma
Allergisch
Metabolisch: Hypoglykämie Hypoxie, CO-Vergiftung, Acidose, Vergiftungen
Neuralgisch: Herpes
Psychogen

tagsschlafes auftreten, sind Folge des herabfließenden und in den Kehlkopf gelangenden Sekretes aus Nase und Nasenrachen.

Nasenbluten (Verdacht auf Influenza-Infektion!) kommt zu Beginn einer akuten Rhinitis als Ausdruck der entzündlichen Gefäßwandschädigung und gegen Ende des Infektes vor, wenn eingetrocknetes Sekret von den Kindern mit dem Finger entfernt wird.

Therapie

Es genügt bei den banalen akuten Luftwegeinfekten jenseits des Säuglingsalters im allgemeinen, abschwellende Nasenmittel zu geben. Damit sind zahlreiche lokale und allgemeine Symptome bereits zu bessern und die Nachtruhe wiederherzustellen. Auch Kopfschmerzen verlieren sich meist bei freier Nasenatmung. Fiebersenkende Maßnahmen bei Säuglingen (ohne Phenacetin) sind ab 38,5 Grad C indiziert. Ben-u-ron-Suppositorien sind vorzuziehen (Erdmann). Bei hohem Fieber ist an reichliche Flüssigkeitszufuhr zu denken sowie an kühlende Wadenwickel.

Um angesammelten Schleim bei Kleinkindern, die selbst noch nicht schneuzen können, wirksam und schnell zu entfernen, wird mit einem Politzer-Ballon kräftig und plötzlich Luft in eine Nasenhöhle geblasen, ohne daß dabei die andere Nasenseite zugehalten wird. Durch den Luftstoß wird das Sekret auf der anderen Seite nach vorn herausbefördert. Beidseits angewendet gelingt es mit diesem Verfahren leicht, die Nase von Sekret zu befreien. Ist eine Absaugmöglichkeit vorhanden, so sollte man diese vorziehen.

Inhalationen mit Kamillendampf oder Emser Sole wirken schleimlösend, lindernd und entzündungswidrig. Pinselungen der Nasenschleimhaut sind dagegen abzulehnen, weil die Mucosa zusätzlich irritiert wird. Das sehr beliebte Gurgeln bei Pharyngitiden ist zwecklos, weil nur Zunge und Mundhöhle, nicht aber die entzündete Rachenschleimhaut von dem Gurgelmittel benetzt werden. Dagegen empfiehlt es sich, ältere Kinder entzündungshemmende und lindernde Präparate lutschen zu lassen oder bei Schluckschmerzen ein perlinguales Analgetikum. Individuell dosierte *Schwitzpackungen* haben sich bei den akuten, unkomplizierten Infekten seit jeher bewährt; hohes Fieber und schlechter Allgemeinzustand schließen Schwitzmaßnahmen allerdings aus. Bei entzündlichen Affektionen vorwiegend des Rachens, des Kehlkopfes und der Halslymphknoten sind Wickel und Kurzwellenbestrahlungen zu empfehlen (S. 151).

Antibiotika werden leider immer noch bei den akuten Luftwegeinfekten unter therapeutischen und prophylaktischen Gesichtspunkten verordnet. Das ist bei einem akuten Virusinfekt nicht nur sinnwidrig, sondern hinsichtlich der Vorbeugung von Komplikationen meist auch völlig bedeutungslos, ja sogar bedenklich. Erfahrungsgemäß werden nur „prophylaktische", d. h. therapeutisch unterschwellige Dosen, etwa in Form von antibiotischen Lutschtabletten gegeben, die bei den schon ansässigen pathogenen Keimen zu einer Resistenz führen. Antibiotika in therapeutischer Dosierung (!) sind bei einem banalen akuten Infekt nur dann indiziert, wenn das Kind durch andere schwere Erkrankungen vorgeschädigt ist und eine bakterielle Infektion unbedingt vermieden werden muß. In diesen Fällen aber sollte die Testung der pathogenen Erreger aus Nase und Rachen eine gezielte antibiotische Therapie begründen.

Schutz vor Erkältungen

Schließlich sei noch auf die oft diskutierte „Abhärtung" bei denjenigen Kindern eingegangen, deren Anfälligkeit für alle möglichen Infekte Eltern und Ärzte zur Verzweiflung bringen können. Bei diesen auch konstitutionell belasteten Kindern muß man, um überhaupt weiterzukommen, neben Sanierungsmaßnahmen in Nase und Rachen mit einer allgemein infektverhindernden Behandlung den Circulus vitiosus zu durchbrechen suchen. Dieser setzt sich einerseits aus den Infektrezidiven, andererseits aus übertriebenen Schutzmaßnahmen und der zunehmenden Verweichlichung des Organismus zusammen, die wiederum zu erhöhter Infektanfälligkeit führt. Im Mittelpunkt dieses Fehlerkreises steht, neben einer geschwächten Immunitätslage, die gestörte Wärmeregulation, d. h. eine ungenügende Anpassungsfähigkeit der Kinder an Temperaturwechsel.

Sind organische Erkrankungen auszuschließen und ist die Nasenatmung unbehindert – es sei hier an die pathogenetische Bedeutung einer verlegenden hyperplastischen Rachenmandel erinnert (S. 51) – so sollten außer heilklimatischen Kuren auch im Hause systematisch abhärtende Maßnahmen durchgeführt werden, um der Infektanfälligkeit zu begegnen (S. 151). Die Auffassung, daß ein gesundes Kind die Wärme seiner Kleidung selbst bestimmen soll und daß es dabei durchaus nicht häufiger, sondern seltener an einer „Erkältung" erkrankt, entspringt den Erfahrungen von Eltern und Ärzten.

Für eine *Umstimmung* („Abhärtung") bewähren sich lauwarme, später kalte morgendliche Ganzwaschungen. Danach sollen die Kinder sich unabgetrocknet wieder für etwa 10 bis 15 Minuten in das noch warme Bett legen. Weiter kommen Abreibungen mit Alkohol und Trockenbürstungen von Armen, Beinen und Rumpf sowie Wechselbäder, Hals- und Kopfgüsse in Frage, die am erfolgreichsten nach den Vorschriften der *Kneippschen Anwendungen* ausgeführt werden. In allmählicher Steigerung sollten die Kinder vor dem Schlafengehen nackt im Zimmer springen und turnen. Auch das Barfußlaufen in der Wohnung und später im Freien eignet sich gut als Maßnahme gegen eine Verweichlichung. Eine kräftige vitaminreiche Kost, bei pastösen Kindern mit mehr vegetarischem Einschlag und ausreichender Schlaf, wenn möglich bei offenem Fenster, sollten das Programm vervollständigen. Eine wesentliche und endgültige Besserung der Infektanfälligkeit wird die Richtigkeit derartiger Forderungen auch dann bestätigen, wenn einige „Erkältungen" zu Beginn solcher Maßnahmen den allzu ängstlichen Müttern zunächst recht zu geben scheinen. (Physikalische Therapie S. 151.)

Die stenosierende Laryngotracheitis des frühen Kindesalters

Eine sehr typische Verlaufsform der Luftwegeinfekte im frühen Kindesalter stellt die Ausbreitung der entzündlichen Veränderungen auf den subglottischen Kehlkopfanteil und darüber hinaus auf die Trachea und das Bronchialsystem dar, wobei sich charakteristischerweise Atmungsstenosen im laryngotrachealen Abschnitt der Luftwege einstellen. Das klinisch sehr vielgestaltige Bild ist unter den Bezeichnungen *Pseudokrupp*, Laryngitis subglottica, Grippekrupp, Laryngo-Tracheo-Bronchitis maligna bekannt, wird aber seinen klinischen und pathologischen Hauptsymptomen entsprechend besser als stenosierende Laryngotracheitis bezeichnet. Sie läßt in ihrem Beginn fast immer einen „grippalen" Infekt erkennen (meist durch Parainfluenzaviren verursacht) und tritt ganz überwiegend *bei Kleinkindern* auf, die konstitutionell im Sinne überschießender entzündlicher Reaktionen belastet sind. Durch diese Vorbedingungen ergeben sich der typische Verlauf und die meisten der dabei entstehenden Komplikationen.

Die Kinder erwachen nachts mit einem Hustenanfall, dem sich ein meist nur kurzes dyspnoisches Stadium mit Zyanose und ängstlicher Unruhe anschließt, das aber in unkomplizierten Verläufen auf Beruhigung und eine geeignete Behandlung hin schnell abklingt. Derartige Situationen können sich in den folgenden Nächten wiederholen. Die Temperatur ist dabei meist nicht wesentlich erhöht, das Allgemeinbefinden nicht beeinträchtigt, und außer der begreiflichen Aufregung, die ein solcher Erstickungsanfall besonders bei den Eltern hinterläßt, hat das nächtliche Zwischenspiel keine Folgen. Interessant ist es, daß diese Zustände in manchen Familien gehäuft auftreten.

Die *Entstehung* eines nächtlichen dyspnoischen Anfalles ist so zu denken, daß das aus dem Nasenrachen herabfließende Infektsekret von dem schlafenden Kind aspiriert wird und ein heftiger Hustenanfall die ohnehin entzündlich geschwollene Kehlkopfschleimhaut durch eine zusätzliche Hyperämie zu weiterer Anschwellung bringt. Die Erstickungsangst, auch reflektorische Glottisspasmen, führen zu einer Dyspnoe, die sich unter zunehmender Unruhe, dem angstvollen Ringen nach Luft und weiteren Hustenanfällen nur noch verstärkt. Die Kenntnis dieser pathogenetischen Zusammenhänge läßt verstehen, daß solche „Pseudokrupp"-Anfälle in der Regel als harmlos angesehen werden dürfen und daß sie fast immer schnell und folgenlos vorübergehen, so alarmierend die Situation auch im Augenblick erscheint.

Disponierend wirken einmal die isthmusartige Einengung des Atemweges in der Subglottis (größte Weite ca. 5,5 mm) wie auch die relative Enge der Luftröhre des jungen Kindes überhaupt. Die Durchsetzung der Kehlkopfschleimhaut mit lymphatischem Gewebe und vermehrten parasympathischen Nerven sowie eine besonders gesteigerte Entzündungsneigung dieses Alters und nach neueren Untersuchungen eine starke Luftverschmutzung (Ruhrgebiet, Großstädte) sind weitere disponierende Momente. Daneben spielt zweifellos die Hyperplasie der lymphatischen Rachenorgane mit Verlegung der Nasenatmung eine maßgebliche Rolle.

Außer den oft nur auf einen Anfall beschränkten und prognostisch günstigen Verläufen ohne weitere Verwicklungen gibt es aber auch Krankheitsbilder, bei denen sich mehr allmählich und etappenweise zunehmend eine Atmungsstenose ausbildet, die mit hohem Fieber, bellendem Husten und mit Heiserkeit verbunden sein kann. Diese Krankheitsverläufe einer *eitrigen stenosierenden Laryngotracheitis* sind deshalb nicht harmlos, weil sich daraus eine prognostisch viel ungünstigere eitrige Form mit deszendierender Stenosierung sowie schweren Lungen-, Herz- und Kreislaufkomplikationen entwickeln kann. In diesen Fällen sind junge Kinder erfahrungsgemäß besonders gefährdet, weil auch bei der Entstehung der Komplikationen der altersgemäßen Veranlagung eine gravierende Bedeutung zukommt. Jeder, der diese schweren Erkrankungen schon behandelt hat, fürchtet sie vor allem wegen ihres unberechenbaren Verlaufs.

Pathologisch-anatomisch sind die Schleimhautveränderungen so verschiedenartig wie der klinische Verlauf. Sie bieten in den einfachen Fällen nur das Bild einer katarrhalisch-ödematösen Entzündung und zeigen bei den fortgeschrittenen Erkrankungen schwere eitrig-ulzeröse Erscheinungen an der Schleimhaut mit obturierender Borkenbildung und Pseudomembranen.

Ätiologie

Die Bemühungen, die Ursachen dieses vielseitigen Krankheitsbildes zu erklären, führten zu der Beobachtung, daß insbesondere das Parainfluenzavirus die Verläufe bestimmt. Ätiologisch bedeutungsvoll erscheint nun aber, daß auch andere Infektionen, z.B. Masern, Pertussis, Varizellen, Scharlach, darüber hinaus Verbrühungen und aspirierte Fremdkörper die charakteristischen Erscheinungen einer stenosierenden Laryngotracheitis mit allen ihren Komplikationen auslösen können. Daraus ergibt sich die wichtige Feststellung, daß wir es wahrscheinlich nicht mit einer ätiologisch einheitlichen Erkrankung zu tun haben. Vielmehr handelt es sich, wie schon erwähnt, um einen Komplex, der durch die Konstitution sowie durch die anatomischen Eigentümlichkeiten der kindlichen Luftwege weitgehend beeinflußt wird und der erst in zweiter Linie als ein Krankheitsbild aufzufassen ist, das durch die Art der primär verursachenden Noxe bedingt ist (P. Biesalski).

Tabelle **4** Unterschiedliche Weite der Luftwege in verschiedenen Altersstufen (Querschnittsfläche in mm^2) (nach Erdmann)

Alter	Trachea	Hauptbronchien	
		rechts	links
Monate			
1	26	14	12
12	42	34	19,5
Jahre			
2	64	42,5	20
5	84	55	35
10	89	61	47
13	112	81	56
Erwachsener	184	138	116

Behandlung

Plötzliche *nächtliche Anfälle* können mit kühlenden Halsumschlägen mit Beruhigung des Kindes im Arm der Mutter und Öffnen des Fensters fast immer erfolgreich behandelt werden. Eine klinische Überwachung und Behandlung ist dann nötig, wenn sich die Atemnot auf diese Weise nicht rasch beeinflussen läßt, wenn schwere Hustenanfälle mit hohem Fieber bestehen und besonders dann, wenn sich die Erstickungsanfälle wiederholen. In der Klinik stehen jederzeit neben der medikamentösen Therapie (vor allem Corticosteroide) Inhalationsgeräte, falls nötig ein Sauerstoffzelt und die Möglichkeiten der Intubation und der Tracheotomie zur Verfügung (Inhalationstherapie S. 152). Nicht zuletzt ist auch die Pflege und die ständige Beobachtung dieser Kinder unter Klinikverhältnissen besser gewährleistet als im häuslichen Milieu.

Die Tracheotomie. Die Indikation zur Tracheotomie ist bei der stenosierenden Laryngotracheitis auch für den Erfahrenen oft mit Zweifeln verbunden. Eine starke Dyspnoe mit Einziehungen an Hals und Thorax, ein verfallenes graues Aussehen, schwere Kreislauf- oder Lungensymptome lassen keine andere Wahl als die Tracheotomie. In dieser Situation würde ein Tubus die stenosierende Laryngotracheitis durch mechanischen Druck an der engsten Stelle des Atemrohres, also am Kehlkopf, verschlimmern.

Nur eine genaue klinische Beobachtung läßt den richtigen Termin zur Tracheotomie erkennen. Das zu frühzeitige Eingreifen ist trotz möglicher postoperativer Komplikationen im Hinblick auf den gesamten Verlauf immer besser als eine im letzten Moment durchgeführte Nottracheotomie, da Hypoxämie, Sekretstauung in den Luftwegen und ein durch die erschwerte Atmung bedingter allgemeiner Kräfteverbrauch die Prognose dann wesentlich trüben. Von einem gewissen Zeitpunkt an verschlechtern sich die Chancen für das Kind ohne Tracheotomie erheblich.

Die normale Tracheotomie ist kein Notfalleingriff, sie bedarf sauberer Präparation und wegen der Gefahr der Verletzung der Schilddrüse mit konsekutiver heftiger Blutung der korrekten Vorbereitung und eines gewissen Zeitaufwandes, der in Notsituationen nicht immer möglich ist.

Die Hautinzision erfolgt über einen vertikalen oder horizontalen Hautschnitt; Krikoid und Trachea sind darzustellen, wobei häufig der Isthmus der Schilddrüse unterbunden und durchtrennt werden muß. Die Eröffnung der Trachea erfolgt unterhalb des zweiten Trachealringes, so daß die ersten beiden Trachealringe geschont werden. Andernfalls besteht die Gefahr einer stenosierenden Einengung unterhalb des Krikoids. Zur Vermeidung von Trachealstenosen ist auf die Exzision der Trachealknorpel zu verzichten. Um entzündliche Erkrankungen des Tracheostomas zu verhindern, ist das Einnähen der Halshaut an die Trachea, also die Anlage eines plastischen Tracheostomas zu empfehlen.

Ist auf Grund einer akuten Atemnot aus anatomischen Gründen eine Intubation nicht möglich, aber die unverzügliche Luftzufuhr lebensnotwendig, so ist die Indikation zur *Koniotomie* gegeben. Bei diesem Eingriff handelt es sich um die Durchtrennung des Ligaments zwischen Schild- und Ringknorpel, also um eine Laryngotomie, und nicht um eine Nottracheotomie. Am deflektierten Kopf läßt sich palpatorisch leicht die Incisura Rivini des Schildknorpels palpieren; auf dem Schildknorpel abwärts gleitend, ist dann das Ligament zwischen Schild- und Ringknorpel identifizierbar. Ein 2–3 cm langer Hautschnitt wird vertikal zur Vermeidung der Verletzung größerer Gefäße gelegt. Anschließend wird unter ständiger Palpation das Lig. conicum horizontal durchtrennt. Nun läßt sich der eröffnete Kehlkopf aufhalten und über diesen Zugang eine Kanüle oder ein Tubus zur sofortigen Sauerstoffzufuhr einführen. Danach hat die korrekte Tracheotomie zu erfolgen. Anschließend wird das Lig. conicum und die darunterliegende Kehlkopfschleimhaut sorgfältig durch eine Naht versorgt, um Stenosebildungen vorzubeugen. Die Entwicklung der flexiblen Trachealkanüle (P. Biesalski, 1962) hat geholfen, die Kanülenkomplikationen wesentlich zu verringern.

Der Versuch, eine stenosierende Laryngotracheitis trotz fehlender Besserung über Stunden oder gar Tage mit Dampfbett, Spray, Sauerstoff und allen möglichen Medikamenten vor der Tracheotomie zu bewahren, kann irreparable Schäden durch eine chronische Sauerstoffverarmung zur Folge haben (Abb. 16).

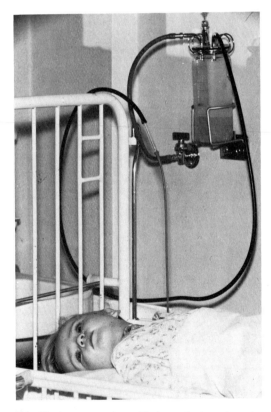

Abb. **16** Lagerung eines Kindes mit stenosierender Laryngotracheitis nach Tracheotomie. Das Kind trägt eine flexible Kunststoffkanüle, die nur angedeutet sichtbar ist. Über dem Bett eine Absaugevorrichtung, die zur Nachbehandlung tracheostomierter Kinder besonders dringlich gefordert werden muß.

Von großer Wichtigkeit ist die *Beeinflussung der Sekrete* und die Therapie des eigentlichen Infektes. Antibiotika sind nur bei eitrigen Entzündungen und zu deren Verhütung berechtigt, wenn der Verlauf von vornherein bedrohlich erscheint. Außer Expektorantien können Inhalationen mit Kamillenaufgüssen, eventuell mit Zusatz einiger Tropfen Fichtennadel- oder Eukalyptusöl angewendet werden. Mentholöl ist für Kleinkinder schlecht verträglich und deshalb ungeeignet. Nach einer Tracheotomie muß der Schleimeiter immer wieder abgesaugt werden, da die Kinder wegen Schwäche, Schmerzen und fehlender Glottisfunktion selbst nur schlecht abhusten können (Inhalationstherapie S. 152).

Um die Entwicklung der unangenehmen Sekretborken nach der Tracheotomie zu vermeiden und um festhaftenden Schleim und Krusten zu lösen, um zugleich aber auch die Entzündung der Mukosa zu behandeln, versprühen wir die Mischung eines Netzmittels (zur Sekretolyse), einer Pantothensäurelösung (als Schleimhautschutz) und eines Lokalantibioticums (Nebacetin, atoxisch und ohne Resistenzbildung) im Verhältnis 10:1:1 jeweils für die Dauer von 5 Minuten alle 2 Stunden. Mit dieser Methode ist es möglich, die gefürchtete Krustenbildung weitgehend einzuschränken.

Die Komplikationen werden entsprechend pädiatrischen Grundsätzen, zumeist auf der Intensivstation, behandelt, wobei den *Herz- und Kreislaufstörungen* besondere Beachtung zu schenken ist, da sie sehr oft die eigentliche Todesursache darstellen.

Das *erschwerte Dekanulement* bewirkt bei Kleinkindern nicht selten eine langwierige klinische Behandlungsperiode, bei der nach vergeblicher Verwendung eine Trachealendoprothese (Silikon-T-Rohr nach Montgomery) eine plastische Erweiterung der Stenose indiziert ist. Bei fachgerechter Anlegung des Tracheostomas und sorgfältiger Pflege des tracheotomierten Kindes ist das Dekanulement aber in der Regel unkompliziert.

Im Hinblick auf die *Differentialdiagnose* ist die Diphtherie besonders wichtig, obwohl ein echter diphtherischer Krupp heute nur noch selten vorkommt. Bei der Diphtherie entstehen Heiserkeit und Atemnot mehr allmählich; sie weist außerdem einen typischen süßlichen Fötor und Pseudomembranen auf. In jedem Fall

Antitoxin zu geben, ist wegen gelegentlicher Zunahme der Dyspnoe nicht ganz ungefährlich. Es sollte daher in Verdachtsfällen die Serumgabe mit Calcium und Antihistaminika kombiniert werden.

Seltenere entzündliche Kehlkopfstenosen werden bei einer wahrscheinlich primär viral bedingten *Epiglottitis phlegmonosa* oder einem *Epiglottisabszeß* gesehen, die als gefährliche, oft sehr schnell fortschreitende Erkrankungen bekannt sind. *Zungengrundabszesse* und Entzündungen des lymphatischen Gewebes der Kehlkopfschleimhaut können im Rahmen eines Luftwegeinfektes ebenfalls zu Glottisödemen führen, wie bekanntlich auch Bienen- und Wespenstiche schnell eine Schwellung der Kehlkopfschleimhaut hervorrufen. Die Behandlungsmethode der Wahl in solchen Fällen ist heute die Gabe von Calcium, Antihistaminika und u. U. auch die intravenöse Cortisonapplikation sowie Antibiotika.

Beim *Quincke-Odem* als Symptom einer allgemeinen anaphylaktischen Reaktion (z. B. nach Insektenstich) kommt es zu starken ödematösen Schwellungen von Glottis und Epiglottis aber auch zu Ödemen des Gesichts, der Augenlider und Lippen. Die Verdachtsdiagnose ergibt sich aus der Anamnese. Bei ernsten Fällen mit Stenoseatmung empfiehlt sich die i. v. Gabe von Antihistaminika (z. B. Tavegil) und Steroiden.

Larynxspasmen verschiedenen Schweregrades werden bei spasmophilen Kindern gesehen, ferner bei der Pertussis, bei der Chorea minor, nach Geburtstraumen und bei Fremdkörperaspirationen, dann oft mit schwerster Atemnot.

Die *Spasmophilie* (rachitogene Tetanie) des Säuglingsalters zeigt neben Krämpfen der Hand- und Fußmuskulatur Larynxspasmen, die ohne erkennbare Ursache, mitunter im Zusammenhang mit Infekten oder Erregungen, unter jauchzenden Inspirationen, beginnen. In leichten Fällen löst sich der Spasmus sehr bald, bei schweren Verläufen kann es zu allgemeinen Krämpfen und zur Bewußtlosigkeit kommen. Nach dem Larynxspasmus, der entsprechend der Gesamtsituation mehrmals rezidiviert, erholen sich die Kinder gewöhnlich schnell und ohne weitere Folgen. Der Krampfanfall hat trotz der zunächst bedrohlich aussehenden Situation im allgemeinen eine gute Prognose. In seltenen Fällen kann es zum Herzstillstand kommen.

Diagnostisch besonders wichtig ist neben den Zeichen einer Rachitis das Fazialisphänomen, das sich in sehr lebhaften Zuckungen der mimischen Muskulatur bei Beklopfen des Fazialisstammes vor der Ohrmuschel äußert. Halseingriffe oder laryngoskopische Untersuchungen zur Klärung von Erstickungsanfällen sind bei spasmophilen Kindern möglichst zu unterlassen.

Die Behandlung der Larynxspasmen besteht in Beruhigung des Kindes, in Calciuminjektionen, bei schweren Anfällen in Gaben von Sedativa und in Beatmung mit Sauerstoff. Bei aussetzender Herztätigkeit in den seltenen, besonders schweren Verläufen muß u. U. tracheostomiert werden.

Kurzdauernde nächtliche Larynxspasmen finden sich manchmal als Symptom einer vergrößerten Rachenmandel bzw. einer hyperplastischen Rhinitis und werden durch herabfließenden Schleim ausgelöst. Diese Erscheinungen gehen in das Krankheitsbild der stenosierenden Laryngotracheitis über (S. 27).

Die sog. Affektkrämpfe mit Larynxspasmen haben mit einer Spasmophilie nichts zu tun, sondern betreffen ausschließlich neuropathisch veranlagte Kleinkinder.

Chronische Entzündungen der oberen Luftwege

Chronisch hyperplastische (rezidivierende) Schleimhauterkrankungen

Ätiologie und Pathogenese bieten drei Gesichtspunkte, die bei Betrachtung der chronisch rezidivierenden Luftwegeentzündungen im Vordergrund stehen:

1. *Exogene Ursachen* bewirken und unterhalten in zunehmendem Maße die chronischen Entzündungen der oberen Luftwege. Überheizte, unbelüftete, trockene Schulräume und Wohnungen, fehlende Grünflächen und vor allem die verunreinigte Luft unserer Industriestädte stellen thermische, mechanische und chemische Schädigungsquellen dar, die gerade für das Kindesalter nicht unterschätzt werden dürfen.

Ebenso krankheitsfördernd ist es für Kinder, daß in den übervölkerten Wohnbezirken oftmals keine Möglichkeiten für eine ausreichende Bewegung im Freien bestehen. Daraus resultieren Verweichlichung und Anfälligkeit, die noch durch unzweckmäßige Kleidung und Ernährung gefördert werden.

Es muß betont werden, daß die chronisch hyperplastische Rhinitis oder Pharyngitis ihrem Charakter nach nicht etwa primär infektiöse Erkrankungen sind. Auch allergisch bedingte Schädigungen durch alimentäre und inhalative Allergene können in die Entstehung von chronisch rezidivierenden Entzündungen der oberen Luftwege mit eingreifen (S. 42). „Erkältungen" im Sinne gestörter Wärmeregulationen haben im Gegensatz zu den akuten Infekten hier keinen entscheidenden ätiologischen Einfluß, obwohl auch dieser Faktor nicht gänzlich unbeachtet gelassen werden darf.

2. *Lokale Einwirkungen* können die Entstehung chronischer Entzündungsvorgänge im Bereich der Luftwege ebenfalls begünstigen. Insbesondere sind es hyperplastische Adenoide, Septumdeviationen oder eine Oberkieferkompression mit behinderter Nasenatmung, die zu chronischen Entzündungen der Luftwegeschleimhaut disponieren.

3. Schließlich ist es das *„Terrain"*, d. h. der konstitutionelle Einfluß, welcher für die Entstehung chronischer Schleimhauterkrankungen von Bedeutung ist (Albrecht, Schwarz). Ausdruck der besonderen kindlichen Reak-

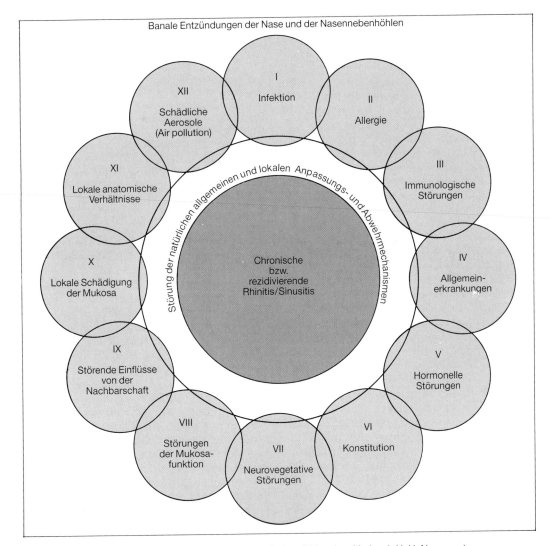

Abb. **17** Schema der ätiologischen Faktoren der chronischen Rhinosinusitis (nach H. H. Naumann).

tionsart bei diesen Erkrankungen ist neben der Neigung zu vermehrter Sekretion und ausgeprägter Ödembildung im Sinne einer Hypertrophie vor allem auch die Tendenz zur Hyperplasie der Schleimhaut. Diese Kennzeichen der „exsudativen Diathese" – der bekannte Begriff umfaßt hier nicht den ganzen Komplex – beziehen sich aber nicht nur auf die Luftwegeschleimhaut selbst, sondern betreffen zugleich alle lymphatischen Organe. Dazu kommt eine allgemeine Anfälligkeit und die veränderte Resistenzlage derart veranlagter Kinder, deren Ursache auch in einem Mangel an IgA gesehen wird. Die Untersuchung der Immunabwehr ist daher bei therapieresistenten rezidivierenden Rhinosinusitiden im Kindesalter indiziert (Brandtzaeg 1987) (Abb. **17**).

Die hyperplastische Rhinitis. Das Krankheitsbild der chronisch hyperplastischen Luftwegeentzündung ist gerade im Kindesalter recht wechselhaft, zeigt aber gewisse Hauptsymptome, von denen die stark muköse *Sekretion* am augenfälligsten ist. Von Kindern wird der Schleim allerdings oftmals in den Rachen gezogen und verschluckt, so daß eine Absonderung nach außen nicht in Erscheinung tritt. Eine mehr wäßrige und anfallsweise auftretende Sekretion muß an allergische Faktoren denken lassen, besonders wenn sich eosinophile Leukozyten und Mastzellen vermehrt im Nasenschleim finden (S. 42).

Ebenso wie bei den akuten Infekten führt das herabfließende und teilweise aspirierte Sekret zu einem unangenehmen *Reizhusten,* der hauptsächlich auftritt, wenn die Kinder nachts oder über Mittag liegen. Dieser Reizhusten, der auch Ausdruck einer zugleich bestehenden Pharyngitis sein kann, wird in Verkennung der wahren Ursache häufig als „chronischer Bronchialkatarrh" erfolglos mit Inhalationen, Wikkeln oder Hustensäften behandelt. Auf der anderen Seite sind hartnäckige Bronchitiden manchmal Ausdruck eines sinobronchialen Syndroms, bei dem auch chronische Nebenhöhlenprozesse pathogenetisch mitwirken (S. 38). Es ist Sache der klinischen und röntgenologischen Untersuchung, die Ätiologie des Hustens zu klären (Sinubronchitis S. 41).

Als charakteristische Schleimhautveränderungen lassen sich teils eine Hypertrophie, mehr aber noch eine Hyperplasie von Mukosa und Muscheln mit Vermehrung der epithelialen und bindegewebigen Gewebsanteile regelmäßig feststellen. Diese unter der Diagnose hyperplastische Rhinitis bekannten Erscheinungen in der Nase imponieren als graue oder graurote, glasige Schwellungen der Muscheln sowie der Septumschleimhaut und führen zu einem weiteren Hauptsymptom, dem der *verlegten Nasenatmung.* Häufig reagieren auch die Nebenhöhlen unter dem Bild der serösen Sinusitis mit und fast immer auch die Adenoide des Nasenrachenraumes, die ihrerseits den nasalen Atemweg verlegen und die Sekretion vermehren.

Eine *Rhinolalia clausa* sowie Störungen des Tränenabflusses kommen als weitere Symptome vor. Durch eine stenosierende Verschwellung der pharyngealen Tubenostien und durch aszendierende Katarrhe können *Tubenverschlüsse,* rezidivierende Otitiden und hartnäckige Hörstörungen auftreten, die manchmal sogar im Vordergrund stehen.

Nicht immer sind chronische Luftwegeentzündungen bei Kindern mit hyperplastischen Schleimhautveränderungen, also mit einem Gewebszuwachs, verbunden, sondern sie zeigen in manchen Fällen nur eine ödematöse Schwellung, also die Zeichen einer Hypertrophie. Es scheint neben Art und Dauer der Noxen hauptsächlich von der Schleimhautkonstitution abzuhängen, inwieweit Hyperplasien bzw. Hypertrophien entstehen. Eine Unterscheidung beider Veränderungen ist dadurch möglich, daß Hypertrophien auf abschwellende Präparate besser reagieren als die Schleimhauthyperplasien.

Unter den beschriebenen Krankheitssymptomen der hyperplastisch-hypertrophischen Rhinitis leiden Kinder oft sehr erheblich. Die behinderte Nasenatmung und Hustenanfälle stören den Schlaf und verhindern eine ausreichende Erholung. Sie sind daher reizbar, in der Schule unkonzentriert und klagen über Müdigkeit. Kopfschmerzen kommen relativ selten vor und sind auch dann nicht die Regel, wenn die Nasennebenhöhlen miterkrankt sind. Schließlich kann es unter diesen Umständen zu *allgemeinen Entwicklungsstörungen* kommen, deren wahre Ursache verkannt wird.

Je nach Intensität und Dauer der schädigenden Einflüsse und nach Art der Schleimhautveränderungen bestehen permanente oder von Perioden der Besserung unterbrochene Beschwerden. In der Regel sind die Verläufe dadurch gekennzeichnet, daß Zeiten der Verschlechterung mit Zeiten relativer Symptomarmut abwechseln, daß aber eine gänzliche Ausheilung und Beschwerdefreiheit kurzfristig meist nicht erfolgt.

Die hypertrophische bzw. hyperplastische Pharyngitis ist im Rahmen chronisch rezidivierender Schleimhauterkrankungen ebenfalls nur als Teilerscheinung aufzufassen und nicht als eigenständiges Krankheitsbild. Der chronische Rachenkatarrh im Kindesalter ist durch eine Schleimhaut ausgezeichnet, die sukkulent und wulstig verdickt, aber nur mäßig gerötet ist mit knötchenartig hervortretenden Lymphfollikeln und einer schleimigen Sekretion, die bei Mundatmern im Schlaf eintrocknet und zu morgendlichem Husten mit Auswurf von zähem, gelblichen Schleim führt. Mehr oder weniger sind immer auch die lymphatischen Rachenorgane vergrößert, teils als Entzündungsfolge, teils als Ausdruck einer allgemeinen „lymphatischen Diathese". Die zervikalen und angulären Halslymphknoten nehmen an diesen Reaktionen teil.

Für die Umwelt ist die Pharyngitis chronica des Kindesalters durch häufiges *Räuspern*, Hüsteln und das schnarchende Hochziehen des Schleimes sowie oft durch einen üblen *Mundgeruch* kenntlich. Die Kinder sollten daher angehalten werden, das Räuspern zu unterdrücken und wenn nötig, lieber einmal kräftig zu husten. Man kann ihnen unterstützend Eukalyptusbonbons oder ähnliche schleimlösende Mittel geben.

Bei älteren Kindern kann eine chronisch hyperplastische Pharyngitis Übergänge zu den trockenen Rachenprozessen der Erwachsenen zeigen mit Brennen, Fremdkörpergefühl und zähflüssiger Verschleimung. Gelegentliche Schluckschmerzen und Kieferwinkellymphome weisen auf einen chronischen Entzündungszustand des lymphatischen Rachenringes hin. Ursache dieser Pharyngitiden, die sich über Jahre hinziehen und im Erwachsenenalter zunehmend atrophische Schleimhautveränderungen aufweisen, kann eine jahrelange *Mundatmung* und manchmal ein lokaler Vitamin-A-Mangel sein.

Die hyperplastische Laryngitis ist zwar ebenfalls mit chronisch entzündlichen Veränderungen in Nase und Rachen verbunden, kommt aber bei Kindern nur selten vor. Laryngoskopisch zeigt sie eine Anschwellung der gelblichroten Stimmbänder und entzündliche Reaktion der Kehlkopfschleimhaut. Als Beschwerden werden Heiserkeit, Verschleimung mit Hüsteln oder Räuspern und ein Fremdkörpergefühl im Kehlkopf angegeben. Durch Überlastung und falschen Gebrauch der Stimme können sich Schleimhautpachydermien als Folge eines chronischen Reizzustandes entwickeln, die als *Schreiknötchen* (Knötchenlaryngitis) bekannt sind und hauptsächlich bei Buben vorkommen (s. Stimmstörungen S. 139).

Therapie

Die Behandlung der chronisch hyperplastischen Schleimhautentzündungen der oberen Luftwege hat vor allem die erwähnten ursächlichen und pathogenetischen Faktoren zu berücksichtigen. Dabei sind die Schleimhaut als Organ und die oberen Luftwege auch immunologisch als Funktionseinheit im Auge zu behalten. Unter diesen Gesichtspunkten ist auch die Vitamin-A-Therapie mit ihrer regenerativen Wirkung besonders auf die Schleimhaut der Luftwege zu sehen (Biesalski, H. K. 1986).

Man wird diese Kinder in wiederholten Sitzungen behandeln müssen, um mit *chirurgischer Abtragung*, Strichkaustiken oder Ätzungen hyperplastische Schleimhautanteile der Nase allmählich zu beseitigen, wobei jedes brüske Vorgehen zu vermeiden ist, um nicht funktionstüchtige Mukosa zu schädigen. Dazu kommt eventuell eine Nebenhöhlenbehandlung (S. 37) und vor allem die Sanierung des Nasenrachenraumes sowie die Wiederherstellung der Nasenventilation durch die Entfernung von Adenoiden. Es sei daran erinnert, daß oft erst nach kieferorthopädischer Behandlung eine optimale Atmungsfunktion der Nase erreicht wird und daß ohne regulierende Maß-

---

Tabelle 5 Mundgeruch

Stomatitis, Gingivitis

Chronische Pharyngitis und Tonsillitis (besonders bei Mundatmern)

Diphtherie (süßlicher Geruch)

Tonsillitis Plaut-Vincenti, Leukämie

Rhinitis atrophicans (fortgeschrittene Fälle)

Hyperplastisch verlegende Rachenmandel (Mundatmer)

Ungepflegte und kariöse Zähne

Ösophagusdivertikel (S. 72) (Speisereste)

Magendarmstörungen

Krankheiten der tieferen Luftwege (unerkannte Bronchialfremdkörper, Bronchiektasien)

Allgemeinerkrankungen: Diabetes (Aceton), starkes Erbrechen (Aceton), Nieren- und Leberkrankheiten

nahmen jede andere Therapie weitgehend scheitern muß (S. 78).

So erfreulich *heilklimatische Kuren oder Inhalationen* mit Emser-Sole und ätherischen Ölen bei den chronischen Luftwegeentzündungen dann wirken, wenn die Voraussetzungen für eine freie Nasenatmung gegeben sind, so zwecklos ist es, ein Kind mit einer hyperplastischen Rhinitis und einer verlegenden Rachenmandel etwa an die Nordsee zu schicken. Einer anfänglich guten Wirkung der Kur folgt mit Sicherheit das Rezidiv und die Enttäuschung der Eltern. Wir raten daher zu einer Klimabehandlung erst dann, wenn die Erhaltung des Kurerfolges vom rhinologischen Standpunkt her gesichert ist (S. 153).

Für die Dauerbehandlung der chronischen Schleimhautentzündung mit Nasentropfen gilt das gleiche. Sie wirken in diesen Fällen nur symptomatisch, führen zur Gewöhnung und womöglich zu irreparablen Schleimhautschäden. Nach einer kausalen Therapie sind sie meist entbehrlich. Von einer Verwendung ätzender Substanzen ist dringend abzuraten.

Chronisch atrophierende Rhinitis

Im Kindesalter überwiegen bei den chronischen Entzündungen der Luftwegeschleimhaut, wie schon gesagt, bei weitem die hyperplastischen Prozesse, während atrophierende Vorgänge hauptsächlich bei älteren Kindern um die Pubertät herum beginnen und als Rhinitis atrophicans bezeichnet werden. Das weibliche Geschlecht ist bevorzugt.

Ursache und Pathogenese der Rhinitis atrophicans sind trotz aller Bemühungen bisher nicht zufriedenstellend geklärt. Manchmal ist der Beginn atrophischer Veränderungen auf eine schwere Scharlach- oder Diphtherieinfektion zurückzuverfolgen, oder es geht ein Nasentrauma bzw. eine schonungslose Nasenoperation voraus. Zusammenhänge zwischen hormonellen Einflüssen und der Pathogenese einer atrophierenden Rhinitis sind in manchen Fällen evident. Auch ein Vitaminmangel (A, D, E) wird ätiologisch angeschuldigt.

Die Unterscheidung in eine fötide (Ozaena) und in eine nicht fötide Form (Rhinitis atrophicans simplex) hat vorwiegend klinisches Interesse, weil fließende Übergänge bestehen und weil eine scharfe ätiologische oder pathologisch-anatomische Differenzierung dieser beiden Formen letztlich nicht gelingt.

Die pathologischen Veränderungen einer Rhinitis atrophicans sind auch im Kindesalter durch einen allmählich fortschreitenden, zur Atrophie der Nasenschleimhaut führenden Prozeß ausgezeichnet, bei dem eine Epithelmetaplasie und eine fibröse Umwandlung der Mucosa unter langsamem Zugrundegehen der sezernierenden Schleimhautanteile im Vordergrund stehen.

Das rhinoskopische Bild der atrophierenden Rhinitis ist durch die variablen Schleimhautveränderungen im Kindesalter oft uncharakteristisch und daher diagnostisch schwer deutbar. Der rhinoskopische Eindruck kann bald nach der Seite einer Hyperplasie, bald nach der Seite einer Atrophie verschoben sein und außerdem durch eine eitrige Nebenhöhlenentzündung variiert werden. In der Nase fallen zunächst oft nur die hyperplastischen Schleimhautveränderungen auf und verdecken die atrophischen Bezirke, die anfangs in den hinteren Nasenabschnitten zu finden sind.

Lästig für die Kinder und unästhetisch für die Umgebung ist die *ständige Nasenabsonderung,* besonders dann, wenn sie fötide ist. Auch Kopfschmerzen – durchaus nicht immer mit einer Sinusitis zusammenhängend – sowie Geruchsstörungen, das Gefühl der Trockenheit, eine *gestörte Nasenatmung* und *allgemeine Müdigkeit* mit Konzentrationsschwäche werden angegeben.

Daß es trotz weiten Nasenlumens zu nasalen Ventilationsstörungen kommt, liegt daran, daß infolge der pathologisch veränderten und erweiterten Nasengänge Luftwirbel und Gegenströmungen bei der Inspiration entstehen, die zu einer Atmungsbehinderung führen.

Der äußere Aspekt des Kindes mit einer Rhinitis atrophicans ist gelegentlich durch eine plumpe Nase mit flacher Nasenwurzel und breiter, etwas vorspringender Stirn charakterisiert. Konstitutionsmäßig gehören diese Kinder meistens den Typen mit hypoplastisch zarter Schleimhaut und kleinen Nebenhöhlen an. Eine wahrscheinlich dominant erhebliche Disposition kann nach M. Schwarz als bewiesen angenommen werden.

Therapie

Die medikamentöse Beeinflussung der atrophischen Schleimhaut geschieht mit lokal sekretionsfördernden Substanzen wie Traubenzucker (als Schnupfpulver), Jodlösungen als Nasentropfen, z.B. Lugol-Turiopin oder einer von Lüscher angegebenen Jod-Lebertranlösung im Verhältnis 0,5 Jodum purum auf 50,0 Lebertran. Die Vitamin-A-Therapie (oral und lokal) ist entsprechend den heutigen Erkenntnissen als kausale Behandlung anzusehen (Sommer u. Mitarb. 1984; Gerlach u. Mitarb. 1987).

Die chirurgische Behandlung der Rhinitis atrophicans ist undankbar und leider nicht selten erfolglos. Grundsatz jeder Therapie ist es, die Sekretion in der Nase anzuregen und die Nasengänge zu verengen, um der weiteren Austrocknung und Atrophie der Schleimhaut vorzubeugen und um der atemphysiologisch wichtigen normalen Konfiguration des Naseninneren näher zu kommen. Die operativen Verfahren zur Verbesserung der Atemphysiologie sehen entweder die Frakturierung der lateralen Nasenwand und Medianverlagerung vor oder die Implantation von Knorpelchips aus der Ohrmuschel. Diese Maßnahmen führen zunächst zu dem erhofften Ziel einer Verkleinerung der Nasenhöhle, weisen jedoch den Nachteil auf, daß mit nur dieser einen Maßnahme die Ursache der Rhinitis atrophicans nicht beseitigt ist, also nach Monaten oder Jahren erneut eine Schrumpfung eintritt, so daß die Nasenhöhlen nach und nach wieder weiter werden.

Als bisher sicherste chirurgische Methode hat sich der temporäre komplette Verschluß der Nasenhöhle erwiesen (Pussalkah). Bei dieser Maßnahme wird im Vestibulum der Nase an der Haut-Schleimhautgrenze eine zirkuläre Inzision vorgenommen und das Nasenvestibulum durch tabaksbeutelartige Naht komplett verschlossen. Die nun aus der Nasenatmung ausgeschaltete Schleimhaut erholt sich unter endoskopischer Kontrolle zusehends, so daß nach ca. einem halben Jahr der Haut-Schleimhaut-Verschluß wieder gelöst werden kann. Dabei finden sich dann nahezu reizlose Schleimhautverhältnisse in den Nasenhöhlen.

Akute Nasennebenhöhlenentzündungen

Entsprechend ihrer Entwicklung und ihrer mit der Nase zusammenhängenden Schleimhautauskleidung reagieren die Nebenhöhlen bei Infekten der oberen Luftwege zwar fast immer mit, verursachen im Kindesalter aber meist keine wesentlichen klinischen Symptome, da die Schleimhautoberfläche noch klein ist und die weiten Ausführungsgänge den Sekretabfluß erleichtern. Akute Kieferhöhlen- bzw. Siebbeinempyeme mit Retentionserscheinungen werden zwar auch bei Kindern gesehen, sind aber im Verhältnis zur Gesamtzahl aller Sinusitiden doch selten.

Ätiologisch kommen neben den akuten Infektionen unsachgemäß vorgenommene Nasenspülungen oder das Eindringen von keimhaltigem Material bei Erbrechen oder beim Baden in Betracht. Im Sommer ist die Badesinusitis eine bekannte Erkrankung.

Rhinosinusitis acuta

Die akute Sinusitis maxillaris besteht fast niemals als Nebenhöhlenerkrankung für sich, sondern geht bei Kindern stets mit einer Beteiligung der Siebbeinzellen einher. Sie entsteht hauptsächlich im Verlauf oder im Anschluß an einen „grippalen" Nasenminfekt, bleibt in der Mehrzahl der Fälle serös und klingt symptomlos wieder ab. Kommt es infolge zusätzlicher bakterieller Infektionen zu einer eitrigen Sinusitis, so gewinnt diese Erkrankung klinisch und pathogenetisch einen mehr selbständigen Charakter und zeigt ausgeprägtere Symptome. Da die Zeichen einer Sinusitis mit denen des vorangegangenen Nasen- und Nasenracheninfektes verwandt sind bzw. sich überschneiden oder summieren, ist eine klinische Trennung im Kindesalter oft recht schwierig. Die typischen Sinusitis-Symptome des Erwachsenen wie Stirnkopfschmerzen, die sich beim Bücken verstärken, Druckgefühl hinter den Augen, neuralgiforme Trigeminuszeichen und eine erhebliche Schleimabsonderung können fehlen, so daß die Sinusitis speziell beim jüngeren Kind nicht selten eine Zufallsdiagnose ist. Symptomatisch wichtig sind Schleimeiter im mittleren Nasengang, eine Sekretstraße, die über die untere Muschel zieht und bei Kleinkindern oftmals auch eine ödematöse Schwellung der seitengleichen Augengegend. Die Trigeminusdruckpunkte infra- und supraorbital sind bei Kieferhöhlenentzündungen auch im Kindesalter schmerzhaft.

Uncharakteristischer sind Erscheinungen wie verlegte Nasenatmung, nächtlicher Reizhusten und bei unkomplizierten Erkrankungen subfebrile Temperaturen. Höheres Fieber, das im Verlaufe einer Sinusitis auftritt, hängt nicht selten mit einer rhinogenen oder auch otogenen Komplikation zusammen. Sinusitis und Otitis media kommen im Kindesalter gemeinsam vor.

Diagnose

Die Diagnostik bedient sich der Röntgenaufnahme und der Ultraschalluntersuchung. Letzte diagnostische Sicherheit ist nur durch weitergehende radiologische Untersuchungen, etwa die Tomographie des Mittelgesichtes und die Endoskopie der Nasennebenhöhlen, zu erreichen (Abb. 23).

Außer den im Kindesalter vorwiegend befallenen Kieferhöhlen und Siebbeinzellen reagieren bei über 6jährigen Kindern in seltenen Fällen auch die noch kleinen *Stirnhöhlen* entzündlich mit (Pansinusitis). Spezielle Symptome gibt es dabei aber nicht.

Auch eine *Sinusitis sphenoidalis* kommt vor, ist aber wegen der Verborgenheit der Keilbeinhöhlen nur schwer zu diagnostizieren. Das Fortbestehen einer eitrigen Sekretion aus der hinteren Nase und aus dem Epipharynx trotz Adenotomie und anderer Behandlungsmaßnahmen sowie vorwiegend okzipitale Kopfschmerzen und Lymphome hinter dem M. sternocleidomastoideus sollten an eine Keilbeinhöhlenentzündung auch beim Kind denken lassen. Röntgenaufnahmen sind dabei unzuverlässig.

Komplikationen

Von den komplizierenden Verläufen der banalen akuten Nebenhöhlenentzündungen steht der *Siebbeindurchbruch* klinisch im Vordergrund (Abb. **18** u. **19** Farbtafel **II**). Manchmal kommt es schon im Säuglingsalter zu einer Rötung und Schwellung des inneren Augenwinkels der betroffenen Seite, zum Lidödem und in schweren Fällen zum Exophthalmus, zur Chemosis sowie zu intraorbitalen Phlegmonen und Abszessen. Hohes oder septisches Fieber und schwere Allgemeinerscheinungen kennzeichnen den Verlauf. In leichteren Fällen orbitaler Komplikationen wird eine nur flüchtige, livide Lidschwellung und ein Verstrichensein des inneren Augenwinkels bemerkt. Manchmal entwickelt sich ein Lidabszeß, der inzidiert werden muß. Eine rhinogene Optikusneuritis ist möglich, im Kindesalter aber sehr selten. Visuseinschränkung und okulomotorische Störungen müssen stets auch an eine rhinogene Ursache denken lassen. Fast immer gehen diese Komplikationen von den Siebbeinzellen aus und zwar über den Weg von Gefäßverbindungen oder in sehr akuten Fällen auch über Durchbrüche in die Orbita. Solche Verwicklungen müssen ernst genommen werden, obwohl mit der antibiotischen Therapie die Prognose wesentlich günstiger geworden ist.

Viel seltener als bei den eitrigen Mittelohrentzündungen sind akute Nebenhöhleneiterungen im Kindesalter Anlaß für eine Meningitis, intrakranielle Abszesse oder Sinusthrombosen. Ihrer Symptomatik nach entsprechen sie weitgehend den otogenen intrakraniellen Komplikationen. Dabei kann die Nase selbst relativ unauffällig sein, und nur der vorausgegangene „Schnupfen" sowie ein positives Röntgenbild der Nebenhöhlen und das Spülergebnis weisen auf den Ausgangsherd der Komplikationen hin. Als *„Herdinfektionen"* im Sinne eines tonsillären Fokus kommen akute oder

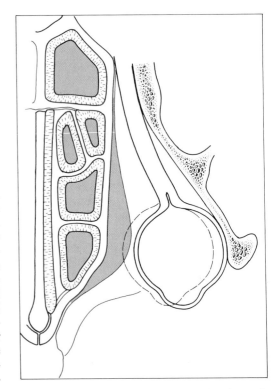

Abb. **18** Schema eines Siebbeindurchbruches mit Bulbusverdrängung nach lateral und geringem Exophthalmus.

chronisch-eitrige Sinusitiden nicht in Betracht, aber im Sinne der Disposition für andere Erkrankungen, z. B. einer Glomerulonephritis.

Behandlung

Die serösen oder schleimig-eitrigen Nebenhöhlenentzündungen, ausgelöst durch Virusinfekte der oberen Luftwege, heilen im allgemeinen mit dem Infekt selbst aus. Das Freihalten der Nasenatmung durch Absaugen von Sekret und die Applikation abschwellender Mittel — exakte Dosierung! — sind neben der Inhalation die wichtigsten Therapiemaßnahmen. Bei fieberhaften Verläufen mit Zeichen einer akuten eitrigen Sinusitis ist die gezielte Gabe von Antibiotika zu empfehlen. Ein aktives Vorgehen mit Spülungen der Kieferhöhle ist erst angebracht, wenn auf eine intensive konservative Behandlung hin die Beschwerden und die Sekretion nach einigen Tagen nicht nachlassen.

Die Spülbehandlung der Kieferhöhle darf wegen der großen Variation der Nasennebenhöhlen erst nach ihrer röntgenologischen Darstellung vorgenommen werden. Um die Zahnkeime nicht zu gefährden, wird die Kieferhöhlenspülung bei jüngeren Kindern ausschließlich vom mittleren Nasengang vorgenommen. Bei älteren Kindern eignet sich die Methode des forcierten Absaugens mit einer Glasolive und einem Gummiballon (Abb. **22**).

Nebenhöhlenoperationen sind im Kindesalter besonders streng zu indizieren und kommen in der Regel nur bei Komplikationen von Nasennebenhöhlenentzündungen in Betracht. Dabei hat die noch zuweilen vorgenommene Kieferhöhlen-Radikaloperation nach Caldwell-Luc heute ihren ehemaligen Stellenwert vollständig verloren. Bessert sich eine akute Kieferhöhlen-Siebbeinentzündung unter konservativen Maßnahmen nicht, ist ein endonasaler, mikrochirurgischer Eingriff in Intubationsnarkose vorzunehmen. Zur Entlastung wird nach Abspreizen der mittleren Muschel die engste und damit anfälligste Stelle des Nasen- und Nebenhöhlensystems, das Infundibulum, erweitert, die Bulla ethmoidalis eröffnet und ein breiter Zugang zur Kieferhöhle angelegt. Durch diese Maßnahmen werden die Voraussetzungen für die Heilung des erkrankten Nebenhöhlensystems geschaffen. Ausgedehntere Operationen an den Nasennebenhöhlen sind im Kindesalter nur bei orbitalen Komplikationen zu erwägen. Beim Auftreten von endokraniellen Verwicklungen muß die betroffene Nasennebenhöhle (insbes. Siebbeinzellsystem und Stirnhöhle) von außen durch einen Unteraugenbrauenschnitt nach Ritter-Jansen eröffnet werden.

Rezidivierende Nebenhöhlenentzündungen im Kindesalter indizieren fast immer eine *Adenotomie,* bzw. bei endonasalen Verlegungserscheinungen, eine submuköse Konchotomie oder partielle Septumresektionen. Tonsillektomien sind unnötig, oft sogar unzweckmäßig.

Oberkieferosteomyelitis des Säuglings

Ein selbständiges Krankheitsbild, das nicht in den Kreis der eigentlichen Nebenhöhlenentzündungen hineingehört, ist die Oberkieferosteomyelitis, die vornehmlich bei jungen und widerstandsgeschwächten Säuglingen auftritt.

Ätiologie

Die oft gebrauchte Bezeichnung „sequestrierende Zahnkeimentzündung" ist mißverständlich und ätiologisch unrichtig, weil die Osteomyelitis des Kiefers nicht vom Zahnkeim ausgeht und ihn meist auch nicht unmittelbar betrifft. Vielmehr handelt es sich um eine uni- oder multilokuläre Osteomyelitis des spongiösen Oberkieferknochens, die in vielen Fällen als Absiedlung einer Pyodermie oder anderer *Staphylokokkeninfekte* des jungen Säuglings anzusehen ist. Die Entstehung von einer Nebenhöhlenentzündung oder einem Trauma der Mundschleimhaut aus ist denkbar, sicher aber wesentlich seltener. Eine eitrige Absonderung aus der Nase ist dabei nicht unbedingt als Beweis einer primär rhinogenen Infektion aufzufassen, sondern kann durchaus die Folge eines Durchbruches in die Nase sein (Abb. **20**).

Verlauf und Symptomatik

Der Verlauf ist oft hochakut und beginnt nicht selten bereits mit *septischem Fieber.* Dazu kommen Ernährungsschwierigkeiten und ein *schlechter Allgemeinzustand* des Kindes. Trotz der Schwere des parenteralen Prozesses ist eine Dyspepsie nicht die Regel. Lokal fällt die Rötung und Schwellung des Alveolarfortsatzes und eines Teiles des Gaumens auf. Außerdem

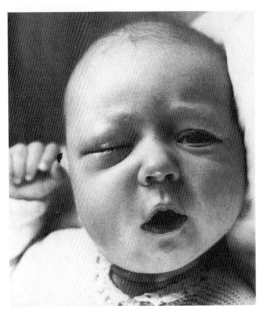

Abb. **20** Säugling mit chronisch rezidivierender Oberkieferosteomyelitis.

sind die abhängige Augengegend und das Gesicht angeschwollen. Sehr schnell kommt es zu *fistelnden Durchbrüchen* am Gaumen und Alveolarbogen.

Therapie

Da es sich um eine schwere, zu Komplikationen neigende Staphylokokkeninfektion handelt, ist nicht nur ein sofortiges Eingreifen mit hochdosierten Antiobiotika unbedingt erforderlich, sondern meist auch ein chirurgisch entlastendes Vorgehen. Die Inzision erfolge im Fistelbereich oder auf der Höhe der Schwellung. Wenn irgend angängig, müssen die Zahnkeime geschont werden, die an den entzündlichen Veränderungen selbst unbeteiligt sind. Der Verdacht auf Durchbruch in die Orbita muß zu einem Entlastungseingriff von der Nase aus führen.

Die Prognose dieser früher oft tödlichen Säuglingserkrankung hat sich mit der antibiotischen Therapie zwar wesentlich gebessert; dafür werden jetzt aber häufiger *chronisch-rezidivierende Verläufe* beobachtet, die durch therapieunempfindliche Keime, meist Staphylokokken, verursacht werden, schwer auszuheilen sind und Entstellungen sowie Funktionsstörungen hinterlassen.

Chronische Nasennebenhöhlenentzündungen

Wie für die chronischen Entzündungen der Luftwegeschleimhaut, so gelten in ätiologischer und pathogenetischer Hinsicht auch für die Auslösung chronischer Erkrankungen der Nasennebenhöhlen die gleichen Noxen und Einflüsse. Dabei kommt der Schleimhautkonstitution eine besonders hohe Bedeutung zu.

Das Vorkommen von chronischen und chronisch-rezidivierenden Entzündungsreaktionen der Nebenhöhlenschleimhaut ist im Kindesalter viel häufiger als gemeinhin angenommen wird. In zahlreichen Fällen, in denen bei einer chronisch hyperplastischen Rhinitis oder bei rezidivierenden Infekten der oberen Luftwege, oft auch nur bei Vorliegen einer vergrößerten Rachenmandel, röntgenologisch Nebenhöhlenverschattungen festgestellt werden, finden sich bei näherer Betrachtung nur *flüchtige Schleimhautödeme* in Kieferhöhlen und Siebbeinzellen. Diese Schwellungen machen im allgemeinen keine eigenständigen klinischen Erscheinungen einer Sinusitis und treten nur röntgenologisch als mehr oder weniger polypöse Schleimhautverdickungen auf. Nach eigenen Untersuchungen ist eine solche „Sinusitis" bei 35% aller Rachenmandelkinder zu konstatieren. So läßt sich nicht selten bei Röntgenaufnahmen des Schädels aus anderer Indikation als Zufallsbefund eine „latente Sinusitis" feststellen, für die sonst keine greifbaren diagnostischen Zeichen vorliegen. Praktisch sind diese Befunde bedeutungslos, da ihnen fast immer nur entzündungsfreie, flüchtige ödematöse Schwellungen zugrunde liegen, deren pathogenetischer Wert überschätzt wird. Ein nichtentzündliches Schleimhautödem als Folge einer verlegten Nasenatmung bzw. als Manifestation einer nasalen Allergie oder neurovaskulärer Störungen der Nebenhöhlenschleimhaut zeigt aber fließende Übergänge zur echten Sinusitis.

Symptome

Demgemäß sind die Erscheinungen von chronischen Nebenhöhlenentzündungen auch recht uncharakteristisch und fließen mit den Symptomen einer chronisch hyperplastischen Rhinitis oder verlegender Adenoide zusammen. Klagen, die unmittelbar auf die Nebenhöhlen hinweisen, gibt es meist nicht. Kopfschmerzen sind bei einer Sinusitis im Kindesalter ohnehin selten. Manchmal kommen unklare Leibschmerzen bei chronischen Kieferhöhlenentzündungen vor. In ihrem Allgemeinbefinden sind Kinder mit chronischen Sinusitiden nur wenig beeinträchtigt. Die Absonderung aus der Nase ist schleimig oder schleimig-eitrig und in manchen Fällen mengenmäßig erheblich. Nicht selten aber fehlt ein Exsudat ganz oder es ist geringgradig und fließt zum Rachen hin ab, worauf nächtlicher Husten hinweisen kann. Der Ausdruck „latente Sinusitis" erklärt sich aus dieser Unauffälligkeit der klinischen Erscheinungen und aus ihrer Überlagerung durch Symptome einer Rhinopharyngitis.

Diagnose

Diagnostisch am sichersten ist eine *Röntgenaufnahme,* auf der in solchen Fällen wandständige, polsterartige oder diffuse Verschattungen erkennbar sind, die auf Schleimhautschwellungen und Exsudat hinweisen (Abb. **21**). Im übrigen führen eine genaue Anamnese, evtl. eine Sonographie und die Endoskopie der Nase und der Kieferhöhlen zur diagnostischen Klärung. Die früher angewandte Probespülung ist entbehrlich.

Polypöse Schleimhautveränderungen, wie sie beim Erwachsenen vorkommen, mit zystischen oder fibrösen Polypen, die in das Nasenlumen hineinwachsen oder als solitäre Gebilde in den Choanen erscheinen, sind im Kindesalter selten. Kleinere Polypen, die sich aus den Siebbeinzellen in den mittleren Nasengang hineindrängen und die sich als grau-glasige Trauben von den mehr rötlich höckrigen Veränderungen der hyperplastischen Muschelschleimhaut unterscheiden, werden eher einmal gesehen. Ob solche Polypen aus den Nebenhöhlen kommen oder Gebilde der Nasenschleimhaut selbst sind, ist nicht immer zu unterscheiden. Therapeutische Konsequenzen hat eine Differenzierung insofern, als die nur endonasale Entfernung von Nebenhöhlenpolypen ohne Eröffnung der Kieferhöhle mit Wahrscheinlichkeit zu Rezidiven führt. Eine Polyposis nasi kann

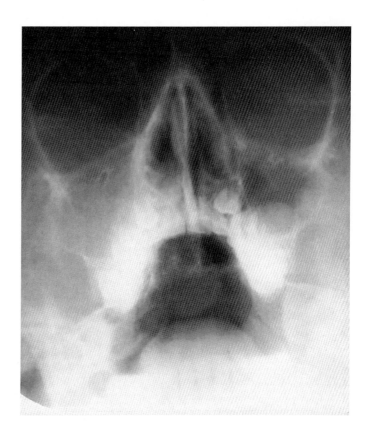

Abb. **21** Röntgenaufnahme bei chronisch serös-eitriger Kieferhöhlenentzündung beidseits. Während die rechte Kieferhöhle diffus verschattet ist, zeigt die linke, weniger beteiligte, eine polsterartige Anschwellung der Schleimhaut mit größerem lufthaltigem Restlumen.

Ausdruck einer nichtallergischen Rhinitis mit und ohne Eosinophilie sein. Die Symptome sind denen der allergischen Rhinopathie ähnlich (S. 42), obwohl eine typische allergische Anamnese, ein positiver Hauttest und ein pathologischer IgE-Serumspiegel fehlen (Mygind 1987). Die Therapie erfolgt durch Vermeidung der krankmachenden Reize, weiter mit Antihistaminika und evtl. mit Corticosteroiden.

Therapie

Die Behandlung der chronischen Nebenhöhlenentzündungen hat immer zuerst an verursachende Faktoren zu denken und etwa eine hyperplastische Rachenmandel zu entfernen, die Lebensweise der Kinder umzustellen oder exogene Einflüsse, z.B. bei allergisch bedingten Erkrankungen, auszuschalten. Sind diese therapeutischen Voraussetzungen erfüllt, so können *Inhalationen* mit ätherischen Ölen, abschwellende Nasentropfen, Mikrowellen und *Klimakuren* empfohlen werden (S. 42). *Spülungen* und chemotherapeutische „Plomben" sind sinnvoll nur bei den eitrigen Kieferhöhlenentzündungen und auch nur für etwa 8 bis 10 Behandlungen.

Bei Erfolglosigkeit bleibt die Operation, die aber besonders beim jüngeren Kind streng zu indizieren ist und erst nach Ausschöpfung aller konservativen Maßnahmen vorgenommen werden sollte. Ist eine Siebbeinoperation beim Kind nicht zu umgehen, muß präoperativ ein konventionelles Tomogramm, besser ein Computertomogramm des Mittelgesichtes angefertigt werden, um genaue Kenntnis über die Beschaffenheit der Nasennebenhöhlen zu haben. Nur bei dieser Kenntnis kann ohne Gefahr für Auge und vordere Schädelgrube der krankhafte Prozeß sicher angegangen werden. Derartige Eingriffe an Kieferhöhle und Siebbeinzellen sind in der Regel bei polypösen Schleimhauterkrankungen der Nase und der Nebenhöhlen oder bei orbitalen Komplikationen akuter oder chronischer Entzündungen erforderlich. (Operationsmethodik s. S. 37.)

Die odontogene Sinusitis ist eine besondere Form der chronisch-eitrigen Kieferhöhlenentzündung, die bei Kindern nur selten vorkommt. Nach Zahnextraktionen mit Verletzung des Kieferhöhlenbodens, bei retinierten Zahnresten und als Komplikation von Zahngranulomen, besonders des 2. Prämolaren, können einseitige Kieferhöhlenentzündungen entstehen, die eine eitrig-fötide Absonderung aufweisen. Bei einer entzündlichen Stenose der Nebenhöhlenostien treten die odontogenen Prozesse als abgeschlossene Empyeme auf und verursachen stärkere lokale Schmerzen. Nach Revision des verursachenden Zahnes muß die Kieferhöhle operativ behandelt werden, da Spülungen nicht erfolgversprechend sind.

Zelen und Zysten. Der Vollständigkeit halber seien auch die Zelenbildungen im Bereich der Nasennebenhöhlen erwähnt. Im Kindesalter werden sie nur vereinzelt festgestellt. Durch entzündlichen Verschluß der Nebenhöhlen oder auch anlagebedingt entstehen schleimhautbekleidete Hohlräume, die je nach Inhalt als Pneumo-, Muko- oder Pyozelen bezeichnet werden. Diese Zelen können zu stärkeren, vor

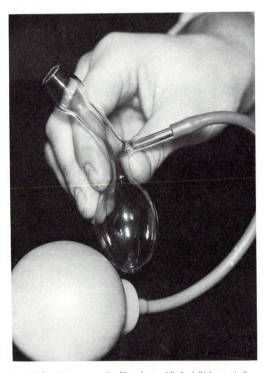

Abb. **22** Absauggerät für akute Kieferhöhlenentzündungen. Der olivenförmige Glasansatz wird mit seiner Öffnung in ein Nasenloch gehalten. Zugleich wird der Gummiballon zusammengepreßt und das andere Nasenloch zugehalten. Während das Kind schnell tick-tick-tick ... sagt, wird der Gummiball freigegeben. Es entsteht ein kräftiges Vakuum, das den Eiter aus den Nebenhöhlen in die Glasolive zieht.

Chronische Nasennebenhöhlenentzündungen

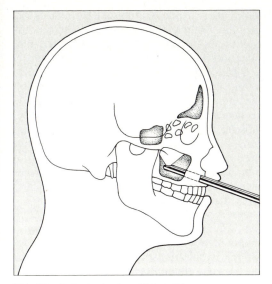

Abb. 23 Endoskopie einer Kieferhöhle.

allem okulären Verdrängungssymptomen führen. Sie sind manchmal als pralle glatte Vorwölbungen sicht- und tastbar. Die Behandlung ist stets operativ.

Kieferzysten gehen von den Zähnen aus und sind als radikuläre (entzündliche) oder bei Kindern häufiger als follikuläre (entwicklungsbedingte) Hohlraumbildungen bekannt. Auch sie wachsen verdrängend in Kieferhöhle und Mundvorhof ein. Die Diagnose ist durch Röntgenaufnahmen der Zähne und der Nebenhöhlen zu stellen.

Schleimhautzysten der Kieferhöhle, die mit dem Zahnsystem nichts zu tun haben und lediglich zystische Hohlräume in der Mukosa sind, entleeren bei Punktion eine fadenziehende gelbliche Flüssigkeit. Ohne klinische Symptome ist eine Behandlung dieser Schleimhautveränderungen überflüssig.

Sinubronchitis

Symptome

Das hauptsächlich von pädiatrischer Seite diskutierte Krankheitsbild der Sinubronchitis ist ein Syndrom, in dem chronische oder rezidivierende Bronchitiden, manchmal asthmoiden Charakters, mit einer klinisch meist symptomlosen und daher nur röntgenologisch faßbaren Sinusitis zusammenfallen. Die Kinder zeigen außerdem sehr häufig Erscheinungen rezidivierender Infekte der oberen Luftwege oder einer chronisch hyperplastischen Rhinitis. Dazu gehört nahezu regelmäßig eine vergrößerte Rachenmandel mit behinderter Nasenatmung. Fieberhafte Allgemeinerscheinungen im Rahmen einer Sinubronchitis pflegen nur bei akutem Aufflammen der chronischen Veränderungen im Zusammenhang mit einem Virusinfekt aufzutreten. Mitunter weisen subfebrile Temperaturen auf einen entzündlichen Prozeß hin. Pneumonien und Bronchiektasien sind seltene Sekundärerscheinungen dieses Krankheitsbildes. Der nach dem Schweizer Radiologen Weber benannte Symptomenkomplex wird von manchen Autoren als selbständige Erkrankung deklariert, bei welcher der Sinusitis eine unmittelbare oder mittelbare pathogenetische Rolle zukommen soll.

Die Entstehung der Sinubronchitis wird einmal so gedeutet, daß der aus Nase und Nebenhöhlen abfließende Schleimeiter aspiriert wird und direkt zu pulmonalen Infekten führt. In einer zweiten Ansicht wird die Sinusitis als „Herd" für die bronchitischen Veränderungen angesehen, und zwar als Ausdruck und Folge einer Dysfunktion des Vegetativums.

Beide Theorien verlieren erheblich an Wahrscheinlichkeit, wenn man den Symptomenkomplex unter dem Gesichtspunkt einer die ganze Luftwegeschleimhaut treffenden Schädigung sieht und die Behinderung der Nasenatmung in den Mittelpunkt der pathogenetischen Betrachtungen stellt. Vergegenwärtigen wir uns noch einmal, daß exogene, lokale und konstitutionelle Faktoren die Entstehung von chronischen Schleimhautinfekten der oberen Luftwege begünstigen und daß die Nase neben den Funktionen Anfeuchtung, Anwärmung und Filterung der Atemluft auch sehr wichtige reflektorische Aufgaben für die Atmung zu übernehmen hat, so wird die Vielseitigkeit der hier gegebenen pathogenetischen Möglichkeiten evident.

Differentialdiagnose

Differentialdiagnostisch ist vor allem an eine Mukoviszidose zu denken (Schweißelektrolytbestimmung) und bei hartnäckigen Verläufen zusammen mit Teleangiektasien an ein Louis-Bar-Syndrom (IgA-Defekt). (Erdmann).

Therapie

Zur Behandlung der Sinubronchitis genügen allein gegen die Sinusitis gerichtete Maßnahmen nicht, zumal es sich vorwiegend um seröse Schleimhautentzündungen handelt, die therapeutisch schwer zu beeinflussen sind. Dagegen ist die Sanierung der Nasenatmung durch eine *Adenotomie*, eine Muschelkappung oder die Septumteilresektion als kausale Therapie anzusehen, die oft schon zum endgültigen Erfolg führt. Ist die Sinusitis eitrig, so müssen außerdem *Spülungen* und Instillationen chemotherapeutischer Medikamente vorgenommen werden (S. 37). Als zusätzliche Behandlung sind wie bei allen entzündlichen Nebenhöhlenprozessen abschwellende Nasenmittel, Kopflichtbäder oder die wirksame Mikrowellentherapie zu empfehlen. Antibiotika sind bei einer Sinubronchitis nur selten sinnvoll. Da allergische Faktoren mit im Spiel sein können, ist an eine entsprechende kausale oder symptomatische Therapie zu denken (S. 44). Gleichzeitig wird die Bronchitis mit Aerosolen, Wickeln und den sonst üblichen physikalischen Anwendungen behandelt. *Heilklimatische Kuren* sind nach Sanierung der Nasenatmung ebenfalls zweckmäßig (S. 153). Wenn man die Therapie unter diesen Gesichtspunkten durchführt, so sind radikalere Eingriffe an den Nebenhöhlen bis auf Ausnahmefälle vermeidbar.

Allergische Erkrankungen der oberen Luftwege

Die Ansicht, daß im Kindesalter ein großer Teil aller Rhinitiden und Sinusitiden auf allergischer Grundlage entsteht (nach Silcox bis 50%), ist in dieser Formulierung sicher nicht richtig. Weiter ist es im Sinne einer eindeutigen Begriffsbestimmung sowie der Diagnostik und der Therapie unangebracht, von Allergie zu sprechen, wenn nicht auch eine Antigen-Antikörper-Reaktion angenommen werden kann, d. h. wenn nur eine ganz allgemeine Überempfindlichkeit der Schleimhaut vorliegt.

Allergische Komponenten bei entzündlichen Erkrankungen der oberen Luftwege und der Ohren

Den klassischen allergischen Erkrankungen wie Asthma bronchiale, allergische Rhinokonjunktivitis, Urtikaria, atopische Dermatitis stehen die „banalen" Infekte des Respirationstraktes mit allergischen sowie fördernden und/oder unterhaltenden Kofaktoren gegenüber.

Virale Infekte (RS-, Parainfluenza-, Rota-Viren) können bei entsprechender Disposition die infektiösen Manifestationen verstärken und verlängern („Dauerinfekte"). Da auch unspezifische Reize aus der Umgebung und Ernährung des Kindes auslösende bzw. verschlimmernde Faktoren echter allergischer Reaktionen darstellen, muß die Therapie von entzündlichen Prozessen der oberen Luftwege diese Reize berücksichtigen.

Allergische Komponenten bei *serösen Otitiden* kommen vor, sind aber stets im Zusammenhang mit allergischen Manifestationen des oberen Respirationstraktes zu sehen. Dabei ist die Verschwellung der Tubenschleimhaut und der Ostien zu beachten, die ihrerseits durch Ventilationsstörungen auch Paukenergüsse verursachen. Nur die spezifische allergologische Diagnostik des Paukensekretes vermag bei Verdacht die ätiologischen Zusammenhänge zu klären. Allergische Innenohrschäden sind bisher nicht bekannt. *Gehörgangsentzündungen* durch Kontaktallergene (Ohrpaßstücke, Ohrtropfen) sind auch bei Kindern nicht selten (S. 91).

Rhinosinusitis allergica

Was nun die einzelnen Krankheitsbilder betrifft, so ist als echte allergische Rhinosinusitis des Kindesalters der *Heuschnupfen* aufzufassen. Die Hauptsymptome, die sich mit zunehmendem Alter verstärken, sind Niesanfälle, eine verlegte Nasenatmung, eine klare, mit Eosinophilen reichlich durchsetzte Absonderung sowie Jucken der Nase und der Augen, die in schweren Fällen verschwollen sind. Der Heuschnupfen kann meist schon aus der Anamnese diagnostiziert werden. Durch die Kontinuität der Luftwegeschleimhaut kommt es auch zu flüchtigen allergisch bedingten Schwellungen der Nebenhöhlenmukosa, die röntgenologisch als wandständige Verschattungen nachweisbar sind. Ein „Stundenschnupfen" ohne eindeutig bestimmbaren oder saisonbedingten Antigenhinweis mit wäßriger Sekretion aus der Nase, Verschwellung, Niesanfällen, Tränenfluß und gelegentlichen Kopfschmerzen muß an allergische Reaktionen durch Hausstaub, Tierhaare, medikamentöse Allergene usw. denken lassen.

Derartige zunächst in Anfällen auftretende Symptome können bei *fortgesetzter Allergeneinwirkung* zu einem quälenden Dauerzustand werden und die Schleimhaut empfindlich schädigen. Sie verliert ihre Anpassungsfähigkeit und die normale gewebliche Struktur. Es kommt schießlich sogar zu einer submukösen Bindegewebseinlagerung und zur Entwicklung dauernder Infiltrationen. Eine so vorgeschädigte Schleimhaut ist bakteriellen und viralen Infektionen gegenüber weniger widerstandsfähig. Als Stigma der allergischen Rhinitis gilt die Querfalte oberhalb der Nasenspitze infolge ständigen Grimassierens zur Erleichterung der Beschwerden.

Wir unterscheiden demnach bei der nasalen Allergie des Kindes folgende klinische Formen:
1. Reine Rhinosinusitis allergica, Heufieber oder andere saisonabhängige Allergien.
2. Nicht saisonbedingte, perennierende Nasenallergie mit Anfällen (Hausstaub, Haustier- und Nahrungsmittelallergene, Schimmelpilzsporen).
3. Chronisch ödematöse, nicht infektiöse Schleimhautschwellung bei fortgesetzter Allergeneinwirkung.
4. Nasale Allergie (1–3), mit viralen oder bakteriellen Infekten kombiniert.

Auch **chronisch hyperplastische Rhinitiden** mit polypösen Schwellungen in den Nebenhöhlen und dem Bild des Dauerschnupfens weisen mit ihrer blassen, ödematösen Schleimhaut, den von *eosinophilen Zellen* durchsetzten Polypen und der vorwiegend schleimigen Absonderung auf neurovaskuläre Störungen bzw. auf echte allergische Einflüsse hin. Wie schon gesagt kommen diese Veränderungen jedoch im Kindesalter meist zusammen mit Infektsymptomen vor, wobei sowohl die funktionsbedingte Störung der Schleimhautdurchblutung als auch die Infektion Schrittmacher der hyperplastischen Rhinitis sein können. Das Nasensekret ist dann nicht klar, sondern schleimig-eitrig, die Mukosa selbst auch nicht blaß, sondern gerötet. Die allergischen Rhino-Sinopathien sind bei Kindern gelegentlich mit *Asthma bronchiale* kombiniert.

Tabelle 6   Differentialdiagnose der Rhinitis allergica, nach Catani (1987)

	Rhinitis acuta	vasomotorische Rhinopathie	allergische Rhinopathie
Auftreten (Vorzugsalter)	als „Erkältungskrankheit" (jede Altersstufe)	anfallweise nach Einwirkung des Reizes oder nach psychischen Erregungen (oft erst in mittlerem Alter)	meist erstmalig bei jungen Patienten 1. saisonal 2. perennial
Subjektive Beschwerden	Niesreiz, Sekretion, behinderte Nasenatmung, Kopfdruck	Niesattacken, massive wäßrige Sekretion, behinderte Nasenatmung, Kopfdruck	Juckreiz in Nase und Augen, behinderte Nasenatmung, Niesanfälle, Konjunktivitis, Tränenfluß, Kopfdruck
Nasensekret	serös, nach einigen Tagen schleimig-eitrig	sehr viel klares, dünnflüssiges, eiweißarmes Sekret	sehr reichlich wäßrig oder dünnschleimig; später evtl. auch schleimigeitrig
Befund an Nasenschleimhaut	Schleimhautschwellung, -rötung	starke Schleimhautschwellung, wenig Rötung, im Intervall: blasse Schleimhäute; auf Berührung rasch anschwellende Muscheln und oft profuse Sekretion	akut: Schleimhautschwellung, -rötung; im Intervall: livide, blasse Schleimhaut
Diagnose	Nachweis einer Infektion, Anamnese	Anamnese Allergietests negativ	Anamnese; Allergennachweis durch Testung (epikutan, intranasal)

Es ist keine Frage, daß Nase, Nebenhöhlen und Bronchialsystem hinsichtlich allergischer Reaktionen eine Einheit bilden. Pathogenetisch bestehen zwischen Rhinopathie und Sinopathie einerseits und einem Asthma bronchiale andererseits deutliche Wechselbeziehungen, wobei oft nicht klar festzustellen ist, welche der Teilerkrankungen nun die Führung hat und welche „nur" Begleiterscheinung ist. Es sind dies offenbar sehr verwickelte Beziehungen, denn oftmals geht eine Rhinopathie dem Asthma voraus, während in anderen Fällen wieder Asthmatiker keine wesentlichen Beschwerden seitens der Nase haben. Unter allen Umständen aber muß eine gründliche Untersuchung und Behandlung der Nase und der Nebenhöhlen bei allen Kindern mit asthmoiden Symptomen stattfinden, wobei eine unbehinderte Nasenventilation und die Heilung bzw. Entfernung der polypös veränderten Schleimhaut das Ziel sein muß.

Allergische Laryngopathie

Im Kehlkopfbereich ist eine allergische Manifestation das *Oedema angineuroticum* (Quincke). Als besondere Art der Urtikaria kommt es auch an der Kehlkopfschleimhaut zu flüchtigen Ödemen, u. U. mit bedrohlichen Atmungsstenosen. So können etwa nach dem Genuß von Eiern bei sensibilisierten Kindern Quincke-Ödeme auftreten. Demgegenüber kann die stenosierende Laryngotracheitis (Pseudokrupp) nicht zu den allergischen Kehlkopferkrankungen gerechnet werden, da ihr primär andere, nichtallergische Ursachen zugrunde liegen (S. 27).

Rhinopathia vasomotoria

Den auf Antigenkontakten beruhenden rhinallergischen Erkrankungen stehen die bei Kindern milder verlaufenden nicht allergischen Rhinopathien gegenüber, bei denen eine unspezifische Hyperreaktivität der Nasenschleimhaut zur Hypersekretion, behinderten Nasenatmung, Niesreflexen und Kopfschmerzen führt. Wolf (1988) spricht daher von „hyperreflektorischer Rhinopathie", deren Pathogenese in der Beteiligung des peptidergen Neurotransmitters Substanz P zu suchen ist. Die klinischen und pathologischen Symptome gleichen einander, weil beide Formen der Rhinopathie durch neurovaskuläre Störungen bedingt sind.

Eine Unterscheidung ist deshalb von vornherein oft nicht möglich, sondern muß durch eine genaue Eigen- und Familienanamnese versucht werden. Es ist verständlich, daß die Eruierung von ätiologischen Faktoren sehr schwierig sein kann, weil sich in vielen Fällen allergische und nichtallergische Ursachen sowie infektiöse Noxen mehr oder weniger überschneiden und dann im einzelnen schlecht darstellbar sind. Eine Therapie richtet sich daher am besten gleichzeitig gegen alle möglichen Faktoren.

Diagnostische Hinweise

– Anamnese (Jahreszeit, Tageszeit, Lokalisation, familiäre Belastung, Allergenkontakt
– Eosinophilie in Sekret und Blut
– Hauttests (Scratch-, Prick-, Reibe-, Intrakutantest)
– Immunologische Tests (IgE-Antikörper, Radioallergosorbent-Test = RAST, Radioimmunosorbent-Test = RIST, Visagnost Tosse)
– Provokationstest (Vorsicht bei Kindern!)
(St. Illing 1988)

Behandlung

Bei den echten allergischen Reaktionen erfolgt neben der Eliminierung des Allergens und dem Versuch einer Hyposensibilisierung heute wohl vorwiegend eine *Therapie mit Antihistaminika*, die bei Kindern oft geringere Wirksamkeit zeigen als bei Erwachsenen. Symptomatisch werden erfolgreich Präparate mit Cromoglicinsäure (Inhalat und Augentropfen) angewendet. Die Domäne einer Hyposensibilisierung ist die Pollen- und Hausstauballergie. In allen schweren und therapieresistenten Fällen ist die lokale und allgemeine Anwendung von *Corticosteroiden* zweifellos am wirksamsten; sie sollte aber streng indiziert und zeitlich begrenzt werden. Kleinere Dosen von Prednisolon, zusammen mit einem Lokalantibiotikum und einer abschwellenden Substanz in Kombinationspräparaten vereinigt, vermögen nicht selten mehr zu leisten als das Corticosteroid allein. Antiallergische Nasenmittel sind immer dann besonders wirksam, wenn ihre vasokonstriktorische Komponente gut und anhaltend ist, jedoch muß bei Kindern unter zwei Jahren mit der Verordnung Zurückhaltung geübt werden.

Neben allgemein umstimmenden Maßnahmen wie Serum- und Eigenblutinjektionen kann bei bakteriellen Infekten eine Behandlung mit *Autovaccine* erfolgreich sein. Auch *Klimakuren* sollten bei allergischen Rhinopathien verordnet werden, da sie oftmals erstaunlich wirkungsvoll sind (S. 153). Die Umstellung der Lebensgewohnheiten und der Ernährung, Aussprachen mit Eltern und manchmal ein Milieuwechsel sind weitere wichtige Maßnahmen. Es sei abschließend der Hinweis erlaubt, daß schon so manche „allergische Rhinitis" durch eine Adenotomie schnell und endgültig geheilt wurde.

Krankheiten des lymphatischen Rachenrings

Anatomisch und physiologisch bildet der lymphatische Rachenring durch das lymphoepitheliale Gewebe des Pharynx und des Nasopharynx eine Einheit. Rachen-, Gaumen- und Zungentonsille sowie die lymphatischen Seitenstränge sind die Hauptbestandteile; dazu gehören aber im weiteren Sinne auch die zerstreut liegenden solitären Lymphfollikel der Rachenschleimhaut.

Die Gaumentonsillen sind zwischen dem vorderen und hinteren Gaumenbogen als prominentester Teil des Rachenringes in eine bindegewebige Kapsel eingebettet, welche septenartige Ausläufer in das Parenchym entsendet. Von Bedeutung ist die Tatsache, daß die Gaumenmandeln keine zuführenden, dagegen abführende Lymphbahnen besitzen, die vor allem mit den Lymphknoten der Gefäßscheide in Verbindung stehen. Ein geschichtetes Plattenepithel überzieht die Oberfläche sowie die verzweigten, in die Tiefe sich einsenkenden Krypten. Das eigentliche lymphatische Gewebe weist die Sekundärfollikel auf, die als das speziell reagierende Parenchym aufgefaßt und als Reaktionszentren bezeichnet werden. Auch in diesen Gewebsanteilen lassen sich Plasmazellen und Makrophagen gehäuft nachweisen.

Die Physiologie der Rachen- und Gaumentonsillen war lange Zeit ungeklärt (inkretorische, digestive Aufgaben, Lymphozytopoese u. a.). Heute besteht kein Zweifel mehr, daß es die Abwehrfunktion mit der Bildung von Immunglobulinen ist, für die die Tonsillen vorgesehen sind. Dieser funktionelle Wert ist aber nur auf die ersten Lebensjahre, mit einem Optimum bei 6 Jahren, beschränkt und erlischt im späteren Alter mehr und mehr infolge chronischer Entzündungen und intratonsillärer bindegewebiger Veränderungen.

Die Rachenmandel, am Nasopharynxdach gelegen, unterscheidet sich anatomisch nicht wesentlich von den Gaumenmandeln. Sie hat allerdings flachere Krypten, in die im Gegensatz zu den Tonsillen Schleimdrüsen münden. Auf diese Weise werden die Rachenmandelbuchten durchspült und physiologisch gereinigt. Pfropfbildungen und Eiterverhaltungen wie bei den Gaumenmandeln sind hier also nicht zu befürchten.

Als harmlose Veränderungen finden sich in den Mandeln gelegentlich Kalkablagerungen, die als *Tonsillensteine* bekannt sind. Abgeschnürte Tonsillenteile werden als *Tonsilla pendula* bezeichnet. *Mandelzysten* sind gelbliche kleine Vorwölbungen und entstehen durch Retention von Krypteninhalt.

Akute Entzündung der Rachenmandel (Tonsillitis retronasalis)

Krankheitsbild

Im Kindesalter kommt es zu mehr isolierten Entzündungen des Nasopharynx, die vor allem auf die Rachenmandel lokalisiert sind oder dort beginnen und auf Nase und Rachen übergreifen. Beim älteren Kind ist eine Tonsillitis retronasalis meist harmlos und als lokale Teilerscheinung eines akuten Infektes zu werten. Dagegen ist diese Erkrankung im frühen Kindesalter von hohem Fieber und einem schwer gestörten Allgemeinzustand begleitet. Dazu kommen eine verlegte Nasenatmung, ausstrahlende Ohrenschmerzen sowie mitunter meningitische Reizerscheinungen und Bauchschmerzen.

Diagnose

Die Diagnose, anfangs schwierig, weist nicht selten zunächst auf Ohren oder Bauchorgane hin und wird erst auf den eigentlichen Krankheitsherd gelenkt, wenn eine Schleimeiterstraße an der Rachenhinterwand und eine Sekretion aus der Nase auftreten. Die Inspektion der retronasalen Tonsillitis, die oft schon bei Emporheben des Gaumensegels möglich ist, läßt eine hochrote, geschwollene Rachenmandel erkennen, die schleimig-eitrig belegt ist und Stippchen zeigt. Immer sind die abhängigen Lymphknoten im Nacken schmerzhaft geschwollen.

Als Komplikation akuter Entzündungen im Nasopharynx wird in seltenen Fällen ein *retropharyngealer Abszeß* gesehen, der sich immer aus einer retropharyngealen Lymphadenitis entwickelt (S. 68).

Therapie

Die Behandlung der Tonsillitis retronasalis hat vor allem für eine ausreichende Nasenatmung zu sorgen, die durch Absaugen und abschwellende Nasentropfen erreicht wird. Lokal sollte mehrmals täglich eine 5%ige Targesinlösung durch die Nase in den Nasenrachen instilliert werden. Daneben steht eine antiphlogistische Therapie. Da es sich primär ätiologisch um einen Virusinfekt handelt, sind Antibiotika nur bei Komplikationsverdacht (Bronchopneumonie) indiziert. Bei älteren Kindern werden auch Schwitzpackungen verordnet.

Akute Entzündung der Gaumenmandeln (Angina tonsillaris)

Angina simplex (catarrhalis)

Die banale „rote", katarrhalische Angina, in dieser Form sehr häufig bei Kindern auftretend, ist in der Regel Teilerscheinung eines allgemeinen Nasenracheninfektes. Dabei bestehen Fieber, Mattigkeit, Eßunlust und nicht selten auch Ohrenschmerzen. Die Mandeln sind geschwollen und gerötet, ohne daß es zur Ausbildung von Stippchen kommt.

Angina lacunaris

Die eitrige „weiße" lakunäre Mandelentzündung beginnt in der Regel mit einer katarrhalischen „roten" Form. Sie zeigt die bekannten Symptome wie Rötung, Schwellung, Stippchenbildung an den Mandeln sowie eine mehr oder weniger ausgeprägte entzündliche Infiltration des paratonsillären Gewebes. Die lakunäre Angina wird vorwiegend durch hämolysierende Streptokokken hervorgerufen und ist zweifellos eine *echte Infektionskrankheit*. Welche Rolle dabei initiale Virusinfekte spielen, ist nicht ganz klar. Gelegentlich wurden Angina-Epidemien beobachtet, bei denen Kinder an eitrigen Mandelentzündungen mit meningealen Reizzuständen erkrankten. Die Verläufe waren gutartig und ließen auf eine primär virale Infektion schließen. Disponierend spielen bei der Entstehung lakunärer Anginen neben Operationen in Nase und Nasenrachen (submuköse Konchotomie, Adenotomie) mitunter starke psychische Eindrücke oder ein Ortswechsel eine Rolle.

Krankheitsbild. Im Kindesalter sind die eitrigen Mandelentzündungen – sie werden manchmal schon gegen Ende der Säuglingszeit gesehen – insofern von den Anginen späterer Jahre unterschieden, als sie häufig mit *Schüttelfrost*, meningealen oder abdominalen Zeichen wie Erbrechen und Bauchschmerzen beginnen, dagegen die heftigen Schluckbeschwerden der Erwachsenenangina oft vermissen lassen. Die *angulären Lymphknoten*, bei Mitergriffensein der Rachenmandel auch die zervikalen, sind schmerzhaft geschwollen. In ihrem *Allgemeinzustand* machen die Kinder einen schwerkranken Eindruck. Die Gaumenbögen sind deutlich gerötet, die Zunge belegt, die Sprache kloßig und die Atmung manchmal stridorös. Die zunächst kleinen Stippchen auf den Mandeln fließen bald zu größeren Belägen und Pseudomembranen zusammen, die aber immer auf die Tonsillenoberfläche begrenzt und leicht abwischbar sind.

Pseudomembranen. Nur bei den seltenen Pneumokokkenanginen können, wie auch bei der Diphtherie, die Beläge über die Grenzen der Tonsille hinausgehen. Konfluierende diphtherische Pseudomembranen sind im Gegensatz zu den weißlichen oder gelben der banalen Angina mehr von grünlich-grauer Farbe und lassen sich nur schwer von der Unterlage abschieben. Demgegenüber finden sich die Beläge der ulzerierenden Tonsillitiden in der Tiefe der Gewebsdefekte und als nekrotisch-fibrinöse Auflagerung bei den akuten Leukosen oder der Agranulozytose (S. 50).

Rezidivierende Anginen entstehen auf dem Boden einer chronischen Tonsillitis, besonders aber in Mandelstümpfen nach einer Tonsillotomie (Mandelkappung). Die bei Kleinkindern sehr häufigen fieberhaften Anginarezidive mit Halslymphknotenschwellung können zu einer Plage für alle Beteiligten werden. Die Kinder zeigen auch neurovegetative Symptome und eine erhöhte körperliche und psychische Sensibilität. Die einzige Therapie in solchen Fällen ist eine Tonsillektomie und Adenotomie. Die Besserung der Anfälligkeit abzuwarten, ist nicht nur meist ergebnislos, sondern birgt auch die Gefahren der chronischen Tonsillitis mit Entwicklung eines Focus und bei jedem akuten Schub das Risiko einer Streptokokkenkomplikation in sich.

Pathologisch-anatomisch gesehen kommt es bei einer lakunären Angina zunächst zu einer diffusen Entzündung des Tonsillenparenchyms, die zu mehr umschriebenen leukozytären Infiltraten in den Reaktionszentren führt. Es bilden sich zahlreiche kleine Abszesse in Kryptennähe aus, die in das Lumen durchbrechen können. Diese Abszesse dringen auch in das intra- und paratonsilläre Bindegewebe ein, hinterlassen dort schwelende Entzündungsherde und Vernarbungen. So entsteht nach und nach das Bild der chronischen Tonsillitis.

Seitenstrangangina. Eine besondere Abart der akuten Entzündungen des lymphatischen Rachenrings stellt die Seitenstrangangina dar, die überwiegend bei tonsillektomierten Kindern auftritt. Klinisch ist diese Form der „Halsentzündung" im allgemeinen harmlos, obwohl sie mit ähnlichen Erscheinungen wie die Angina lacunaris verläuft, nämlich mit Schluckschmerzen, Fieber und Abgeschlagenheit. Komplikationen wie Abszeßbildungen oder septische Verläufe sind bei den Seitenstranganginen im allgemeinen nicht zu befürchten.

Als **Angina lingualis** wird eine bei Kindern seltenere und mehr lokalisierte Entzündung der Zungentonsille bezeichnet, die Ursache für ein Glottisödem und einen Zungengrundabszeß sein kann (S. 66).

Schließlich sei noch die harmlose sog. *Kryptentonsillitis* erwähnt, bei der es zu einer Stippchen- bzw. Pfropfbildung auf den sonst reizlosen Gaumenmandeln dadurch kommt, daß aus der Tiefe der Lakunen Detritus an die Oberfläche tritt. Trotz fehlender allgemeiner und lokaler Entzündungszeichen an Tonsillen und regionären Lymphknoten werden solche Veränderungen vom Unerfahrenen manchmal für eine Angina lacunaris gehalten und dementsprechend behandelt.

Die „*Angina Ludovici*" hat mit dem lymphatischen Rachenring nichts zu tun, sondern ist ein entzündlicher Prozeß des Mundbodens.

Lymphadenopathien können Manifestationen von HIV-Infektionen auch im Kindesalter sein (Wahn u. Mitarb. 1987).

Komplikationen

Paratonsilläre Abszesse entstehen, wie ihr Name sagt, in der bindegewebigen Umgebung der Mandeln, meist im Bereich des vorderen Gaumenbogens und nicht allzu selten beidseitig. Die Abszesse entwickeln sich im Anschluß an eine Angina oder auch ohne anginöse Initialsymptome aus einer chronischen Tonsillitis. Fieber fehlt bei den paratonsillären Abszessen niemals. Außerdem bestehen erhebliche Schluckschmerzen und mehr oder weniger auch eine Kieferklemme. Die Sprache ist kloßig, der Kopf wird steif gehalten und die Kinder machen durchweg einen schwerkranken Eindruck. Nicht selten behindert ein Glottisödem die Atmung. Es muß daran gedacht werden, daß Diphtherie und paratonsilläre Abszesse zusammen vorkommen. Neben den Abszeßbildungen werden auch phlegmonöse Entzündungen gesehen, die früher eine schlechte Prognose hatten, heute aber durch die chemotherapeutischen Behandlungsmöglichkeiten wesentlich besser beurteilt werden können.

Eine schwere tonsillogene Komplikation, die *Sepsis nach Angina,* ist heute ausgesprochen selten. Bei Schüttelfrost *nach* einer Angina muß an diese septische Komplikation aber gedacht und sofort gehandelt werden. Unter massiver antibiotischer Abdeckung wird sogleich eine Tonsillektomie vorgenommen. Es besteht auch die Gefahr einer Thrombophlebitis der V. jugularis int. Das häufige initiale Frostgefühl bei einer Angina ist dagegen prognostisch harmlos.

Therapie

Das an einer fieberhaften Angina erkrankte Kind gehört ins Bett, und zwar so lange, bis es mindestens zwei Tage fieberfrei ist. Bei den Anginen älterer Kinder haben sich Schwitzpackungen bewährt. Kühle Fruchtsäfte und Eis lindern die Schluckschmerzen. Die Behandlung jeder Angina hat die Untersuchung von Kreislauf, Herz und Urin sowie einen Blutstatus einzuschließen.

Als *lokale Maßnahmen* ziehen wir einfache Mundspülungen mit Kamillentee dem ebenso beliebten wie unzweckmäßigen Gurgeln vor. Lutschtabletten mit Antibiotika sind abzulehnen, da sie Keimresistenzen verursachen und zudem nicht an den tonsillären Entzündungsherd gelangen.

Die Penicillin-Therapie der eitrigen, zumeist von Streptokokken verursachten Angina, ist in jedem Falle indiziert. Die Gefahr einer akuten tonsillogenen Streuung mit Entwicklung lokaler und herdferner Komplikationen, insbesondere der schweren rheumatischen Erkrankungen sowie die Entwicklung von Restentzündungen in den Mandeln, wird damit weitgehend umgangen. Jeder andere therapeutische Standpunkt muß vor allem bei den Anginen im Kindesalter als Fehler angesehen werden.

Bei ausgebildetem *Paratonsillarabszeß* kommen die Inzision oder eine Abszeßtonsillektomie in Frage. Die alleinige konservative Behandlung, selbst mit hochdosierten Antibiotika, ist beim Paratonsillarabszeß abzulehnen, da die Komplikationsgefahren weiter bestehen und der Abszeß in eine hartnäckige subchronische Verlaufsform übergehen kann, die letztlich doch zur Tonsillektomie führt. Auch bleiben klinisch inaparente Residualabszesse zurück, die spätere Verwicklungen zur Folge haben. Eine eben beginnende, klinisch schon nachweisbare Paratonsillitis rechtfertigt aber einen chemotherapeutischen Versuch.

Die Abszeßtonsillektomie ist radikaler, aber auch sicherer als die Inzision. Da Paratonsillarabszesse meist auf dem Boden von chronischen Tonsillitiden entstehen und ihrerseits Narben und latente Entzündungsherde hinterlassen, die zu Rezidiven neigen, schafft die Tonsillektomie erstrebenswert klare Verhältnisse. Dies gilt besonders dann, wenn schon mehrfach Abszesse aufgetreten waren. Wir führen die Abszeßtonsillektomie unter Antibiotikaschutz durch und haben niemals chirurgische Schwierigkeiten oder fieberhafte postoperative Komplikationen gesehen. Die Unannehmlichkeiten für die Kinder sind dabei nicht wesentlich größer als bei einer Inzision, die postoperativen Schmerzen sogar meist geringer. Immer wird zugleich auch die andere Tonsille ektomiert.

Rezidivierende Anginen indizieren auch im Kindesalter eine Tonsillektomie, die möglichst im freien Intervall etwa 3–4 Wochen nach der letzten Angina auszuführen ist. Die *Mandelkappung* ist als Therapie abzulehnen. Ebenso sind Röntgenbestrahlungen, Abdrücken und Absaugen der Mandeln oder andere mehr konservative Versuche nicht nur erfolglos, sondern im Hinblick auf ein endgültiges Heilungsergebnis prinzipiell zu verwerfen.

Tabelle **7** Akute Entzündungen der Gaumenmandeln (Übersicht) aus Keller/Wiskott: Lehrbuch der Kinderheilkunde (1984)

Erkrankung	Erreger	Therapie
Angina catarrhalis (simplex)	hämolysierende Streptokokken, Staphylokokken	Penicillin, (Erythromycin), Analgetika, Antipyretika
Angina lacunaris	Viren, Pneumokokken, Klebsiella pneumoniae (Friedländer-Bazillen)	wie oben
Angina Plaut-Vincenti	Fusobacterium Plaut-Vincenti und Borrelia Vincenti	lokale Pinselung mit 5%iger Chromsäure, Penicillin
Diphtherie	Corynebacterium diphtheriae	antitoxisches Serum, Penicillin
Scharlach	hämolysierende Streptokokken der Lancefield-Gruppe A (seltener C- oder D-Gruppe)	Penicillin
Herpangina	Coxsackie-A-Virus	symptomatisch
Soorangina	Candida albicans	Nystatin lokal, Mundpflege
„Monozytenangina" bei infektiöser Mononukleose	Epstein-Barr-Virus	symptomatisch
spezifische Angina bei Lues	Treponema pallidum	Penicillin
spezifische Angina bei Tbc	Mycobacterium tuberculosis	Tuberkulostatika
„Angina agranulocytica" bei Leukämie, Agranulozytose		symptomatisch

Symptomatische Tonsillitiden

Infektiöse Mononukleose. Als lymphotrope Viruserkrankung vorwiegend des Jugendlichenalters sind bei der Mononukleosis neben den Lymphknotenschwellungen am Hals und Nacken Tonsillitiden bemerkenswert, die von der einfachen Rötung und Schwellung bis zu nekrotisierenden Geschwürsbildungen alle Übergänge zeigen und mitunter sogar eine Intubation notwendig machen. Die Lymphknotenschwellung ist nicht nur auf Hals und Nakken beschränkt, sondern oft generalisiert. In den meisten Fällen findet sich eine Milz- und Lebervergrößerung (manchmal mit Ikterus). Halsschmerzen und Fieber über 38,5° sind obligate Symptome, während Kopfschmerzen (Meningitis), Obstipation oder Erbrechen nur gelegentlich vorkommen. Zu Beginn der Erkrankung ist ein Lidödem typisch.

Differentialdiagnostisch machen diese *Monozytenanginen* gegenüber den gewöhnlichen akuten Tonsillitiden oft erhebliche Schwierigkeiten. Tonsillen- und Lymphknotenausstriche helfen diagnostisch nicht weiter, dagegen sind die serologische Untersuchung nach Paul-Bunnell und die Differenzierung des Blutbildes (Lymphozytose mit monozytoiden Zellen) beweiskräftig. Im allgemeinen ist die infektiöse Mononukleose als gutartig anzusehen, jedoch kommen ausnahmsweise auch bleibende Leberschädigungen vor, ebenso Glottisödeme und die gefürchtete Polyradikulitis. *Therapeutisch* haben sich Gammaglobulin sowie in schweren Fällen Corticosteroide bewährt.

Bei **Blutsystemerkrankungen** gehören Tonsillitiden und paratonsilläre Schwellungen bekanntlich zu den charakteristischen Zeichen. Eine chirurgische Intervention infolge einer Fehldiagnose kann katastrophale Folgen mit akuten, tödlich verlaufenden Exazerbationen haben. Es muß deshalb gefordert werden, daß in allen Fällen unklarer Tonsillitiden und paratonsillärer Schwellungen vor einem Eingreifen das Blutbild geprüft und auf andere Zeichen einer Systemerkrankung (generalisierte Lymphknotenschwellungen, Milztumor) geachtet wird.

Als parallergische Reaktion sieht W. Keller die sog. *vakzinale Angina* nach Pockenschutzimpfung an.

Die **Tonsillitis ulceromembranacea** (Plaut-Vincent), fast ausschließlich bei älteren Kindern, beginnt als uncharakteristische Tonsillitis und entwickelt einseitige, oft versteckt liegende Ulzera, die mit grau-grünlichen Massen ausgefüllt sind und starke Schluckschmerzen hervorrufen. Die regionären Lymphknoten sind vergrößert. Entzündliche Reaktionen der umgebenden Schleimhaut und die Allgemeinerscheinungen (subfebrile Temperaturen) sind auffallend gering. Mitunter reagieren auch Gingiva und Mundschleimhaut im Sinne einer ulzerierenden Stomatitis.

Die Therapie der Tonsillitis Plaut-Vincenti ist antibiotisch, da es sich um bakterielle Erreger (Fusospirochäten) handelt. Als gute lokale Maßnahme erweist sich das Pinseln der Geschwüre mit 5%iger Chromsäurelösung. Mundspülungen, hier auch antibakterielle Lutschtabletten, komplettieren die Behandlung der an sich harmlosen Erkrankung. (Herpangina S. 64).

Die **Scharlachangina** unterscheidet sich klinisch nicht von der lakunären Angina, da sie wie diese ein Streptokokkeninfekt ist. Es kommt zum Konfluieren der Beläge, die diphtherieähnlich aussehen und zu stärkeren Lymphknotenschwellungen am Hals. Die Zunge ist nicht wie bei den meisten anderen Infekten belegt, sondern hochrot, ebenso zunächst auch die Schleimhaut des Gaumensegels. Bei schweren Formen kommt es zu nekrotisierender Ausbreitung in die Nachbarschaft der Tonsillen (Scharlachdiphtheroid). Scharlach und Diphtherie kommen in seltenen Fällen zusammen vor. Die Penicillin-Therapie ist geradezu spezifisch.

Eine nicht allgemein bekannte Erkrankung ist der „Septic sore throat". Als Streptokokken-Infekt tritt diese Krankheit meist epidemisch auf, und zwar immer im Zusammenhang mit dem Genuß keimhaltiger Milch (Milchepidemie in Pinneberg, Epidemien in England, Dänemark). Der Septic sore throat beginnt mit einer eitrigen Angina und zeigt dann oft auch Scharlachexantheme und entsprechende Komplikationen. Die Mastitis einer Kuh oder Streptokokkeninfekte des Melkers sind als Ausgangsherd anzusehen.

Die Rachendiphtherie kann klinisch zunächst der lakunären Angina ähneln, jedoch überschreiten gewöhnlich die konfluierenden, schmutzig-grauen und schwer abwischbaren Membranen die Tonsillengrenzen. Manchmal fehlen aber sichtbare Beläge überhaupt. In schweren Fällen, besonders bei der toxischen Diphtherie, sind Gesicht und Hals ödematös angeschwollen und geben den Kindern dadurch ein eigentümlich gedunsenes Aussehen. Bei der Diphtherie des Nasenrachens stehen Symptome einer Rhinitis im Vordergrund. Membranen finden sich auf der nasalen Velumseite und am Rachendach (Tab. **7**).

Hyperplasie des lymphatischen Rachenrings

Historisches

Der Nasenrachenraum mit seinen Gebilden war bis in die jüngere Zeit hinein klinisch unerschlossenes Gebiet, obwohl die Adenoide als „Balgdrüse des Schlundes" den Anatomen wohl geläufig waren (Kölliker, Luschka 1868, Tourtual 1846). Insbesondere war die Rachenmandelhyperplasie mit ihren vielfachen Auswirkungen bis zur Mitte des 19. Jahrhunderts weitgehend unbekannt. Um 1863 operierte erstmalig der Breslauer Rhinologe Voltolini in Anwesenheit des russichen Chirurgen Pirogoff bei einem 15 Jahre alten Knaben mittels Galvanokaustik in mehreren Sitzungen eine große verlegende Rachenmandel, die er mit dem von Czermak wenige Jahre zuvor erfundenen Kehlkopfspiegel (1858) gesehen hatte. Es ist heute nur schwer verständlich, welchen ärztlichen Mut es bedeutete, in einem so schwer zugänglichen und bis dahin unerforschten Gebiet und ohne Kenntnis der möglichen Folgen zu operieren. Zehn Jahre später wurden dann Krankheitsbild und Behandlung der „adenoiden Vegetationen" an Hand von 175 Fällen durch den dänischen Arzt Wilhelm Meyer (1873) ausführlich beschrieben. Anfangs ätzte man das hyperplastische Gewebe oder zerquetschte es mit dem Finger bzw. verwendete die Galvanokaustik. Erst mit der Erfindung des Ringmessers durch Hugo Beckmann (1895) wurde die Adenotomie zu einem wirksamen und ungefährlichen Eingriff.

Pathogenese

In der Pathogenese der tonsillären Hyperplasie spielt eine Veranlagung sicher eine Rolle, da vergrößerte Rachen- und Gaumenmandeln familiär gehäuft vorkommen. Außerdem sind nicht selten auch andere Symptome einer lymphatischen Konstitution bei diesen Kindern festzustellen. Die konstitutionellen Faktoren sind jedoch nicht als allein ausschlaggebend anzusehen, da auch alimentäre Ursachen (z.B. die Überernährung), hormonelle (Thymus) sowie immunbiologische Einflüsse pathogenetisch hineinspielen. Dazu kommen entzündliche Reize, die teils als akute rezidivierende Infektschübe, teils als chronisch entzündliche Zustände in den Krypten und im Parenchym die Entwicklung hyperplastischer Veränderungen des gesamten Rachenrings oder einzelner Bezirke anregen (Abb. **24**, Farbtafel **II**).

Diagnose

Die vergrößerte Rachenmandel ist durch die Nase in der Regel nicht zu erkennen, bei weiten Nasengängen aber manchmal in der Tiefe als rötlicher Wulst zu sehen, auf dem sich beim Schlucken spiegelnde Reflexe bewegen. Die Postrhinoskopie ist beim Kleinkind mit endoskopischen Methoden heute ohne Probleme möglich, die Palpation dagegen sehr robust und für Kinder erschreckend. Häufig läßt sich eine vergrößerte Rachenmandel auch durch das Hochheben des Gaumensegels mit einem Mundspatel oder Velumhaken darstellen.

Im übrigen weist die Anamnese mit den Beschwerden einer Mundatmung, mit Schnarchen, Reizhusten und dem Dauerschnupfen auf eine Rachenmandel hin. Bei der Untersuchung des Kindes ist die Schleimeiterstraße an der Rachenhinterwand und die Palpation perlschnurartig aneinandergereihter Nackenlymphknoten neben den anamnestischen Angaben von genügender diagnostischer Sicherheit für verlegende adenoide Vegetationen. Eine seitliche Schädelaufnahme kann in Zweifelsfällen die Diagnose objektivieren.

Über die **Operationsindikation** entscheiden weniger die anatomischen als vielmehr die klinischen Symptome. Ähnliches gilt für die Hyperplasie der Gaumentonsillen, deren augenfällige relative Größe allein noch nicht maßgebend für eine Indikation zur Tonsillektomie ist. Es können relativ klein erscheinende, den vorderen Gaumenbogen nur wenig überragende Tonsillen zum unteren Pol hin aber stark vergrößert sein und ein diagnostisch nicht sofort erkennbares Atmungs- und Schluckhindernis darstellen.

Die verlegte Nasenatmung

Die Behinderung der Nasenatmung ist das Hauptsymptom der Rachenmandelhyperplasie. Dazu treten als weitere nasale Atmungshindernisse angeborene oder erworbene Septumdeviationen oder endonasale Polypen sowie eine Volumeneinengung der Nasengänge infolge Oberkieferkompression (S. 78). Schließlich sei daran erinnert, daß auch die

Choanalatresie, unerkannte Fremdkörper, ein Nasenrachenfibrom sowie Narben und Synechien nach Unfällen und Operationen zu einer Störung der Nasenatmung führen können. Das inspiratorische Ansaugen der Nasenflügel ist auch bei Kindern nicht allzu selten.

Die aus der Verlegung der oberen Luftwege resultierende *Mundatmung* ist in vielfacher Hinsicht unphysiologisch. Sie ist flacher als die Nasenatmung, begünstigt daher pulmonale Infekte und führt in ausgeprägten Fällen auch zu einem allmählichen Sauerstoffdefizit. Dazu kommt die Austrocknung der Mund- und Rachenschleimhaut mit Entzündungserscheinungen, dauerndem Durstgefühl und üblem Mundgeruch. Oft besteht eine unphysiologische Mundflora und eine erhöhte Anfälligkeit für Anginen. Die Gaumentonsillen zeigen beim mundatmenden Kind häufiger Zeichen einer chronischen Entzündung, hyperplasieren eher und verlegen dann ihrerseits die Luftwege. Die chronische Tonsillitis zeigt beim Kind daher deutliche pathogenetische Beziehungen zur verlegten Nasenatmung. Dazu kommt, daß der normalerweise durch die Nase geleitete Luftstrom bereits angewärmt, angefeuchtet und fast senkrecht von oben her kommend den Glottiseingang passiert, während die durch den Mund eingeatmete Luft kühl und trocken auf Gaumen und Rachenwand stößt und mit Wirbeln in den Kehlkopf und in die Trachea gelangt. Dadurch wird die Larynxschleimhaut irritiert, und es kommt im weiteren Verlauf zu Laryngitiden mit belegter Stimme und Hüsteln.

Der *Dauerschnupfen* dieser Kinder durch eine mangelhafte Belüftung der Nasengänge, durch Sekretretention und durch das Milieu der feuchten Kammer unterhalten, ist oftmals kombiniert mit serösen oder serös-eitrigen Nebenhöhlenentzündungen, die von sich aus zu Muschel- und Schleimhautschwellungen führen und die Nasenatmung behindern.

Neben chronisch rezidivierenden Rhinitiden sind es bei den Mundatmern *Tubenkatarrhe* und *Otitiden,* die nach Sanierung der Nasenatmung, vornehmlich nach Beseitigung der die Tubenostien verlegenden lymphatischen Wucherungen, oft schlagartig zum Verschwinden gebracht werden können (S. 103).

Auch die *Sprache des Kindes* wird unmittelbar durch eine verlegte Nasenatmung beeinflußt, und zwar hauptsächlich in Form des geschlossenen Näselns. Manchmal sind aber außerdem Anzeichen offenen Näselns zu konstatieren, wenn eine übergroße Rachenmandel den Nasopharynxabschluß durch das Gaumensegel beim Sprechen verhindert (S. 143).

Allgemeinerscheinungen

Ein zweiter großer, zur verlegten Nasenatmung gehörender Komplex betrifft eine Reihe allgemeiner Krankheitssymptome. Häufig wird über Schlafstörungen der Kinder mit Aufschreien und Erstickungsgefühl berichtet, auch über Schwierigkeiten beim Essen, die sowohl auf eine Inappetenz als auch auf die Passagebehinderung durch sehr große Gaumentonsillen und auf die beim Kauen noch stärker gestörte Atmung zurückzuführen sind. Von den Eltern werden immer wieder auch Schwerhörigkeit, Unkonzentriertheit, Launenhaftigkeit oder „Verträumtheit" bei ihren Kindern angegeben sowie eine übermäßig schnelle Ermüdbarkeit bei kleinen Anstrengungen, so vor allem in der Schule. Diese allgemeinen Zeichen prägen den Typus des Rachenmandelkindes.

Nach Entfernung verlegender Adenoide und der Schaffung einer freien Nasenventilation pflegen diese Störungen schnell nachzulassen und gänzlich zu verschwinden. Jeder Arzt weiß, wie oft die Eltern das Aufblühen ihres Kindes nach einer Adenotomie erfreut bestätigen. Ein gelegentlicher Mißerfolg aber sollte nicht zu einer therapeutischen Resignation oder zu Wiederholungsadenotomien führen, sondern zur Suche nach weiteren, bis dahin nicht erfaßten Passagebehinderungen in der Nase, z. B. Nebenhöhlenentzündungen.

Für eigenartige *seelisch-geistige Veränderungen* mancher „Rachenmandelkinder" mit stumpfem Ausdruck, verlangsamtem und inaktivem Verhalten gibt es keine ohne weiteres plausible Erklärung. Der unterbrochene Schlaf, bei manchen Kindern eine Hörverminderung oder rezidivierende Infekte, lassen sich als Ursachen für diese allgemeinen Störungen annehmen. Es ist aber auch denkbar, daß die behinderte Nasenventilation zu einer Verflachung der Atmung und dadurch zu geringem aber dauerndem O_2-Mangel und zu Stoffwechselstörungen (Lüscher) führt oder reflektorisch zu Durchblutungsstörungen im Gehirn, die sich in allgemeinen Wesensänderungen äußern.

Geradezu pathognomonisch ist auch der *Gesichtsausdruck* des Rachenmandelkindes, bei dem der halb geöffnete Mund mit der eben sichtbaren Zungenspitze und der einfältig star-

Hyperplasie des lymphatischen Rachenrings

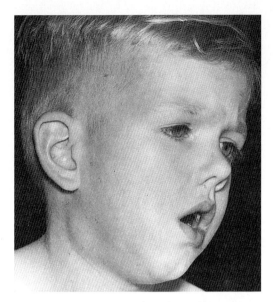

Abb. 25 4jähriger Junge mit verlegter Nasenatmung durch adenoide Vegetationen und Gaumenmandelhyperplasie. Die angulären Lymphknoten sind deutlich angeschwollen. Facies adenoidea.

re Blick auffallen (Abb. 25). Diese Physiognomie hängt aber nicht nur mit der Mundatmung und der erwähnten geistigen Entwicklungsretardierung zusammen, sondern ebenso mit einer konstitutionell angelegten Hypoplasie des Gesichtsschädels sowie mit der dabei häufig anzutreffenden Prognathie, die insgesamt Gesichtsform und Ausdruck verändern, so daß von einer Aprosexia nasalis gesprochen wird. Auch eine nur mäßige Hyperplasie der Adenoide wird auf dem Boden eines anomalen Schädelwachstums (mit Schmalkiefer) schneller als bei anderen Kindern zur Mundatmung führen.

Die Verlegung der oberen Luftwege infolge einer Hyperplasie der lymphatischen Rachenorgane, einer Septumdeviation oder allergischer Rhinitiden wirkt sich über neuromuskuläre Antworten offenbar auf das Kieferwachstum aus. Die frühzeitige Erkennung dieser Zusammenhänge und die entsprechende Therapie (zusammen mit dem Kieferorthopäden) verhindern bleibende Schäden (Bushéy 1986).

Diesen Entwicklungshemmungen stehen allgemeine körperliche Erscheinungen gegenüber, die sich mit der Bezeichnung *adenoider Habitus* zusammenfassen lassen. Die Kinder sind häufig konstitutionell Astheniker. Außerdem bedingt die unphysiologische Atmung Veränderungen des Thorax. Dazu kommt, daß Ernährung und Schlaf dieser Kinder aus den schon genannten Gründen nicht in ausreichender Weise gewährleistet sind und eine Hemmung der körperlichen Entwicklung einleiten, die jahrelang anhalten kann.

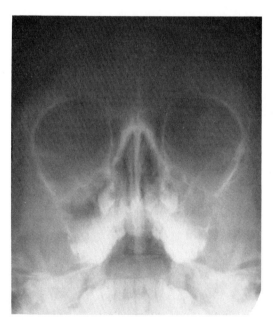 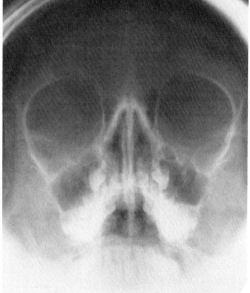

Abb. 26 Reaktion einer Sinusitis auf Adenotomie; Verschattung vor der Operation, Abheilung nach der Operation.

Tabelle **8** Ursachen der verlegten Nasenatmung (außer Adenoide)

Kongenital:
- Agenesie
- Dysplasie der Naseneingänge
- Choanalatresie
- Dysostosis mandibulofacialis
- Gaumenspalte
- Enzephalozele
- kongenitale Zysten

Entzündlich:
- bakteriell
- viral
- allergisch

Traumatisch:
- Geburtstrauma
- Septumhämatom
- Fremdkörper

Tumoren:
- Angiom
- Fibroangiom (Basalfibroid)
- Neuroblastom

Die *Rhinomenometrie* ermöglicht, die Luftdurchgängigkeit der Nase auch bei Kindern zu prüfen, und zwar einseitig und beidseitig. Der Widerstandskoeffizient aus Druckdifferenz zwischen Naseneingang und Nasenrachen sowie Luftströmung gibt Auskunft über die respiratorische Funktion der Nase. Als einfache Probe in der Praxis bewährt sich immer noch der Atemspiegel nach Czermak, der, dicht unter die Nase gehalten, eine qualitativ verwertbare Prüfung durch Beobachtung der Atemflecke zuläßt.

Behandlung

Unter diesen Umständen ist es zu verstehen, daß die *Adenotomie* zu den erfolgreichsten Operationen des HNO-Gebietes gehört. Der Eingriff ist, durch den Erfahrenen ausgeführt, praktisch risikofrei und, falls erforderlich, bereits älteren Säuglingen zumutbar. Das kann der Fall sein, wenn eine schon frühzeitige Hyperplasie der Rachenmandel zu einem schleimig-eitrigen Dauerschnupfen und zur Behinderung der Nasenatmung mit den für Säuglinge gefährlichen Folgeerscheinungen wie Lungenkomplikationen, Ernährungs- und Gedeihstörungen führt (Abb. **26**).

Die Ablehnung einer Adenotomie mit der Begründung, das adenoide Gewebe involviere ohnehin in der Pubertät, ist in Anbetracht der Harmlosigkeit des Eingriffs und der Gefährlichkeit jahrelanger Mundatmung unverständlich.

Konservative Maßnahmen wie Klimakuren oder Diät können wohl einzelne Folgeerscheinungen der behinderten Nasenventilation vorübergehend bessern, sind aber im Hinblick auf eine endgültige Beseitigung aller Symptome insuffizient.

Indikationen der Adenotomie

1. Behinderte Nasenatmung infolge Hyperplasie der Rachenmandel
2. Chronische und chronisch rezidivierende Infekte der oberen Luftwege
3. Chronische und chronisch rezidivierende Sinusitiden
4. Sinubronchitis
5. Rezidivierende Otitiden und Tubenkatarrhe
6. Chronische Mittelohreiterungen
7. Unklare Temperaturen, wenn andere Symptome auf den Nasenrachen hinweisen (Schleimeiterstraße im Rachen, behinderte Nasenatmung)
8. Therapieresistente Bronchitiden und Reizhusten
9. Wiederholte stenosierende Laryngotracheitis (Pseudokrupp)
10. Schalleitungsstörungen mit Paukenexsudat
11. Rhinophonia clausa

Wie schon erwähnt, kommen zusätzlich zur Behandlung der behinderten Nasenatmung gegebenenfalls vorsichtige submuköse Teilresektionen der Muscheln, korrigierende Septumoperationen sowie eine zahnärztlich-kieferorthopädische Behandlung in Betracht, wenn die Adenotomie zur Sanierung nicht ausreicht. Sind auch die Gaumentonsillen hyperplastisch und obturieren die Luftwege, so ist zugleich auch die Tonsillektomie indiziert. Eine Verkleinerung der Gaumenmandeln als Folge der Adenotomie ist nicht zu erwarten.

Gegenindikationen der Adenotomie

1. Blutgerinnungsübel (nach Vorbehandlung ist eine Adenotomie oft möglich)
2. Tuberkulose und schwere Allgemeinerkrankungen

3. Verdacht auf atrophierende Schleimhautprozesse
4. Offene Gaumenspalten. Noch vor Verschluß des Defektes kann u. U. eine Adenotomie indiziert sein (S. 60).

Rezidive adenoider Vegetationen sind auch bei gründlichem Operieren möglich, und zwar desto eher, je jünger ein Kind ist. Im allgemeinen genügt aber die einmalige Adenotomie, und nur bei hartnäckiger Rezidivneigung muß nochmals operiert werden. Bei den „nachgewachsenen" Rachenmandeln handelt es sich um hyperplasierte Reste von der ersten Adenotomie.

Funktionelle Atmungsbehandlung

Von Wichtigkeit ist es, die konstanten Mundatmer nach Sanierung der nasalen Luftwege die nun freie Nasenatmung gebrauchen zu lehren. Die Mandeloperation allein genügt dazu manchmal nicht. Außerdem muß die vernachlässigte Körperhaltung und die geschwächte Atemmuskulatur des Mundatmers behandelt und gestärkt werden, um eine optimale Atmungsfunktion zu erreichen.

Wenn sich bald nach der Adenotomie bzw. Tonsillektomie eine gut funktionierende Nasenatmung nicht einstellt und wenn andere Behinderungen, etwa durch eine Muschelschwellung, eine Kieferkompression u. ä. auszuschließen sind, so sollten aktive Übungen eingeleitet werden, die bei Kindern mit Spiel und Sport zu verbinden sind. Spielerische Gymnastik, insbesondere Schwimmen, Rollschuh- und Eislaufen verbessern Körperhaltung und Atmungsfunktion, ohne daß spezielle „Atemübungen" gemacht werden. Sehr gut wirken Summen und Singen, wodurch die Atmung in idealer Weise funktionell gekräftigt wird. In hartnäckigen Fällen müssen Atmungstherapeuten oder Logopäden zu Rate gezogen werden.

Chronische Tonsillitis im Kindesalter

Die Häufigkeit, mit der im Kindesalter eine chronische Tonsillopathie besteht, liegt in den einschlägigen Statistiken zwischen 30 und 90 %. Eine genauere Angabe, in welchem Prozentsatz das Kindesalter von der chronischen Tonsillitis betroffen wird, ist wegen diagnostischer Schwierigkeiten kaum möglich. Jedenfalls wurden bereits im 3. Lebensjahr Symptome einer Tonsillitis chronica beobachtet.

Diagnose

Die Diagnose „chronische Tonsillitis", die beim Kind vielfach allein aus einer Hyperplasie der Gaumenmandeln hergeleitet wird, ist in dieser Form falsch, wenn nicht noch andere Symptome eines chronisch entzündlichen Tonsillenprozesses hinzukommen. Derartige Hinweissymptome sind eine Rötung der Mandeln und ihrer Umgebung, und zwar besonders des vorderen Gaumenbogens. Die Oberfläche der chronisch entzündeten Tonsille ist durch Erweiterung der Kryptenausgänge und infolge Verlustes an lymphatischem Gewebe zerklüftet. Eine chronisch entzündete Mandel ist beim älteren Kind derber und wegen Vernarbung und Verwachsung mit einem Spatel nicht aus ihrer Nische zu luxieren. Bei einer chronischen Tonsillitis ist ein Druck auf die Mandel und das paratonsilläre Gewebe schmerzhaft und fördert aus den Krypten Pfröpfe oder eitriges Exsudat zutage. Eine diagnostische Bedeutung im Sinne einer Tonsillitis chronica kommt dabei weniger den aus Detritus bestehenden Mandelpfröpfen zu als vielmehr dem Nachweis flüssigen Eiters. Auch dolente Lymphknoten im Kieferwinkel sprechen für eine chronische Tonsillitis.

Pathologische Anatomie. Charakteristisch für die chronische Tonsillitis sind entzündliche Reizerscheinungen an Epithel und lymphatischem Gewebe neben Granulationsbildung und Vernarbungszeichen. Die Krypten sind an Zahl verringert, im einzelnen aber erweitert und mit Leukozyten, Epithelien, Pilzdrusen, Bakterien, oft auch mit flüssigem Exsudat angefüllt. Im Kindesalter findet sich als Ausdruck der chronischen Entzündung neben einer Hyperkeratose des Epithels eine vermehrte Retikulierung und Hyperplasie des Parenchyms. Zum Erwachsenenalter hin überwiegen die Vernarbungsvorgänge.

Klinik

Das klinische Bild der chronischen Tonsillitis ist im Gegensatz zum Erwachsenen im Kindesalter häufiger durch rezidivierende, in die Ohren ausstrahlende Schluckschmerzen gekennzeichnet, ohne daß es dabei zu fieberhaften Allgemeinerscheinungen wie bei einer Angina kommt. Recht charakteristisch sind kleinere und wiederholte Temperatursteigerungen über längere Zeit, für die sonst kein Anhalt zu finden ist (sog. kryptogene Sepsis). Ein Foetor ex ore kann bei Kindern seine Ursache in einer chronischen Tonsillitis haben. Außerdem werden Müdigkeit, Unkonzentriertheit, Leistungsabfall in der Schule und eine verminderte Ausdauer bei körperlicher Belastung angegeben.

Die Blutsenkungsgeschwindigkeit ist gelegentlich gering beschleunigt, das Blutbild kann eine leichte Anämie und die Tendenz zur Linksverschiebung aufweisen.

Entgegen einer oft geäußerten Ansicht sind chronische oder rezidivierende Schleimhautinfekte der oberen und tiefen Luftwege von einer chronischen Tonsillitis sicher viel weniger abhängig als von Entzündungsprozessen in der Nase, in den Nebenhöhlen und im Nasenrachenraum.

Die Fokalinfektion im Kindesalter

Aus dem Vorhergesagten ergibt sich, daß die Bedeutung der Tonsillopathie im Kindesalter einmal in der hyperplastischen Vergrößerung der Gaumenmandeln mit allen Folgeerscheinungen liegt, zum anderen in ihrem pathogenetischen Einfluß als Fokus auf der Grundlage der akuten und chronischen Tonsillitis.

Während an der Dignität der tonsillogenen Herdinfektion bei Kindern nicht zu zweifeln ist, sind es Fragen der Häufigkeit und einer hinreichend sicheren Diagnostik, welche den Tonsillenfokus zu einem klinischen Problem machen.

Die Definition des Fokus geht heute davon aus, daß die allgemeine immunologische Situation bei Vorhandensein von Streptokokkenantigenen zu Rheumatismus verus, Glomerulonephritis und Karditis führt. Dabei scheint auch die Quantität der reagierenden Antigene und Antikörper eine Rolle zu spielen (Saito-Terrahe). Obwohl die These eines abgekapselten Tonsillenherdes zugunsten einer „transtonsillären Immunpassage" zurücktritt, ist neben einer antibiotischen Langzeittherapie die Tonsillektomie bei den genannten „Herderkrankungen" unerläßlich.

Die diagnostische Sicherung eines tonsillären Fokus ist auch dann sehr schwierig, wenn ein ansteigender Antistreptolysintiter und klinische Zeichen einer akuten Tonsillitis einen entsprechenden Verdacht nahelegen. Wie schon erwähnt sind exprimierbare Pfröpfe ohne chronische Entzündungserscheinungen nicht ohne weiteres als eine Fokusdiagnose anzusehen.

Tonsillentests. Dieser Schwierigkeiten wegen wurden daher im Laufe der Jahre zahlreiche Tests entwickelt, diskutiert, aber meist wieder vergessen. Den verschiedenartigen Tonsillentests haftet der Mangel nicht genügender Beweiskraft an, z. B. bei Untersuchung des Tonsillenpreßsaftes auf pathologische Bestandteile. Die Kurzwellenprovokation oder das Sekundenphänomen nach Impletolinjektion sind in ihren Ergebnissen ebenfalls unsicher, dazu für Kinder ungeeignet und durchaus nicht unbedenklich, da Herderkrankungen aktiviert werden können.

Behandlung

Zur Tonsillektomie im Kindesalter

Die Tonsillektomie behauptet bei entsprechend strenger Indikation nach wie vor ihren Platz als eine der wichtigsten und erfolgreichsten Operationen im Kindesalter. Daran haben bisher alle Warnungen und Zweifel der Tonsillektomiegegner nichts geändert. Allgemeine Schäden durch Fortfall der tonsillären Immunfunktion oder vermehrte „Erkältungskrankheiten" sind nach einer Mandelausschälung nicht zu befürchten. Die grundsätzlich positive Einstellung zur indizierten Tonsillektomie im Kindesalter wird auch dadurch nicht beeinträchtigt, daß die therapeutischen Erwartungen vor allem hinsichtlich der Herdsanierung nicht immer erfüllt werden. In Anbetracht der Gefahren einer Nephritis oder rheumatischer Rezidive, die man in vielen Fällen günstig beeinflussen kann, ist das geringe Risiko einer Tonsillektomie im Verhältnis bedeutungsarm. Bei sorgfältiger Blutstillung ist die Gefahr einer Nachblutung sehr gering. Trotzdem sollte die Tonsillektomie vor dem 4. bis 5. Lebensjahr auf Ausnahmefälle beschränkt bleiben. Die sehr großzügig vorgenommene Tonsillektomie zur Tumorprophylaxe nach J. Matzker ist umstritten und im Kindesalter abzulehnen.

Wir wissen, daß bei Verlegung der oberen Luftwege durch eine *Tonsillenhyperplasie* die operative Eliminierung der verlegenden Mandeln die einzig sinnvolle und erfolgversprechende Therapie ist. Es ist Sache individueller Erfahrung und richtet sich nach Lage des Falles, ob bei nur mäßiger Vergrößerung der Gaumentonsillen zunächst nur die Rachenmandel entfernt wird, um die Wirkung der Adenotomie etwa auf die Infektneigung abzuwarten. Bei schwächlichen und sehr jungen Kindern und wenn Dauerschnupfen, Reizhusten, Ohrbeschwerden oder zervikale Lymphknoten auf eine vergrößerte Rachenmandel hinweisen, gehen wir gelegentlich diesen Weg. Wir zögern aber mit der Tonsillektomie nicht, wenn die Tonsillenhyperplasie obturierenden Charakter hat oder wenn über fieberhafte Anginen geklagt wird. In Zweifelsfällen raten wir zur Adenotomie und stellen die Tonsillektomie in Aussicht, wenn die Symptome sich nicht bessern. Mit diesem Vorgehen ist bei manchen Kindern eine Mandelausschälung zu umgehen. Zur Adenotomie und Tonsillektomie bei Kindern mit Kiefer-Gaumen-Spalten und neurogenen (okkulten) Velumparesen wird im Kapitel Stimm-Sprach-Hör-Störungen Stellung genommen (S. 145).

Tonsillotomie

Es sei hier zu der immer wieder aufgeworfenen Frage der Mandelkappung (Tonsillotomie) Stellung genommen. Bei nicht sehr prominenten, schlecht enukleierbaren Tonsillen wird bei der Mandelkappung sozusagen nur eine Scheibe abgeschnitten. Wenn die Wundfläche vernarbt, verschließt sie die Kryptenausgänge und begünstigt die Entstehung von schwelenden, klinisch latenten Entzündungsherden in den adenoiden Gewebsresten. *Die Mandelkappung ist daher grundsätzlich abzulehnen.*

Über **Risiken und Folgeerscheinungen** einer Tonsillektomie im Kindesalter wird immer wieder zwischen Eltern und Arzt diskutiert. Er soll und braucht nicht auszuweichen. Bei kunstgerechtem Operieren kommen Nebenverletzungen praktisch nicht vor. Moderne Narkoseverfahren erleichtern außerdem den Eingriff für Kind und Arzt (S. 148). *Postoperative Komplikationen,* insbesondere Pneumonien, sind durch Absaugen, eine sorgfältige Blutstillung während der Operation und eine entsprechende Lagerung nach der Tonsillektomie weitgehend zu vermeiden (Abb. 27). Ein angeblicher Verlust der allgemeinen Schutzfunktion ist durch Tonsillektomie nicht zu befürchten.

Bei Mandeloperationen zur Fokalsanierung sollte eine *antibiotische Vorbehandlung* nicht versäumt werden, um bakterielle Streuungen und ein akutes Aufflackern der Herderkrankung zu vermeiden. Wo besondere Vorsicht geboten ist, kann der Versuch gemacht werden, durch Tonsillenabstriche die pathogenen Keime zu isolieren und auf ihre Empfindlichkeit gegen Antibiotika zu testen. Bei rheumatischem Fieber, einer Karditis oder akuten Nephritis wird man eine Tonsillektomie in der Regel erst dann durchführen, wenn der Erkrankungsverlauf Stillstand oder Rückläufigkeit der akuten Erscheinungen aufweist. In solchen Fällen ist eine strenge klinische Überwachung nach der Tonsillektomie zu fordern.

Die Adenotomie wird heute oftmals *ambulant* durchgeführt. Freilich muß das Kind wegen möglicher Narkosefolgen einige Stunden nach der Operation in der unmittelbaren Nähe des HNO-Arztes bleiben. Die Tonsillektomie sollte grundsätzlich *stationär* vorgenommen werden.

Tonsillektomie und Poliomyelitis

Ein Poliomyelitisrisiko nach Tonsillektomie oder Adenotomie gibt es durch die Massenimpfungen in unseren Breiten heute nicht mehr. Dennoch sollten in der heißen Jahreszeit Tonsillektomien eher zurückgestellt werden.

Offenes Näseln nach einer Tonsillektomie evtl. auch Adenotomie ist infolge einer post-

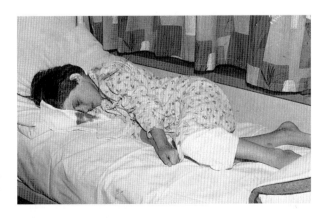

Abb. **27** Lagerung eines Kindes nach Adenotonsillektomie zur Vermeidung der Aspiration und des Schluckens von Blut.

operativen Schonhaltung des Velums in der Regel ein vorübergehendes Symptom für wenige Tage. Längere Dauer erfordert die Hinzuziehung des Phoniaters (S. 144).

Es ist nicht zweifelhaft, daß einzelne Kinder ein *psychisches Trauma* von der Operation davontragen. Das ist besonders dann der Fall, wenn ein übersensibles oder psychisch-geistig zurückgebliebenes Kind grob und ohne Einfühlungsvermögen untersucht oder operiert wird. Dazu trägt insbesondere die häufig geübte Palpation des Nasenrachenraums bei und die Eile in der Sprechstunde oder im Operationssaal. Vorsichtiges Untersuchen, nachdem das Kind auf die Notwendigkeit und Schmerzlosigkeit aller Maßnahmen hingewiesen wurde, sowie lobende Worte, wenn es stillhält, sind die Voraussetzungen für das Vertrauen des Kindes. Unruhe und Hast des Arztes beunruhigen auch das Kind.

Indikationen der Tonsillektomie

1. Hyperplastische Tonsillen mit erheblichen Verlegungssymptomen.
2. Rezidivierende Anginen und paratonsilläre Abszesse.
3. Postanginöse Sepsis oder Phlegmone.
4. Zeichen chronischer Entzündungen mit Symptomen einer Fokalinfektion, kryptogene septische Temperaturen.
5. Rezidivierende Halslymphknotenschwellungen.
6. Die Indikation zur Tonsillektomie ist desto strenger zu stellen, je jünger ein Kind ist. *Vor dem 4. Lebensjahr wird man nur in Ausnahmefällen tonsillektomieren.*

Gegenindikationen

Gegenindikationen der Tonsillektomie sind schwere Allgemeinerkrankungen, Leukämie, Blutungsübel und ulzerierende Prozesse in der Nachbarschaft der Tonsillen. Bei Gaumenspalten ist die Indikation besonders streng zu handhaben (Rhinophonia aperta S. 145).

Konservative Behandlungsverfahren bei chronischen Tonsillopathien

Sieht man von den chronischen, fokal wirksamen Tonsillitiden und von den übergroßen obturierenden Adenoiden ab, die eine chirurgische Intervention indizieren, so bleiben eine Reihe von Kindern übrig, bei denen eine *Umstimmungsbehandlung* berechtigt ist. Es sind dies die Formen des lymphatisch exsudativen Syndroms, bei dem rezidivierende Rhinopharyngitiden, eine leicht verlegte Nasenatmung und mäßige allgemeine Störungen mit Entwicklungsschwäche und Infektanfälligkeit eine nur relative Indikation zur Adenotonsillektomie bilden. In allen diesen Fällen und wenn sich nach der Operation eine wesentliche Besserung der Klagen nicht einstellen will, ist die Umstimmungsbehandlung mit *Diätumstellung* auf kohlehydratarme, laktovegetabile Kost, mit *Hydrotherapie* sowie mit *Klimakuren* (S. 153) angebracht. Empfehlenswert ist in solchen Fällen auch der Versuch einer *medikamentösen Therapie* des „lymphatischen Kindes". Die Wirkung von lokalen *Röntgenbestrahlungen* bei hyperplastischer und chronischer Tonsillitis ist nach vielen vorliegenden Erfahrungen abzulehnen.

Krankheiten der oberen Speisewege

Fehlbildungen

Angeborene Lippen-Kiefer-Gaumen-Spalten

Ätiologie

Kongenitale Spaltbildungen werden in manchen Familien gehäuft beobachtet; trotzdem ist der Prozentsatz einer sicheren Heredität nicht groß. Sehr wahrscheinlich sind auch exogene Faktoren ätiologisch verantwortlich zu machen. Als intrauterine Noxen der frühen Embryonalzeit gelten in diesem Zusammenhang neben Virusinfekten vor allem die Toxoplasmose und Bestrahlungen der Mutter. Relativ häufig spielen nach einschlägigen Untersuchungen von Gapka Abtreibungsversuche, allgemeine schwere Traumen (auch „psychische Traumen") sowie das Alter der Mutter eine Rolle.

Genese

Entgegen früheren Anschauungen, daß der Entstehung von Lippen-Kiefer-Spalten eine Störung beim Zusammenwachsen der medialen und lateralen Gesichtsfortsätze zugrunde liegt, wird jetzt angenommen, daß es sich pathogenetisch um eine primäre Spaltbildung handelt. Es konnte nämlich nachgewiesen werden, daß bei der Entwicklung der primitiven Nasenhöhle aus der sog. Gesichtsfurche das verschmelzende Epithel (Epithelmauer) nicht oder nur unvollkommen von mesenchymalem Gewebe durchwachsen wird, so daß es zu vollständigen bzw. zu unvollständigen Lippenspalten kommt. Der Zeitpunkt des Beginns dieser Fehlentwicklung liegt zwischen dem 36. und 42. Tag, also in der 6. Embryonalwoche.

Demgegenüber erklärt sich das Zustandekommen einer Gaumenspalte (Wolfsrachen) so, daß die nach medial sich vorschiebenden Gaumenfortsätze der primitiven Mund-Rachen-Höhle nicht miteinander verwachsen und ebenso nicht mit der nach unten zu wachsenden Nasenscheidewand in Verbindung treten. Gaumenspalten sind daher immer mediane Spalten, während Hasenscharten uni- und bilateral auftreten. Es ist somit verständlich, daß die Lippen- und Lippen-Kiefer-Spalten auf der einen Seite und die Gaumenspalten auf der anderen Seite pathogenetisch für sich eine Einheit bilden.

Symptome

Die Formverschiedenheiten der Spalten und ihre klinischen Symptome sind sehr mannigfach und reichen von der nur kosmetisch interessierenden Lippenkerbe oder einer klinisch unbedeutenden Uvulaspaltung bis zu den ein- oder doppelseitigen totalen Lippen-Kiefer-Gaumen-Spalten mit hochgradiger Entstellung und schweren Funktionsstörungen. Die unvollständigen Hasenscharten weisen eine mehr oder weniger tiefe Spaltung der Lippe mit meist

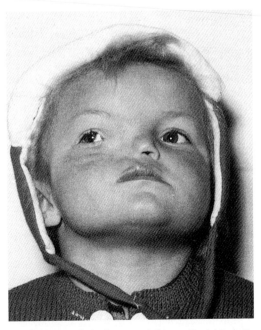

Abb. **28** Unvollständige schräge Gesichtsspalte rechts mit Aplasie der rechten Nasenhälfte.

nur geringgradiger Verziehung des Naseneingangs und manchmal auch eine Einkerbung des Alveolarfortsatzes auf. Dagegen ist die totale Lippenspalte immer mit einer vollständigen Spaltung der Kieferleiste und mit einer hochgradigen Deformierung des spaltseitigen Nasenflügels verbunden. In der Regel besteht bei den totalen Hasenscharten auch eine Gaumenspalte. Septum und Vomer sind mehr oder weniger nach einer Seite gekippt und verlegen das Nasenlumen. Bei den doppelseitigen Lippen-Kieferspalten bleibt zwischen den Defekten der Zwischenkiefer stehen, der als „Bürzel" erscheint und wie ein kleines Polster den mittleren Teil der hypoplastischen Oberlippe trägt. In seltenen Fällen kann der Bürzel fehlen (Abb. **29b**).

Recht oft kommen Spalten bei Mißbildungssyndromen wie beim Robin-, Down- und Franceschetti-Syndrom vor. Spalten werden in etwa 10% zusammen mit angeborenen Herzfehlern und Extremitätenmißbildungen gesehen (Coxa vara, Klumpfuß, Syndaktylie).

Nach einer *Statistik* von Grob (1957) mit über 1000 Fällen kommt es in etwa ⅓ der Spaltbildungen zu isolierten Hasenscharten. Alle anderen Spaltenträger weisen zugleich auch einen Gaumendefekt auf. Schwere, durchgehende Spaltbildungen überwiegen die leichten Formen, wobei die einseitigen Spalten 75% ausmachen. Die Häufigkeit von Spalten insgesamt wird in Mitteleuropa mit 1 Kind auf 800 bis 1000 Geburten angegeben.

Klinik

Die klinischen Symptome hängen weitgehend von Art und Ausdehnung der Defekte ab, vom Alter des Kindes und von einer Kombination mit anderen Mißbildungen. Bei größeren, durchgehenden Spalten kann anfangs die Ernährung erschwert sein, so daß das Stillen der Kinder unmöglich ist. Auch aus Gummisaugern können die Säuglinge dann oft nicht genügend Nahrung ziehen, so daß mit dem Löffel gefüttert oder eine Sondenernährung eingeleitet werden muß. Das Eindicken der Milch mit Reisschleim erleichtert das Füttern von Spaltenkindern. Die Nahrung fließt beim Schlukken anfangs oft aus der Nase heraus; jedoch lernen Kinder und Mütter recht schnell, diese Schwierigkeiten zu überwinden. Eine Glossoptose mit Gaumenspalte, wie sie beim Robin-Syndrom vorkommt, erschwert die Ernährung noch zusätzlich. Relativ groß ist auch die *Aspirationsgefahr*, so daß Kinder mit Gaumenspalten zu bronchopulmonalen Erkrankungen neigen.

Ein zweiter Symptomenkomplex ergibt sich aus der zumeist verlegten Nasenatmung der Spaltenträger sowie aus häufigen *Infektrezidiven* der oberen Luftwege mit Rhinitis, Rhinopharyngitis und davon ausgehenden Tubenkatarrhen und Otitiden. Bei Säuglingen mit einer Gaumenspalte ist die Gefahr einer Otitis mit Mastoidinfektion relativ groß.

Rachen- und Gaumenmandelhyperplasien bei Spaltenträgern entstehen teils kompensatorisch, um den Defekt auszufüllen, teils infolge von Entzündungsreizen in dem weit offenen Nasenrachenraum und veranlassen zusätzliche Verlegungserscheinungen in den oberen Luft- und Speisewegen sowie Tubenfunktionsstörungen.

Funktionelle Störungen bei den Lippen-Kiefer-Gaumen-Spalten ergeben sich einmal aus Otitisrezidiven und chronischen Tubenkatarrhen mit einer mehr oder weniger therapieresistenten *Schalleitungsschwerhörigkeit*. Eine Literaturstudie in den USA über ca. 30 Jahre zeigt im Durchschnitt eine Quote von 50% bei Kindern mit Gaumenspalten (Bluestone und Klein).

Außer den Hörstörungen sind es vor allem *Sprechschwierigkeiten*, die durch die angeborenen Defekte verursacht werden. Artikulationsstörungen verschiedener Art mit offenem und geschlossenen Näseln und das Fehlen der physiologischen Resonanzräume sowie des Lippenschlusses machen die Sprache der Spaltenkinder oft nahezu unverständlich. (Auf die Besonderheiten der Sprachstörungen von Spaltenkindern wird im Kapitel Hör-, Stimm-, Sprachstörungen eingegangen.)

Die *submuköse Gaumenspalte*, oftmals mit einer Uvula bifida verbunden, wird leicht übersehen, weil die angeborene knöcherne Dehiszenz von der normalen Schleimhaut überspannt ist. Trotzdem besteht meistens ein offenes Näseln, das nur zu beseitigen ist, wenn diese inkomplette Spalte wie eine komplette operativ verschlossen wird. Für die Diagnose wird am besten der palpierende Finger benützt, der die knöchernen Ränder der Spalte ertastet (Abb. **29a** Farbtafel **II**).

Eine velopharyngeale Insuffizienz ohne Gaumenspalte muß an neurogene Ursachen, z. B. bei zerebralen Bewegungsstörungen, oder an eine angeborene Dystrophie der Velummuskulatur denken lassen (Kimura 1988). Die Symptome entsprechen denen einer Spalte. Eine Velopharynxplastik sollte trotz relativ schlechter Chancen versucht werden.

Behandlung und Operationstermin

Aus allen diesen Gründen ist der Operationszeitpunkt von besonderer Wichtigkeit. Operationstechnischer und funktioneller Faktoren wegen hat sich die Zwei- bzw. Dreiteilung des Verschlusses von Lippen-Kiefer-Gaumenspalten bewährt.

Der Zeitpunkt der Lippenplastik liegt nach unserer Erfahrung am günstigsten um den 5.–6. Monat herum, wenn nicht Gedeih- oder Entwicklungsstörungen diesen Termin als zu frühzeitig erscheinen lassen. In noch jüngerem Alter zu operieren ist ungünstig, weil die Kinder gegenüber Narkose und Eingriff doch wesentlich weniger tolerant sind. Bis zu einem halben Jahr lassen sich selbst ungeduldige Eltern meist vertrösten. Außerdem geben nach 6 Monaten die vorwachsenden Milchzähne dem Kiefer gegenüber Narbenzug und Druck der operierten Lippe einen besseren Halt. Auch ist die Ernährung des älteren Säuglings nach der Operation leichter und seine Widerstandskraft gegenüber interkurrierenden Infekten größer. Doppelseitige Spalten werden am besten im Abstand von etwa 6 Wochen verschlossen (Abb. **29b**). Besonders große Defekte können mit Rollappenplastiken bzw. Knochentransplantaten gedeckt werden.

Demgegenüber lassen wir eine *Gaumenspalte* bis zum Alter von etwa 12–14 Monaten unbehandelt, wenn nicht größere Ernährungsschwierigkeiten und Infektrezidive einen früheren Verschluß notwendig erscheinen lassen. Ein späterer Zeitpunkt ist wiederum für die einsetzende Sprachentwicklung abträglich.

Bei der Verschlußplastik gibt es einmal den primären Verschluß von Kiefer- und Gaumendefekt sowie die zweizeitige Plastik nach Schweckendiek. Dabei wird zunächst die Velumspalte geschlossen und 4–6 Jahre später der Defekt im harten Gaumen. Die Vorteile dieser Methode werden darin gesehen, daß bei offener Hartgaumenspalte das normale Kieferwachstum nicht durch Narbenzüge oder eine operativ gesetzte Durchblutungsstörung behindert und so einer entstellenden Pseudoprogenie sowie Zahnstellungsanomalien Vorschub geleistet wird. Nachteilig ist bei diesem Vorgehen, daß die Sprache länger als bei einem primären Totalverschluß gestört ist. Allerdings treten die meisten Autoren für die einzeitige Durchführung der Verschlußplastik noch vor der Vollendung des zweiten Lebensjahres mit der Begründung ein, die normale Sprachentwicklung dadurch nicht zu stören.

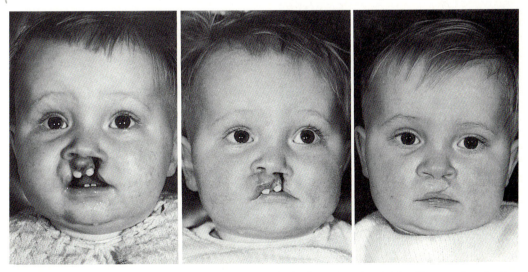

Abb. **29b** 8 Monate alter Säugling vor, während und nach der Operation einer totalen Lippenspalte mit gutem Ergebnis.

Bei unbeweglichem oder zu kurzem Gaumensegel und sehr weitem Nasenrachen sind *Pharynxplastiken* üblich, die schon relativ frühzeitig durch mediale oder laterale Lappenbildung oder durch Rückverlagerung des Velums nach Rosenthal erreicht werden können (s. Abb. **78**).

Primären Kieferfehlbildungen und Wachstumsstörungen, die zu mehr oder weniger hochgradigen Gebißanomalien führen, muß nach dem operativen Verschluß mit einer möglichst frühzeitig einsetzenden *kieferorthopädischen Behandlung* entgegengewirkt werden.

Kinderaudiologisch ist das pathogenetische Zusammenwirken von Spalte, lymphatischem Rachenring und Schwerhörigkeit infolge von Tubenfunktionsstörungen und in diesem Zusammenhang auch der Operationstermin von Bedeutung (P. Biesalski 1989). (S. 103.)

Weitere Fehlbildungen im Mund- und Kieferbereich

Schräge und quere Gesichts- oder Wangenspalten, die von den Lippen oder der Nase ausgehen, können ebenso wie die Hasenscharten unvollständig oder vollständig ausgebildet sein und als „narbige" flache Rinne, Furche oder auch als durchgehender Defekt ein- oder beidseitig das Gesicht durchziehen (Abb. **28**). An der Unterlippe sind Spalten sehr selten; dagegen kommen angeborene Fisteln vor, die exzidiert werden.

Häufiger und klinisch wichtiger ist das **Syndrom (Pierre) Robin** mit einer Mikrogenie unterschiedlichen Ausmaßes, einer Gaumenspalte und einer hypoplastischen, nach hinten verlagerten Zunge, die mit ihrer Spitze in der Velumspalte liegt. Diese Glossoptose hat neben Trinkschwierigkeiten im Säuglingsalter auch erhebliche Atmungsstörungen zur Folge, die eine Hypoxämie, entzündliche Lungenprozesse und Thoraxverformungen nach sich ziehen. Eine frühe Tracheotomie ist gelegentlich nicht zu umgehen. Herzmißbildungen können das Syndrom zusätzlich komplizieren (Abb. **31**).

Die Behandlung der Robinschen Erkrankung hat vor allem Atmung und Ernährung sicherzustellen. Es geschieht dies entweder dadurch, daß die Zunge mit Haltefäden am Alveolarfortsatz fixiert wird oder daß die Kinder in Bauchlage gebracht werden und man den Kopf durch eine Stirnstütze etwas nach oben und hinten flektiert. Die Pflege solcher Kinder ist schwierig, jedoch lohnt sich die Mühe, da oft schon im Lauf der ersten Monate die Symptome sich soweit zurückbilden, daß keine unmittelbare Gefahr mehr besteht. Unterkieferplastiken können nach Abschluß des Wachstums versucht werden.

Franceschetti-Syndrom. Eine angeborene Kieferhypoplasie, besonders des Unterkiefers, findet sich als Hauptveränderung bei der *Dysostosis mandibulofacialis*, Treacher-Collins-Syndrom (Abb. **30**). Eine antimongoloide Schrägstellung der Augenlider, die Mißbildung der Ohren, Makrostomie, Zahnstellungsanomalien, submuköse Gaumendefekte, Hörstörungen und gelegentlich Skelettmißbildungen, Faszialisparese und Herzvitien gehören zu diesem Symptomenkomplex.

Die operative Behandlung der Mikrogenie mit Transplantaten und Osteotomien und eine plastische Versorgung der Mikrotie wird erst nach der Pubertät versucht werden können, während Lidplastiken und gehörverbessernde Eingriffe bei Mittelohratresien schon in der Kindheit, etwa im Vorschulalter, durchzuführen sind (S. 132).

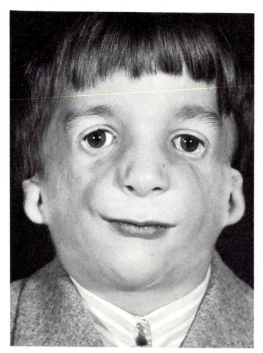

Abb. **30** Franceschetti-Syndrom mit Mikrogenie und Ohrmuschelmißbildung beidseits.

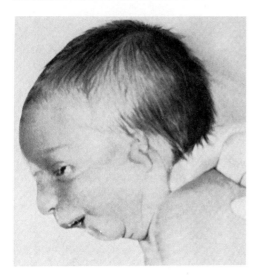

Abb. 31   Robin-Syndrom.

Ein von Grob beschriebenes Syndrom, die *Dysplasia linguofacialis*, zeigt neben Spaltbildungen in Oberlippe und Gaumen eine dysplastische und gespaltene Zunge, Epicanthus, Nasenabflachung, Brachydaktylie, Intelligenzdefekte und weitere Störungen. Die Ursache ist unbekannt.

Krankheiten der Mundorgane

Lippenerkrankungen

Sie beschränken sich bei Kindern vor allem auf eine allgemeine *Cheilitis* mit trockener, rissiger Haut, die von den Kindern beleckt wird, was die Entzündung unterhält und verstärkt. Solche Lippenentzündungen sind insbesondere bei Mundatmern zu finden.

Der Herpes labialis ist als Initialsymptom der Meningokokken-Meningitis und der kruppösen Pneumonie bekannt, wird aber auch bei anderen Infekten wie Grippe, Sepsis, Pyelitis, Mumps, Enzephalitis, seltener bei der Poliomyelitis gesehen. Als Zweitkrankheit nach Masern, Keuchhusten, Scharlach wird eine Herpesmanifestation in der Umgebung des Mundes als Syndrom Pospischill-Feyrter bezeichnet. Mit einem Ekzem kombiniert kann die Herpesinfektion besonders beim Säugling einen schweren, hochfieberhaften Verlauf nehmen. Zur Linderung der lokalen Beschwerden haben sich uns die Bepanthensalbe und Zovirax-Creme bewährt. Weitere Behandlungsmaßnahmen beim Herpes labialis sind zwecklos.

Von allen anderen Lippenveränderungen, die aber hauptsächlich dermatologisches Interesse beanspruchen, sind hier noch zu nennen das *Erythema exsudativum multiforme* mit leicht erhabenen gelblichen bis hämorrhagischen papulösen Effloreszenzen, das *Erysipel*, das von Rhagaden ausgeht und die angeborenen oder traumatisch erworbenen *Angiome*.

Schleimhautentzündungen

Die **Stomatitis herpetica,** auch Stomatitis aphthosa oder Stomatitis maculofibrinosa genannt, zeigt auf Zunge, Mundschleimhaut und Lippen sowie oft auch am Naseneingang zunächst Bläschen, die aber schnell aufplatzen und dann flache, weißlich belegte Erosionen hinterlassen, die einen roten Hof haben und sehr schmerzhaft sind. Neben diesen Veränderungen bestehen oft noch eine diffuse Stomatitis und Gingivitis mit fauligem Mundgeruch und dolenten Schwellungen der regionären Lymphknoten. Als Allgemeinsymptome sind hohes Fieber, Eßunlust und schweres Krankheitsgefühl vorherrschend. Bakterielle Superinfektionen können die prognostisch günstige Erkrankung erheblich verlängern und komplizieren.

Therapie

Antibiotika sind nur bei Superinfektionen indiziert; sonst werden Mundspülungen mit Kamillentee oder mit 1%iger Bepanthenlösung und 1%iger Targesinlösung verordnet. Bei schweren Verläufen und erheblich gestörtem Allgemeinzustand kleiner Kinder können Corticosteroide einen schnellen Umschwung zur Besserung bringen.

Im Anschluß an Masern, Scharlach, Pertussis und andere Infekte kommt es bei Kindern zu plötzlich aufschießenden vesikulären bzw. aphthösen bis zu fingernagelgroßen Veränderungen der Mundhöhle, des Rachens, aber auch der äußeren Umgebung des Mundes und der Nase, die als *Aphthoid* bekannt sind. Es handelt sich wahrscheinlich auch um eine Herpes-Virus-Infektion. Die allgemeinen klinischen Erscheinungen ähneln der Stomatitis aphthosa.

Das *Eczema herpetiforme* (Kaposi) (Pustulosis vacciniformis) ist eine besonders bei Säuglingen vorkommende Kombination einer Herpes-simplex-Infektion mit einem Ekzem. Die Erkrankung ist vor allem an den Lippen, im Gesicht, aber auch auf der Mundschleimhaut lokalisiert.

Herpangina. Ätiologisch handelt es sich bei dieser vor allem im Kindesalter vorkommenden Erkrankung um eine Coxsackie A-Virus-Infektion. Auf der ganzen Mundschleimhaut, hauptsächlich an den Gaumenbögen, treten vereinzelte Bläschen auf, die in kleine, fibrinbedeckte, entzündlich umrandete Ulzera übergehen. Die Gaumentonsillen können ebenfalls entzündlich mitreagieren, wobei mäßige Schluckschmerzen bestehen (herpetic sore throat). Bei der an sich harmlosen Herpangina, die nicht mit der Angina herpetica zu verwechseln ist, werden als Allgemeinsymptome Fieber, Anorexie, Kopf-, Nacken- und Leibschmerzen angegeben. Da auch über Muskelschmerzen und Mattigkeit geklagt wird und die Herpangina vorwiegend während der Sommermonate auftritt, muß immer auch an eine Poliomyelitis im präparalytischen Stadium gedacht werden.

Von den aphthösen Mundschleimhauterkrankungen sind besonders die *Stomatitis aphthosa* und das sog. *Aphthoid* als Herpes-Infektionen des Kindesalters von Bedeutung. Demgegenüber sind die *rezidivierenden (habituellen) Aphthen* nicht infektiös und kommen, wenn überhaupt im Kindesalter, nur bei vegetativ labiler, neuropathischer Veranlagung als einzelstehende, schmerzhafte Effloreszenzen ohne Begleitstomatitis vor. Manchmal scheinen allergische Faktoren (Tomaten) bei der Entstehung der habituellen Aphthen im Spiel zu sein.

Die Stomatitis (Gingivitis) simplex geht mit diffuser Rötung und Schwellung der Mundschleimhaut und der Gingiva einher, die leicht blutet. Die Zunge ist belegt; oft besteht ein unangenehmer Fötor. Diese Form einer allgemeinen Schleimhautentzündung kommt symptomatisch bei schweren, insbesondere septischen Infekten sowie bei bewußtlosen Kindern vor.

Die Stomatitis (Gingivitis) ulcerosa (ulceromembranacea, Plaut-Vincenti) ist bei Kindern relativ selten. Bakteriologisch finden sich neben Fusobakterien pathogene Streptokokken und Staphylokokken, so daß die Ätiologie noch unklar ist. Eventuell spielen unbekannte Viren ursächlich eine Rolle. Neben den Tonsillen (Tonsillitis Plaut-Vincenti) werden Zahnfleisch, Wangenschleimhaut und Zunge von Geschwüren befallen, denen eine schmutzigweißliche Membran aufliegt. Auffallend ist auch der faulige Mundgeruch. Eine schmerzbedingte Dysphagie und hohes Fieber führen bei Kindern relativ schnell zu einem stark reduzierten Allgemeinzustand. Die Halslymphknoten sind dolent und geschwollen. Differentialdiagnostisch muß eine ulzerierende Stomatitis unter Umständen gegen Diphtherie, Agranulozytose, Feersche Krankheit und infektiöse Mononukleose abgegrenzt werden.

Die Behandlung hat neben der Verordnung von anästhesierenden Lutschtabletten auf häufiges Ausspülen des Mundes mit Kamillentee oder Mucidanlösung Wert zu legen. Außerdem kann eine 5%ige Bepanthenlösung lokal angewendet werden. In allen schweren Fällen mit hohem Fieber und bedrohlichen Allgemeinsymptomen müssen Antibiotika und Corticosteroide eingesetzt werden.

Die Soorstomatitis (Candida albicans) beginnt mit einer diffusen Schleimhautrötung, auf der disseminierte weiße Flecken oder Plaques auftreten, die im allgemeinen abwischbar sind, in schweren Fällen von Soorbefall aber recht fest haften können. Bei ernährungsgestörten Säuglingen wird die Candidastomatitis als Ausdruck einer Resistenzerniedrigung oder in anderen Fällen auch als allgemein vermehrte Reaktionsbereitschaft des Organismus gegenüber dem sonst harmlosen Soorpilz aufgefaßt. Die Verschiebung der Mundkeimverhältnisse durch Antibiotika kann in diesen Fällen eine pathogenetische Wirkung haben, indem es sozusagen zu einer Störung im physiologischen Kompromißzustand zwischen Organismus und dem an sich saprophytären Keim kommt. Es findet dabei ein Übergang „vom Saprophytismus zum Parasitismus" statt (Schuermann). Eine Ausbreitung auf die Schleimhäute des Magen-Darmtraktes, der oberen und tiefen Luftwege und schließlich die Entstehung einer tödlich endenden Candida-Sepsis sind möglich.

Behandlung. Bei leichtem Soorbefall bewährt sich auch heute noch die lokale Anwendung von Borax-Glycerin. Bei ausgedehnten Kolonien sollten immer die spezifisch wirkenden

Antimykotika Nystatin (Moronal) und Miconazol als Gel oder Amphotericin B angewendet werden. Das Abklingen einer Candidosis ist grundsätzlich von der Beseitigung der Grundkrankheit und dem Absetzen der Antibiotika abhängig.

Eine *allergische Stomatitis* kommt als Überempfindlichkeitsreaktion auf Medikamente oder zahnärztliche Materialien vor. Symptome sind plötzliches Auftreten von Schwellungen, Rötung, Brennen, Hitzegefühl.

Die heute seltene **Aktinomykose** im Mund- und Kieferbereich kommt vorwiegend durch das Eindringen der sonst saprophytären Keime in das Gewebe zustande. Es bilden sich sehr derbe, knotige oder granulierende und abszedierende Infiltrate, die in die Mundhöhle oder nach außen durchbrechen und aus Fisteln einen blutig tingierten, körnigen Eiter entleeren (Abb. 32). Pathogenetisch sind neben kranken Zähnen lokale Noxen durch Verletzungen oder Fremdkörper, aber wahrscheinlich ebenso eine allgemeine Disposition von Wichtigkeit. Der histologische Befund mit gemischt exsudativ-produktiver Entzündung und typischen Drusen, die oft nur schwer zu entdecken sind, sowie der Erregernachweis, der auch serologisch möglich ist, sichern die Diagnose. Eine torpide Osteomyelitis, Mundbodenphlegmonen und spezifische Prozesse können klinisch ähnlich aussehen. *Therapeutisch* werden Antibiotika empfohlen, jedoch ist die Prognose vorsichtig zu stellen.

Mundwinkelgeschwüre (Faulecken) haben keine ätiologische Beziehung zu bestimmten Erregerarten (manchmal findet sich Candida albicans), sondern treten als Begleiterscheinungen bei Diphtherie, Scharlach sowie manchmal bei hypochromen Anämien auf. Falsch ernährte Kinder (Ariboflavinose) und solche mit Verdauungsstörungen neigen zu Mundwinkelgeschwüren.

Eine *Makrulie*, d.h. die entzündliche oder nichtentzündliche Hyperplasie der Gingiva, ist ein Symptom zahlreicher Erkrankungen, so z.B. der C-Avitaminosen, der Dysthyreosen, Myelosen und Retikulosen, der infektiösen Mononukleose und verschiedener anderer Blut- und Infektionskrankheiten. Sie wird aber auch bei Behandlung mit Hydantoin-Präparaten gesehen. Als essentielle Fibromatosis gingivae mit mächtigen Zahnfleischwucherungen ist die Makrulie auch im Kindesalter bekannt. Ätiologisch ist die Erkrankung unklar. Braunfärbungen von Zunge, Lippen und Mundschleimhaut werden beim Morbus Addison gesehen.

Tiefgreifende Entzündungen

Mundbodenentzündungen. Die tiefen Weichteilentzündungen des Mundes betreffen hauptsächlich den Mundboden. Diese teils phlegmonösen, teils abszedierenden Prozesse breiten sich hauptsächlich in den Bindegewebsräumen der Regio sublingualis aus und entwickeln sich entlang den Gefäßen und Nervenscheiden zum Hals und zum Mediastinum hin. Man unterscheidet entsprechend den Bindegewebslogen Sublingual-, Submaxillar- und Submentaleiterungen sowie Abszesse im Raum zwischen den Mm. genioglossi an der Zungenwurzel (Abb. 33).

Diese klinisch recht bösartigen, tiefen Entzündungen entwickeln sich von Zahnherden, Schleimhautverletzungen, kleinen Fremdkörpern oder einer sublingualen Lymphadenitis aus. Gelegentlich können sie fortgeleitet von Entzündungen des lymphatischen Rachenrings

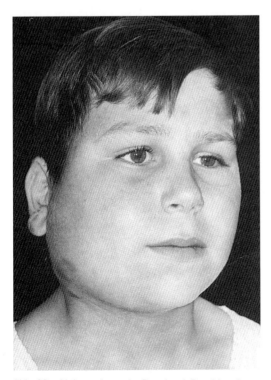

Abb. **32** Aktinomykose der Parotis mit Druchbruchserscheinungen am rechten Kieferwinkel. Nach Exstirpation des erkrankten Gewebes schnelle Heilung.

entstehen. Entsprechend ihrer Lokalisation führen die Mundbodenphlegmonen teils zu massiven enoralen Schwellungen, welche die Zunge verdrängen, teils zu äußeren Schwellungen am Hals in der Regio suprahyoidea. Immer kommt es zu erheblichen Schluckbeschwerden und in schweren Fällen zu Atmungsstörungen durch eine entzündliche Kompression bzw. ein kollaterales Glottisödem. Das Fieber ist meist hoch, manchmal septisch, der Allgemeinzustand der Kinder entsprechend schlecht.

Therapie

Therapeutisch steht die chirurgische Entlastung vom Mund her oder bei hochgradiger Kieferklemme auch von außen im Vordergrund. Das gilt ebenso, wenn eine Einschmelzung klinisch nicht sicher nachweisbar ist. Nach Inzision der Haut oder Schleimhaut wird möglichst stumpf vorgegangen. Die Prämedikation von Atropin ist bei allen Mund- und Halseingriffen besonders wichtig.

Zungenerkrankungen

Ähnliche klinische Symptome wie die Mundbodenabszesse verursachen auch die *Zungenabszesse,* die von einer Angina lingualis ausgehen oder durch Verletzungen und kariöse Zähne hervorgerufen werden.

Als krankhafte Zungenveränderung ist die *phlegmonöse diffuse Glossitis* bekannt, die bei Kindern allerdings selten oder nur im Verlauf schwerer Infekte oder nach Traumen einmal auftritt.

Gelegentlich findet sich auch bei Kindern die *Lingua geographica* mit girlandenförmigen, grauen Säumen, die zentrale rosa bis tiefrote Zungenpartien begrenzen und als harmlose, vorübergehende Veränderung anzusehen ist. Es handelt sich um oberflächliche, chronisch entzündliche Vorgänge auf der Zunge und Mundschleimhaut, deren Ätiologie ungeklärt ist. Eine Therapie erübrigt sich. Nicht ganz selten kommt auch die von tiefen Furchen durchzogene *Lingua plicata* vor. Diese sog. Faltenzunge kann mit angeborenen Fehlbildungen wie Mongolismus, Kretinismus, Klumpfüßen, Spaltbildungen kombiniert sein. Eine *Atrophie der Zunge* mit glatter Oberfläche ohne Papillen muß an Zöliakie und Pellagra denken lassen.

Ein *Zungenbelag,* aus Epithelien, Speiseresten, Bakterien, Schleim und verschiedenen Lipoiden bestehend, weist bei Kindern auf eine falsche Ernährung hin, kommt aber auch bei verschiedenen infektiösen Erkrankungen vor. Eine belegte Zunge sollte in ihrer diagnosti-

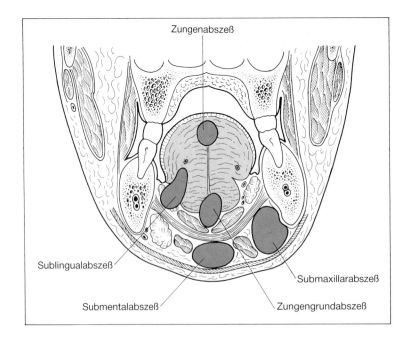

Abb. **33** Schematische Darstellung der Abszeßbildungen im Zungen-Mundbodenbereich nach Jents.
1 = Zungenabszeß;
2 = Sublingualabszeß;
3 = Zungengrundabszeß;
4 = Submentalabszeß;
5 = Submaxillarabszeß.

Krankheiten der Mundorgane 67

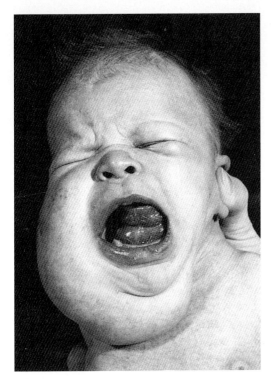

Abb. **34** Kongenitales Lymphangiom von Gesicht und Hals. Unter der Zunge ist ein Wulst von Lymphangiomgewebe zu erkennen (Universitätskinderklinik Mainz).

Ein verkürztes Zungenbändchen kann die Zungenspitze nach unten einrollen und manchmal zu Artikulationsstörungen des Zungen-R und des S-Lautes führen. Es ist das jedoch viel seltener der Fall als angenommen wird, so daß Sprechschwierigkeiten durch „Lösen des Zungenbändchens" nicht zu beheben sind. Wichtiger ist es, in diesen Fällen die Behandlung bei Logopäden einzuleiten.

Tumoren im Mundbereich

Am häufigsten kommen im Säuglings- und Kindesalter *Lymphangiome,* auch Hämangiome oder gemischte Tumoren dieser Art vor, die zu erheblicher, schnell zunehmender Anschwellung vorwiegend der Zunge, des Mundbodens und der Wangen führen können. Intermittierende Entzündungserscheinungen komplizieren das klinische Bild. Neben Atmungs- und Ernährungsschwierigkeiten sind häßliche Entstellungen mit Makroglossie und Makrocheilie zu verzeichnen. Eine maligne Entartung zu Angiosarkomen wurde beobachtet (Abb. **34**). (S. 82.)

Klinisch wichtig sind auch *Zysten,* die im Mundboden und am Zungengrund vorkommen. Derartige Zystenbildungen sind angeboren und gehen vom Ductus thyreoglossus, von versprengtem Schilddrüsengewebe aus oder es sind Dermoidzysten. Sie können schwere Erstickungsanfälle auslösen, ja sogar unerkannt zum Tode führen, wie das eine eigene Beobachtung zeigte. Bei älteren Kindern bilden sich manchmal entzündliche und traumatische Zysten im Mundbereich. Hierher gehört auch die *Ranula* (S. 71).

Bei den *Leukosen* werden an Tonsillen und Zahnfleisch tumoröse Anschwellungen gesehen, neben denen nekrotische Partien und Hämorrhagien bestehen können. *Sarkome* im Mund kommen auch bei Kindern vor.

Hämorrhagien der Mund- und Rachenschleimhaut haben ein besonderes differentialdiagnostisches Interesse und sind u. a. verdächtig auf infantilen Skorbut bei vitaminarm ernährten Säuglingen und Kindern. Dabei bestehen flächenhafte Blutungen unter der Schleimhaut und eine leicht blutende Zahnfleischhypertrophie. Im Gegensatz zur echten Hämophilie, die ebenfalls ausgedehntere Schleimhauthämorrhagien aufweist, zeigt die thrombopenische

schen und prognostischen Bedeutung allerdings nicht überschätzt werden. Demgegenüber ist bei *Zungenbrennen* immer nach einem Diabetes mellitus zu fahnden. Die Möller-Hunter-Glossitis bei perniziöser Anämie ist bei Kindern sehr selten.

Eine Makroglossie findet sich angeboren beim Morbus Down und dem Hypothyreoidismus. Die Kinder sind durch das Heraustreten der hyperplastischen Zunge vor den Mund gekennzeichnet.

Eine weitere Ursache einer Makroglossie ist ein angeborenes Lymphangiom bzw. Hämangiom, das, klein- oder großzystisch, Zungengrund und Zungenkörper durchsetzt oder durch Zungenbiß und Zungenquetschung traumatisch entstehen kann. Aus ungeklärter Ursache kann sich bei älteren Kindern eine Hemimakroglossie auf muskulärer Basis entwickeln. Eine nur relative Makroglossie besteht bei frühgeborenen Kindern.

Purpura (Werlhof) mehr punktförmige bis kleinflächige petechiale Blutungsherde.

Verletzungen

Am häufigsten bei Kindern sind Pfählungsverletzungen des Gaumens, die chirurgisch behandelt werden müssen (Tetanus-Serum!). Relativ harmlos, oft aber stark blutend ist der *Zungenbiß*, der auch unversorgt nur selten zu sekundären Infektionen führt. Das *Zungenbandulkus* ist pathognomonisch für einen Keuchhusten, kommt aber nur bei durchgebrochenen unteren Schneidezähnen vor. *Verbrühungen* betreffen weniger die Mund- als vielmehr die Kehlkopfschleimhaut, da es der Dampf ist, der die Schleimhaut verbrüht. *Verätzungen* hinterlassen dagegen ihre Spuren vorwiegend auf dem Zungenrücken, der Schleimhaut des Gaumens und des Pharynx. Die Behandlung wird bei den Ösophagusverätzungen besprochen (S. 73).

Krankheiten des Rachens

Die Krankheiten des Rachens beschränken sich im Kindesalter auf die *akute Pharyngitis* mit hohem Fieber, Schluckschmerzen und Hustenreiz. Betroffen ist meist nicht nur die Pharynxschleimhaut, sondern auch der Nasopharynx mit den Adenoiden.

Der verursachenden Virusinfektion folgt manchmal eine bakterielle Invasion (bes. Streptokokken, Haemophilus influenzae), die über die Abszedierung retropharyngealer Lymphknoten eine Komplikation der an sich harmlosen Pharyngitis darstellt.

Der *Retropharyngealabszeß* tritt vor allem im frühen Kindesalter auf und äußert sich im Steifhalten des Kopfes, starken Schluckbeschwerden und gelegentlich in einer Dyspnoe. Die Behandlung besteht in der Inzision des sich in den Rachenraum vorwölbenden Abszesses unter massivem Antibiotikaschutz und am hängenden Kopf.

Als seltener *Rachentumor* ist das juvenile Nasenrachenfibrom bei männlichen Jugendlichen anzusehen. Der gutartige Tumor wächst expansiv. Er muß meistens operiert werden (S. 9).

Krankheiten der Speicheldrüsen

Entsprechend der Entstehung der verschiedenartigen Speicheldrüsenerkrankungen bei Kindern kann man im wesentlichen folgende Unterteilung treffen.

Akute Sialoadenitis
1. Bakterielle Infektionen
2. Virale Infektionen (insbesondere Mumps)

Chronische Sialoadenitis
1. Chronisch rezidivierende Parotitis
2. Tuberkulose, Aktinomykose
3. Sialolithiasis

Sialoadenosen
1. Febris uveoparotidea
2. Mikulicz-Syndrom
3. Stoffwechselstörungen mit Speicheldrüsenbeteiligung

Sialome
1. Benigne Tumoren (besonders Angiome)
2. Maligne Tumoren (Karzinom, Sarkom)
3. Semimaligne Tumoren (pleomorphe Adenome)
4. Lymphome (besonders bei lymphatischen Systemerkrankungen)

Akute eitrige Speicheldrüsenentzündung (Sialoadenitis)

Im Säuglingsalter, vornehmlich bei dystrophen oder frühgeborenen Kindern, kommen abszedierende Entzündungen einzelner oder mehrerer Speicheldrüsen vor, die von schweren Krankheitsbildern mit septischen Temperaturen und eitrigen Metastasen begleitet sein können. Pathogenetisch handelt es sich um aszendierende Infektionen über die Ausführungsgänge, etwa bei einer Mastitis der Mutter. Oder es kommt zur hämatogenen Entzündung der Speicheldrüsen von Pyodermien oder sonstigen eitrigen Prozessen des kindlichen Organismus, z. B. von einer Nabeleiterung aus.

Unter hohem Fieberanstieg schwellen Parotis- bzw. Submandibularisbereich an und geben zu Verwechslungen mit einer Jochbeinosteomyelitis oder Mundbodenphlegmone Anlaß. Auch zu Durchbrüchen in den äußeren Gehörgang kommt es gelegentlich. Als charakteristisch gilt, wenn sich beim Palpieren der Schwellung eitriges Sekret aus den Ausführungsgängen der betroffenen Speicheldrüse herausdrücken läßt.

Die akute eitrige Sialoadenitis älterer Kinder kann ebenfalls hämatogen entstehen, ist häufiger aber duktogen oder tritt in Begleitung einer Infektionskrankheit auf und ist fast immer einseitig. Die Parotis ist bevorzugt. Als Grundleiden kommen alle Infekte des Kindesalters und schwere konsumierende Erkrankungen in Frage. Gegen eine präaurikuläre Lymphadenitis sind derartige Schwellungen manchmal nur schwer abzugrenzen. Eiteraustritt aus der Papille ist allerdings immer für eine Speicheldrüsenentzündung beweisend. Die Indikation zu chirurgischem Vorgehen besteht bei drohendem Durchbruch, hochfieberhaften Allgemeinsymptomen und bei mangelhafter Rückbildung trotz intensiver konservativer Therapie. Nach Inzision eines demarkierten Speicheldrüsenabszesses ist eine Speichelfistel nicht zu befürchten.

Virusbedingte Speicheldrüsenerkrankungen

Da die Speicheldrüsen Ausscheidungsorgane bei zahlreichen Viruserkrankungen sind, werden neben Drüsenschwellungen bei einer *Influenza, Herpangina* oder *Hepatitis epidemica* Anschwellungen der Parotispapillen gesehen, die als Bürgersches Zeichen bei Viruserkrankungen bekannt sind.

Bei Säuglingen, insbesondere bei Frühgeborenen, wird mitunter eine Anschwellung der Speicheldrüsen als Ausdruck einer diaplazentar übertragenen Viruserkrankung, die *Zytomegalie,* gesehen. Es gibt verschiedene enterale, pulmonale, renale und zerebrale Verlaufsformen der Zytomegalie, die sehr wechselhafte und schwere Symptome aufweisen und durch Riesenzellbildungen, insbesondere auch in der Parotis, charakterisiert sind. Diagnostisch werden der Nachweis von zytomegalen Riesenzellen im Speichel, Urin und Stuhl sowie eine Komplementbindungsreaktion im Serum herangezogen.

Durchaus nicht immer werden nur die Kopfspeicheldrüsen bei der *Parotitis epidemica* befallen, sondern nur etwa in 85% aller Mumpsfälle, wobei ⅔ der Kinder doppelseitige, ⅓ einseitige Schwellungen aufweisen. In ca. 10% sind auch die Submandibulardrüsen erkrankt. Als Komplikationen werden Orchitis und die zumeist benigne Meningoenzephalitis gesehen. Immer ist bei Mumps die Speichelsekretion vermindert, und die Gangmündungen sind gerötet. Da nur wenige Tage nach dem klinischen Erkrankungsbeginn Viren ausgeschieden werden, genügt es, wenn die Kinder eine Woche hindurch isoliert werden. Zur Sicherung der Diagnose haben sich Komplementbindungsreaktionen bewährt. Außer symptomatischen Mitteln wie Antipyretika und Bettruhe als Komplikationsprophylaxe erübrigt sich eine Behandlung der unkomplizierten Mumpserkrankung. Da als Komplikationen (meistens einseitige) Schallempfindungsstörungen gesehen werden, die oft längere Zeit unerkannt bleiben, ist die Prüfung der Hörfunktion nach einer Mumpserkrankung unabdingbar (S. 126).

Chronisch rezidivierende Parotitis im Kindesalter

Die Pathogenese dieser Erkrankung ist nicht ganz klar. Einerseits scheinen angeborene Gangmißbildungen, besonders Erweiterungen, eine Rolle zu spielen, andererseits führen entzündlich bedingte sekundäre Stenosen und Ektasien des Gangsystems zu einer Abflußbehinderung. Diese begünstigt wiederum aufsteigende Infekte. Daneben sind wahrscheinlich auch funktionelle Faktoren wie Sekretionsstörungen und ungenügende Sphinktertätigkeit des M. buccinatorius oder sogar allergische Ursachen zu diskutieren.

In der Regel handelt es sich um eine *duktogene Entzündung,* bei der bakteriologisch Streptokokken und Staphylokokken vorherrschen. Die Erreger gelangen vom Mund, von Tonsillen- oder Zahnherden aus aszendierend in die Parotis und führen zu einer vorwiegend das Gangsystem betreffenden Entzündung.

Demgegenüber wird von *glandulären Entzündungen* gesprochen, wenn vorwiegend das Parenchym der Drüsen befallen ist und sich typische sialographische Befunde mit ungenügender Darstellbarkeit der feinsten Gangverästelungen ergeben. Diese selteneren glandulären Verlaufsformen dürfen wohl als Rezidive von primären akuten Parenchymentzündungen angesehen werden oder sind Mischformen einer auf die Umgebung übergreifend primär duktogenen Sialoadenitis.

Verlauf und Diagnose

Schon vom 2. Lebensjahr ab können Kinder an einer rezidivierenden Parotitis, die in mehr oder weniger akuten, auch fieberhaften und schmerzhaften Attacken verläuft, erkranken.

Zwischen solchen Schüben können wochen- bis jahrelange symptomfreie Intervalle eingeschaltet sein.

Der Palpationsbefund bei der chronisch rezidivierenden Parotitis ist auch im Stadium der klinischen Symptome uncharakteristisch, die Drüse im ganzen meist etwas geschwollen und leicht schmerzhaft, die Haut aber nicht entzündlich verändert, das Allgemeinbefinden ungestört. Bei Druck auf die Drüse entleert sich regelmäßig aus der Papille im Mund ein milchiges oder flockiges Exsudat. Besonders wichtig für die Diagnose und die Differentialdiagnose gegenüber Lymphomen, Steinen, Tumoren und nicht entzündlichen Schwellungen ist die Ultraschalldiagnostik und das Kernspintomogramm, außerdem die Sialographie, die auch bei Kindern ohne weiteres durchführbar ist und die bei der chronisch rezidivierenden Parotitis typische traubenartige Erweiterungen der Gangaufzweigungen erkennen läßt (Krepler, Wiedemann) (Abb. 35).

Technik der Sialographie. Nach vorheriger medikamentöser Ruhigstellung läßt sich ein dünn ausgezogenes Polyvinylröhrchen leicht in den Hauptgang einige Millimeter weit hineinschieben. Mit mäßigem Druck wird ein Kontrastmittel instilliert, bis ein Spannungsgefühl angegeben wird. Bei liegender und durch sanftes Aufbeißen fixierter Sonde wird sodann eine Röntgenaufnahme gemacht.

Therapie

Die Behandlung der chronisch rezidivierenden Parotitis besteht in Instillationen von Antibiotika nach vorheriger Resistenzbestimmung direkt in die Drüse sowie in Wärmeanwendungen, vorsichtigem Ausmassieren und eventuell kleindosierten Röntgenreizbestrahlungen. Die Erfolge sind leider oft unbefriedigend, weil das Grundleiden, die Mißbildung des Gangsystems, weiterbesteht. Bei therapieresistenten Fällen führen die Resektion und Ligatur des Duktus parotideus u. U. sogar eine Parodektomie weiter (Székely).

Von den **Systemerkrankungen** mit Parotisschwellung ist die *Febris uveoparotidea* (Heerfordt) zu nennen, die mit einer Fazialisparese und Polyarthritis kombiniert sein kann und histologisch epitheloidzellige Granulome in den Speicheldrüsen erkennen läßt. Nach Beobachtungen von Fanconi kann eine rezidivierende Sialoadenose auch mit einer serösen Meningitis und Herpeseruptionen zusammen vorkommen. Von einem *Mikulicz-Syndrom* wird dann gesprochen, wenn Tränendrüsen sowie die großen Kopfspeicheldrüsen, meist bei Leukosen oder Reticulosen, aber auch infolge gutartiger Prozesse insgesamt vergrößert sind. Das *sog. benigne Sarkoid* (Besnier-Boeck-Schaumann) zeigt tuberkuloide Granulationen außer in Lunge, Haut und Augen in den Speicheldrüsen. Übergänge zur echten Tuberkulose sind möglich.

Andere Erkrankungen der Speicheldrüsen

Weitere Speicheldrüsenschwellungen werden im Kindesalter bei der *Tuberkulose* und *Aktinomykose* in Form einer Lymphknotenbeteiligung mit und ohne Ergriffensein des Drüsenparenchyms beobachtet. Die *Parotistuberkulose* kommt in seltenen Fällen primär als kavernöser Prozeß im Parenchym vor und ist dann lymphogen oder duktogen zu denken. Außerdem sind die bei Kindern seltenen *Konkrementbildungen*, Zysten und angeborenen intrakapsulären *Angiome* zu erwähnen. *Mischtumo-*

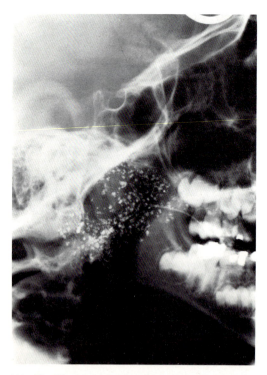

Abb. **35** Chronisch rezidivierende Parotitis mit typischen Gangauftreibungen bei Röntgenkontrastdarstellung.

ren und *Sarkome* sind sehr selten, wurden allerdings schon im Alter von 2 Jahren gesehen. Wie beim Erwachsenen können ausnahmsweise auch bei Kindern *intraglanduläre Lymphome* Speicheldrüsentumoren vortäuschen. In allen derartigen Fällen wird nach Ultraschalldiagnostik und Feinnadelbiopsie eine Probeexzision bzw. Exstirpation nicht zu umgehen sein, soweit die Schwellungen auf eine konservative Therapie nicht ansprechen. Bei der *Leukämie* werden ebenfalls Speicheldrüsenschwellungen beschrieben. Vergrößerungen der Kopfspeicheldrüsen, wie sie beim *Myxödem*, beim *Diabetes*, bei der *Dystrophie* infolge von Stoffwechselstörungen und bei Erkrankungen endokriner Organe vorkommen, lassen an inkretorische Funktionen der Speicheldrüsen denken. Diese Zusammenhänge sind aber noch nicht ganz geklärt. Als klinische Manifestation kommt die Parotitis auch bei AIDS im Kindesalter vor. Bei Verdacht (HIV-infizierte Mutter) ist eine Labordiagnostik zwingend (Wahn und Mitarb.).

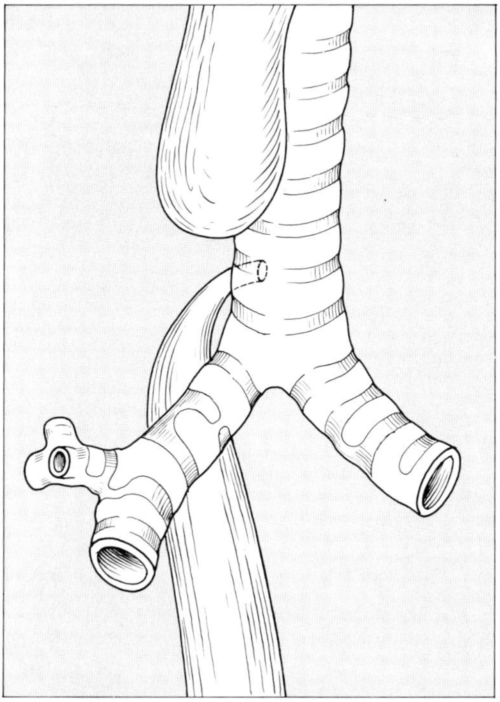

Therapie. Konkremente sind chirurgisch zu entfernen. Oft genügt es, den Gang zu schlitzen und den Stein herauszuluxieren. Der endoskopische Lasereinsatz bleibt bisher wenigen Spezialisten vorbehalten. Lymphknoten, Zysten und Angiome werden exstirpiert, letztere möglichst frühzeitig, weil sie eine oft erhebliche Wachstumstendenz aufweisen. Radiologische Maßnahmen kommen bei großen und nicht operablen Angiomen sowie bei anderen derartigen Tumoren im Säuglingsalter in Betracht. Mischtumoren sollten wegen ihrer Neigung zur Entartung immer mit der totalen bzw. subtotalen Parotektomie behandelt werden. Eine Bestrahlung ist unzweckmäßig.

Die Ranula, eine angeborene Retentionszyste der Gl. sublingualis wölbt sich als blaugrauer Zystensack am Mundboden unter der Zunge vor und ist mit einer klaren eiweißhaltigen, daher fadenziehenden Flüssigkeit angefüllt. Die Totalexstirpation sollte angestrebt werden.

Speichelfluß ist Ausdruck einer Reflexstörung des Schluckvorganges. Als Ursachen sind Hirnschäden, Enzephalitiden und Entzündungen der Mund- und Rachenschleimhaut anzusehen. Medikamente sind nicht zu empfehlen, wohl aber mund- und schluckmotorische Übungen.

Krankheiten der Speiseröhre

Fehlbildungen

Atresie. Neben den seltenen Agenesien, Teilverwachsungen und Stenosen des Ösophagus sind es die *Ösophagusatresien* (eine auf 3000 Geburten), die ein unmittelbares klinisches Interesse haben. Morphologisch liegen die Verhältnisse so, daß in fast 90% aller Atresien der längere obere Ösophagusteil blind endet, während der untere in Höhe der Bifurkation in die Trachea einmündet (Abb. 36). Zusammenhänge zwischen diesem Typ der Ösophagusatresie und der Entwicklung des Aortenbogens wurden durch Wojta wahrscheinlich gemacht.

Die angeborene *Ösophagotrachealfistel* mit, in seltenen Fällen aber auch ohne Atresie, kann schon in den ersten Lebensstunden erkannt werden und hat bei der heute hochentwickelten

Abb. **36** Darstellung einer Ösophagotrachealfistel. Der obere Ösophagusteil ist atretisch, der untere mündet oberhalb der Bifurkation in die Trachea. Dies ist die häufigste Art der Ösophagusmißbildungen.

Narkose- und Operationstechnik nicht einmal schlechte Heilungsaussichten, sofern nicht andere schwere Mißbildungen (in 25–30% aller Fälle) die Prognose trüben.

Als **typische Symptome** einer Ösophagusatresie sind das Herauswürgen von schleimigen Massen kurz nach der Geburt sowie das Erbrechen und Aspirieren der Nahrung und dadurch verursachte Erstickungsanfälle anzusehen (rezidivierende Zyanose). Infolge einer Ösophagotrachealfistel sammelt sich in Magen und Darm sehr bald Luft an, die den Leib aufbläht.

Mit einer dünnen, von oben eingeführten Magensonde läßt sich eine Atresie im allgemeinen leicht nachweisen. Die *Röntgenkontrastaufnahme* – wegen der Aspirationsgefahr ist das wäßrige (!) Kontrastmittel vorsichtig einzubringen – klärt die Sachlage endgültig. Da Komplikationen wie eine Bronchopneumonie oder Exsikkation die Lebensaussichten des Säuglings mit Ösophagusatresie schnell verschlechtern, ist schon bald nach der Geburt eine Operation indiziert.

Kleinere Ösophagotrachealfisteln ohne Atresie weisen jenseits des Säuglingsalters unbeeinflußbare Bronchitiden, Meteorismus und Hustenattacken bei der Nahrungsaufnahme auf.

Das angeborene *Ösophagusdivertikel* ist sehr selten und führt zu ähnlichen Symptomen wie eine Atresie der Speiseröhre.

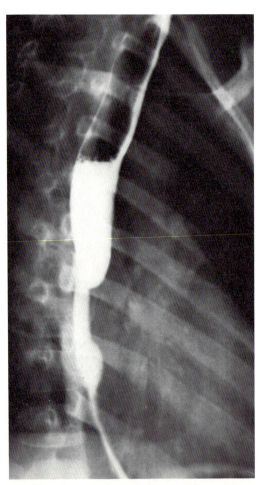
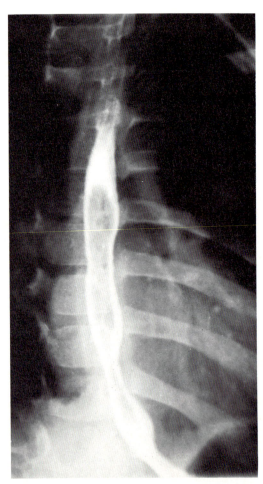

Abb. 37 Kontrastdarstellung einer Ösophagusverätzung bei einem 3jährigen Kind mit erheblicher Strikturierung (links), und nach Bougiebehandlung einige Monate später. Das Kind wurde erst 3 Wochen nach der Verätzung zur klinischen Behandlung gebracht, als die Nahrungsaufnahme nicht mehr möglich war.

Stenosen des Ösophagus verursachen oft erst in späteren Jahren Schluckstörungen, eine Ösophagitis und zunehmende Dystrophie.

Speiseröhrenverätzungen

Während *Säuren* infolge Fällung des Zelleiweißes mehr oberflächlich und kurzwirkende Zerstörungen der Schleimhaut mit Bildung weißlicher Schorfe bewirken und daher prognostisch relativ günstig zu beurteilen sind, haben *Laugen,* zu denen viele Desinfektions- und Reinigungsmittel gehören, durch ihre korrosive Wirkung eine tiefergreifende Zerstörung des Gewebes zur Folge. Narbenbildungen, Perforationen und Stenosen auch im Bereich von Kardia und Pylorus kommen daher bei Laugenverätzungen viel häufiger vor. Sie setzen später ein als die Narbenveränderungen nach Säureeinwirkung (Abb. **37**).

Die Gefahren einer Verätzung der oberen Speisewege bestehen zunächst in einer Verschwellung und Stenosierung des Kehlkopfeinganges, die bei Kindern mitunter eine Tracheotomie notwendig machen. Eine akute Ösophagusperforation, eine Peritonitis oder Mediastinitis kommen nur bei besonders schweren Verätzungen einmal vor. Später eintretende Komplikationen bestehen in Narbenstrikturen und in Perforationen, die bei der Behandlung gesetzt werden. Nicht allgemein bekannt ist die Tatsache, daß auch leichte Verätzungen unter Umständen eine Stenosierungstendenz aufweisen.

Symptome

Die ersten Symptome hochgradiger Verätzungen sind schockartige Allgemeinerscheinungen, heftige Schmerzen sowie manchmal blutiges Erbrechen und später teerähnliche Durchfälle. Eine Hämaturie ist in solchen Fällen Ausdruck der toxischen Nierenschädigung.

Therapie

Der Allgemeinintoxikation ist durch intensive therapeutische Maßnahmen sofort zu begegnen und in schweren Fällen eine Vergiftungszentrale einzuschalten.

Sofortmaßnahmen. Die Behandlung frischer Verätzungen verlangt spezielle Erfahrungen und ein feines therapeutisches Fingerspitzengefühl, weil ein „Zuviel" und ein „Zuwenig" hier dicht beieinanderliegen. Da der erstbehandelnde Arzt die Kinder gewöhnlich erst einige Zeit nach der Verätzung sieht, weil außerdem durch Erbrechen dann schon der größte Teil der ätzenden Substanz wieder herausbefördert wurde, ist das Trinken neutralisierender Flüssigkeiten leider meist illusorisch. Zudem nehmen die Kinder dann auch nichts mehr an. Bis zu 4 Stunden nach der Verätzung bietet jedoch ein Therapieversuch mit Neutralisationsmitteln gewisse Chancen (bei Säuren am besten Milch oder Magnesia usta 5%, bei Laugen Zitronen- oder Essigwasser). Magenspülungen sind wegen der Perforationsgefahr der Ösophaguswand durch den eingeführten Schlauch nicht ungefährlich, werden aber auch als unzweckmäßig angesehen, weil therapiebedürftige Verätzungen der Magenschleimhaut so gut wie niemals vorkommen. Sinnvoller erscheint es, Neutralisationslösungen und eine Aufschwemmung von Carbo medicinalis in kleiner Menge mehrmals durch eine dünne weiche Sonde in den Ösophagus einfließen zu lassen. Damit vermeidet man eine weitere schwere Beeinträchtigung des Kindes durch die sehr unangenehme Magenspülung. Bei allen schweren Verätzungen sollten sofort stärker wirkende *Analgetika* gegeben werden und unter Umständen *Sedativa*. Grundsätzlich behandeln wir Kinder mit hochgradigen Verätzungen mit *Kreislaufmitteln* und während der ersten Tage auch mit *Antihistaminika* in Zäpfchenform sowie mit Corticosteroiden (i. v.) und Antibiotika als Infektionsvorbeugung.

Zur Ausschwemmung von Zerfallstoxinen und um einer Flüssigkeitsverarmung vorzubeugen, sind *Infusionen* mit Plasmaersatz oder blutisotonischen Lösungen angezeigt. Mit den Infusionen können alle notwendigen Medikamente wie Kardiaka, Sedativa und insbesondere auch Corticosteroide in optimaler Dosierung und Verteilung in die Blutbahn gebracht werden.

Während bei leichteren Verätzungen die *Ernährung* mit flüssiger und später breiiger Kost schon nach 24 Stunden aufgenommen werden kann, sollten Kinder mit hochgradigen Verätzungen in den ersten Tagen nur parenteral ernährt werden. Das Einlegen einer Dauersonde ist besonders bei jungen Kindern wegen der dadurch verursachten zusätzlichen Belastung und der erforderlichen Ruhigstellung nicht empfehlenswert. Außerdem werden bei Verwendung eines Dauernährschlauches Druckulzera und eine Hemmung der Epithelisierung gesehen. Dagegen kann die *Sondenfütterung* unumgänglich werden, wenn eine Ernährung infolge Spasmen und Schmerzen nicht mehr per vias naturales möglich ist. Bei schwerster Passagebehinderung muß die Anlegung eines perkutanen endoskopischen Gastrostomas (PEG) diskutiert werden, um die Zuführung der notwendigen Nahrung zu gewährleisten und um nötigenfalls eine retrograde Bougierung durchführen zu können. Eine Gastrostomie darf allerdings nur letzter Ausweg sein, da derartige Eingriffe durch die möglichen Komplikationsgefahren von Kindern manchmal nicht gut vertragen werden.

Die hemmende Wirkung von *Corticosteroiden* auf junges mesenchymales Gewebe, in unserem Falle also die Bremsung und Verhinderung der Granulations- und Narbenbildung, ist die pharmakologische Grundlage der Hormontherapie. Dieser therapeutische Effekt wurde tierexperimentell und klinisch vollauf bestätigt. Wenn es gelingt, eine strikturierende Narbenbildung mit der Hormontherapie zu vermeiden, so sind die dabei befürchteten Risiken einer Corticoidmedikation, wie Perforation oder Blutung, ungleich geringer als die Folgen und Gefahren einer schweren narbigen Ösophagusverengung.

Ein hoher Antibiotikaschutz, laufende Blut- und Harnuntersuchungen sowie die gelegentliche Kontrolle des Mineralhaushaltes genügen als Vorsichtsmaßregeln auch bei maximaler Corticosteroiddosierung, die sich jeweils nach den Veränderungen im Ösophagus richtet und variabel gehandhabt werden muß. Dazu bedarf es ständiger ösophagoskopischer Kontrollen.

Unter Berücksichtigung dieser Tatsachen und Forderungen gelten folgende therapeutische

Regeln für die Behandlung bei Ösophagusverätzungen:

1. Bei leichten Verätzungen, insbesondere bei solchen mit Säuren, die keine Stenosen erwarten lassen, erübrigt sich gewöhnlich eine Hormonbehandlung. Die Ösophagoskopie hat in jedem Fall über die Indikation zu entscheiden.
2. In schweren Fällen setzt sofort Corticosteroidmedikation zur Schockbehandlung und als antitoxische Therapie ein. Die Dosishöhe richtet sich nach dem Krankheitsverlauf und dem Alter des Kindes. Sie kann u.U. die Erwachsenendosis erreichen und evtl. mehrere Wochen dauern.
3. Sind die akuten Symptome abgeklungen, sollte nach 3–4 Tagen immer eine vorsichtige Ösophagoskopie Aufschluß über die lokalen Veränderungen bringen, nach deren Ausmaß sich die weitere Verordnung von Corticosteroiden richtet.
4. Solange fibrinöse Beläge, Erosionen oder Ödeme zu finden sind, darf die Hormontherapie nicht abgebrochen werden. Bei Granulationstendenz muß die Dosis u.U. erhöht werden. Die Nebennierenrindenpräparate werden erst dann abgesetzt, wenn die Ösophagusschleimhaut im wesentlichen epithelisiert ist. Wöchentliche Ösophagoskopien geben darüber Auskunft.
5. Sind keine narbigen Stenosen zu erkennen, so kann eine Bougierung unterlassen werden.
6. Antibiotikaschutz, den Abstrichen der Ösophagusschleimhaut entsprechend, und regelmäßige Untersuchungen von Blut und Harn sind erforderlich.
7. Stufenweises Absetzen des Corticosteroids. Abschließend werden eine Röntgen-Breipassage des Ösophagus und Magens und einige endoskopische Nachkontrollen im Abstand von einigen Wochen vorgenommen.

Bougiebehandlung. Ist eine narbige Stenose trotz einer Hormontherapie entstanden oder läßt sich eine Vernarbungstendenz erkennen, so kann auf eine Dehnungsbehandlung nicht verzichtet werden. Allerdings ist man heute mit Bougierungsmaßnahmen eher zögerlich. Die Bougierung hat sofort zu beginnen und muß nach Aufdehnung der Striktur solange fortgesetzt werden, bis eine Neigung zu weiterer Stenosierung nicht mehr zu erkennen ist. Eine solche Behandlung kann je nach Schwere der Vernarbung Monate und sogar Jahre in Anspruch nehmen und erfordert neben großer Erfahrung viel Geduld, Vorsicht und Feingefühl, um die gefürchtete Spätperforation zu vermeiden.

Zu Beginn der Dehnungsbehandlung sind neben kleinen Blutungen häufiger Fieberanstiege zu beobachten, die auf eine Ösophagitis und kleinste Läsionen zu beziehen sind, trotz ihres zunächst ominösen Charakters aber zum Glück meist ohne weitere Folgen vorübergehen.

Ist eine *Perforation* des Ösophagus entstanden, die zunächst relativ symptomlos sein kann, sich dann aber meist in hohem Fieber

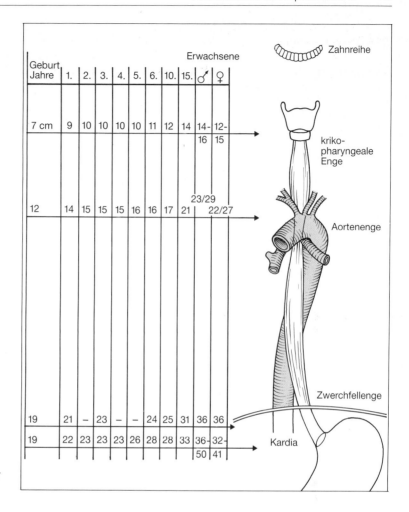

Abb. 38 Distanztabelle der Ösophagusengen.

und zunehmenden Schmerzen in Brust und Rücken sowie in einer Bauchdeckenspannung äußert, so muß eine röntgenologische Kontrolle mit vorsichtiger Kontrastfüllung (durch eine Sonde) vorgenommen werden. Wenn die Perforation sichergestellt ist, sind Corticosteroide unbedingt abzusetzen und hochdosierte Breitbandantibiotika sowie eine kurzzeitige Nahrungskarenz anzuordnen. Meist schließt sich der Durchbruch von selbst. In schweren Fällen muß unter Leitung des Auges bei der Ösophagoskopie eine dünne Sonde gelegt werden, durch die das Kind eine Zeitlang ernährt wird. Die folgende Bougierung sollte in jedem Fall über einen Faden erfolgen, der durch den Intestinaltrakt eingelegt wird. Luftblasenansammlung im seitlichen Hals mit „Knistern" bei der Palpation weist auf ein intrathorakales Emphysem hin. Sofort Röntgendiagnostik!

Bei *Strikturrezidiven*, die fast immer auf eine zu früh beendete Dehnungstherapie zurückzuführen sind, muß von neuem angefangen werden, was besondere Schwierigkeiten mit sich bringt. Gelingt es auch mit den feinsten Bougies nicht, die Striktur zu passieren, so kann das *Seiffertsche Stenosebesteck* herangezogen werden. Es wird ein mit einer kleinen Metallkugel bewehrter Draht möglichst unter Sicht durch die engste Stelle geleitet und über den Draht Metalloliven zur Aufdehnung der Striktur geschoben. Nach genügender Erweiterung der Stenose kann die Bougiebehandlung eingeleitet werden.

Eine *operative Versorgung* von außen muß dann erwogen werden, wenn infolge einer Perforation eine Mediastinitis bzw. Peritonitis entstanden ist oder wenn Narbenstrikturen therapieresistent sind. Kleine Vernarbungen und Segelbildungen lassen sich laserchirurgisch erfolgreich entfernen.

Verbrühungen der oberen Speisewege sind weit weniger gefährlich als Verätzungen, aber wegen der Glottisödeme gefürchtet. Sehr selten schluckt ein Kind eine so heiße Flüssigkeit, daß es durch Verbrühung der Ösophagusschleimhaut zu strikturierenden Vernarbungen kommt. Die Therapie gleicht dann der bei Verätzungen.

Ösophagusfremdkörper

Fremdkörper in den Speisewegen sind bei Kindern häufig, aber meist harmlos. *Drei Engen* können den Fremdkörper im Ösophagus festhalten: die Kehlkopfenge hinter dem Ringknorpel – hier bleiben die meisten Fremdkörper stecken – die Aortenenge in Höhe der Bifurkation und die Zwerchfellenge oberhalb der Kardia (Abb. **38**).

Diagnostik

Neben Brechreiz und in den Rücken ausstrahlenden Schmerzen müssen plötzliche Hustenattacken den Verdacht auch auf einen Ösophagusfremdkörper aufkommen lassen. Diagnostisch steht zunächst die röntgenologische Untersuchung im Vordergrund, die in jedem unklaren Fall in verschiedenen Ebenen und bei nichtschattengebenden Fremdkörpern mit Kontrastmitteln vorgenommen werden kann.

Auch bei harmlos erscheinenden, also runden und glatten Fremdkörpern (Münzen, Knöpfe) sollte man nicht länger als 12 Stunden mit einer Ösophagoskopie warten, da sonst Drucknekrosen, Abszesse und Blutungen gefahrvoll im Hintergrund stehen. Spitze und kantige Fremdkörper müssen unverzüglich angegangen werden. Dabei kann die Anwendung von Muskelrelaxantien von Vorteil sein. Der blinde Extraktionsversuch ist in jedem Falle streng kontraindiziert. Es muß beachtet werden, daß die Lage der Ösophagusfremdkörper von Kindern oft höher angegeben wird, während Corpora aliena, die im Rachen stecken, tiefer lokalisiert werden.

Therapie

Die Extraktion eines Ösophagusfremdkörpers gestaltet sich beim Kind deshalb oft schwierig, weil das Rohr entweder an dem schlecht erkennbaren Gegenstand immer wieder vorbeigleitet oder weil die Extraktion eingespießter und verhakter Fremdkörper nicht sogleich gelingt. Ist der Fremdkörper bei einem Extraktionsversuch in den Magen abgerutscht, so kann unter Röntgenkontrolle sein natürlicher Abgang bis zu einigen Wochen abgewartet werden, besonders, wenn er nicht scharf oder spitz ist. Gastrische oder enterale Symptome verbieten ein längeres Warten und indizieren eine Laparotomie. Die beliebte Verordnung von „Beförderungsspeisen" wie Kartoffelbrei, Sauerkraut, Brot usw. ist bei festsitzenden Fremdkörpern nur dann erlaubt, wenn sie klein und glattwandig sind. Nadeln gehen im allgemeinen komplikationslos per vias naturales ab. Nach einer Fremdkörperextraktion sollte eine 12- bis 24stündige Nahrungskarenz eingehalten und dann erst die Ernährung mit flüssigen Speisen begonnen werden. Der Verdacht auf eine fremdkörperbedingte Ösophagusperforation macht neben Röntenkontrastdarstellungen ein besonders behutsames Vorgehen und das Einlegen einer Nährsonde erforderlich.

Außer den akuten Fremdkörpern, die durch ihre charakteristischen Symptome leicht zu erkennen sind, bereitet der *„chronische Ösophagusfremdkörper"* oft große diagnostische und therapeutische Schwierigkeiten. Eine granulierende und ulzerierende Ösophagitis, durch ein unerkanntes Corpus alienum hervorgerufen, kann auf das Mediastinum und die Luftwegeschleimhaut übergreifen und zu Symptomen mit Fieber, Husten und Nahrungsverweigerung führen, die a priori nicht an einen Ösophagusfremdkörper denken lassen. Auch bei einer Röntgenuntersuchung und sogar bei der Ösophagoskopie werden die in Granulationen versteckten Fremdkörper nicht selten übersehen. Es muß daher auch dem geringsten Fremdkörperverdacht mit diagnostischer Akribie nachgegangen werden, da unentdeckte und unbehandelte Speiseröhrenfremdkörper auf die Dauer hohe, ja tödliche Gefahren in sich bergen.

Pharynx- und Hypopharynxfremdkörper verursachen neben Würgen und Erbrechen auch Erstickungszeichen und heftigste Hustenanfälle. Sind es größere Fremdkörper, so kann man sie manchmal mit dem Finger herausbefördern, wobei das Kind mit dem Kopf nach unten gehalten wird. Kleinere spitze Fremdkörper, die sich in die Tonsillen, die Rachenwand oder den Zungengrund eingespießt haben, lassen sich oft besser mit dem Finger als mit dem Auge erkennen. Ihre Entfernung ist wegen der Abwehrreaktionen des Kindes oft nur in Narkose möglich. Als Komplikationen solcher Fremdkörper werden Phlegmonen und Abszesse gesehen.

Ösophagitis

Entzündungen der Speisenröhrenschleimhaut werden durch lokale Noxen wie Fremdkörper, Verbrühungen oder den Rückfluß von Magensaft hervorgerufen. Besonders bei zarten, widerstandslosen Kindern kommt eine Ösophagitis im Verlaufe schwerer Erkrankungen wie Meningitis, Enzephalitis, Sepsis vor. Als unmittelbar infektbedingt tritt eine Ösophagitis gelegentlich bei Scharlach und mit fibrinösen Auflagerungen auch bei der Diphtherie auf. Schwere absteigende Soorinfektionen können ebenfalls die Ösophagusschleimhaut befallen. Dysphagie, Spasmen und mitunter brennende Schmerzen hinter dem Brustbein und im Rücken sind die Hauptsymptome. Schleimhauterosionen führen zu sanguinolentem Erbrechen. Besonders bei der Refluxösophagitis bleiben manchmal narbige Strikturen zurück. Antibiotika, eine medikamentöse (Atropin) und diätetische Ruhigstellung sind die Behandlungsmethoden bei entzündlichen Veränderungen des Ösophagus.

Die portale Hypertension älterer Kinder hat *Ösophagusvarizen* mit schweren Blutungen zur Folge. Ösophagoskopie und Röntgenbreipassage zeigen in solchen Fällen typische variköse Veränderungen. Die Behandlung der Ösophagusvarizen erfolgt chirurgisch.

Achalasie

Früher als Ösophagusspasmus (Kardiaspasmus) angesehen, ist die Achalasie oder Megaösophagus die Folge einer gestörten Kardiafunktion mit Rückstau und Dilatation der unteren Speiseröhre. Da auch psychische Komponenten im Spiel sein können, sind psychotherapeutische Maßnahmen bei älteren Kindern zu erwägen. Andernfalls müssen Bougierung und die Myotomie der Kardia therapeutisch eingesetzt werden.

Tabelle 9 Schluckstörungen des Neugeborenen

Angeborene Mißbildungen im Mundbereich:
Makroglossie, Gaumenspalte, Zungengrundzyste, Zungenbeinanomalie, Dermoidzyste

Angeborene Mißbildungen des Ösophagus:
Atresien, Stenosen, Divertikel, Tracheoösophagealfisteln

Behinderte Nasenatmung: Choanalatresie, Septumhämatom

Kompression der oberen Speisewege: Struma, Thymushyperplasie

Schluckstörungen des Säuglings- und Kindesalters

Organisch bedingte Dysphagien:
 Nase: Hochgradig verlegte Nasenatmung
 Mund: Glossitis, Stomatitis, Traumen
 Rachen: Obturierende Tonsillen, Pharyngitis, paratonsilläre und retropharyngeale Entzündungen, Hypopharynxfremdkörper. Dysphagia styloidea (bei überlangem Processus styloides)
 Ösophagus: Fremdkörper (unerkannt), Verätzungen, Strikturen, Ösophagitis (brennende Schmerzen und Spasmen), Divertikel, Ösophagusvarizen, angeborene Stenose

Nachbarschaftserkrankungen der Speisewege: Strumen (Pubertät, retrosternal), Mediastinaltumoren, Zysten des Sinus piriformis, Deformationen der Wirbelsäule, Mediastinitis, Pleuritis

Allgemeinerkrankungen: Vergiftungen mit Lähmungserscheinungen (Botulismus, Atropin), Guillain-Barré-Syndrom (Polyradikulitis, ähnlich postdiphtherischen Paresen), Blutkrankheiten und Stoffwechselkrankheiten (durch pharyngitische Reizzustände), Dermatomyositis, familiäre Muskeldystrophien

Zentral bedingte Dysphagien: Hirntumoren, Encephalitis, Bulbärparalyse, bulbäre Polioformen, Littlesche Krankheit

Funktionelle Dysphagien: Achalasie

Hypertonisch-atonische Dysphagie (Catel): Bei Säuglingen, stellenweise Dilatation und Einengung des Ösophagus. Führt zu habituellem Erbrechen.

Zahn- und Kieferkrankheiten mit ihren Beziehungen zum HNO-Fachgebiet

Es kann nicht die Aufgabe dieses Buches sein, die Zahn- und Kieferkrankheiten des Kindesalters im einzelnen zu erörtern. Es sollen nur diejenigen Fragestellungen Erwähnung finden, die unmittelbar den Hals-Nasen-Ohrenarzt oder den an diesen Problemen interessierten

78 Krankheiten der oberen Speisewege

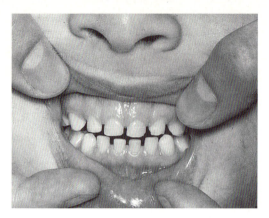

Abb. **39** Physiologisches Diastema. Die Zahnlücken der Milchzähne sind die Voraussetzung für eine korrekte zweite Dentition.

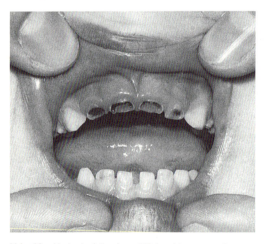

Abb. **40** Kariesbefall des Milchgebisses, mitverursacht durch jahrelange Mundatmung. Als Folge können Stellungsfehler, etwa ein verkehrter Überbiß, auftreten.

Pädiater angehen. Hierher gehören in erster Linie Gebiß- und Kieferanomalien, weil sie Rückwirkungen auf otorhinologisches Gebiet haben können (Lippen-Kiefer-Gaumen-Spalten S. 59).

Kieferanomalien

Die Entstehung von Fehlbildungen ist aus dem Zusammenwirken von exogenen und konstitutionellen Faktoren zu erklären. Mechanische Momente, z.B. die Wirkung der Kaumuskulatur bei Mundatmern und die Bedeutung der Zunge als formgebende Kraft stehen dabei sicher nicht so im Vordergrund, wie das oft angenommen wird. Pathogenetisch von Wichtigkeit scheinen allerdings Lutschgewohnheiten der Kinder zu sein, da durch sie mit Druck- und Hebelwirkung vor allem des nach oben drückenden Daumens ein deformierendes Kieferwachstum eingeleitet und unterhalten wird. Falsche Rücksichtnahme der Eltern auf die „kleine Schwäche" ihres Kindes und sein „Beruhigungsmittel" kann daher zu vielen Opfern für das Kind – und nicht zuletzt auch für die Eltern führen. Vorbeugende, d.h. das Lutschen verhindernde Maßnahmen sollten möglichst frühzeitig, auf jeden Fall vor dem 3. Lebensjahr, einsetzen.

Neben einer konstitutionell bedingten „mangelhaften Potenz des Mesenchyms", die zu Kieferkompression, hohem Gaumen, schmaler Nase und engem Nasenrachenraum bei entsprechend veranlagten Kindern führen, besteht oftmals noch die Neigung zur Hyperplasie der lymphoepithelialen Organe. Sicher nicht unberechtigt sind die Ansichten, daß pathogenetische Elemente auch in einer Störung der Zirkulationsverhältnisse im Kieferbereich, ja sogar im Kopfbereich liegen. Während die Rachitis heute praktisch keine Rolle mehr spielt, ist ein größerer Einfluß der Karies der Milchmolaren und deren Verlust der Entstehung von Kieferanomalien zuzuschreiben (Abb. **39** u.**40**).

Die otorhinologischen Symptome bei Kieferkompression mit hohem Gaumen und eingeengten Nasenlumina betreffen vor allem die verlegte Nasenventilation mit den schon erörterten schädlichen Folgen (S. 51). Rezidivierende Infekte, Nebenhöhlenentzündungen, Rückwirkungen auf den lymphatischen Rachenring mit hyperplastischen Veränderungen, schließlich auch Zusammenhänge mit bronchopulmonalen Erkrankungen (Sinubronchitis) sowie rezidivierende Otitiden und Hörstörungen lassen den großen Komplex erkennen, in dessen Mittelpunkt, anatomisch gesehen, die Entwicklungsanomalie des Kiefers stehen kann. Kieferorthopädische Maßnahmen sind daher in diesen Fällen als kausale Therapie anzusehen.

Welche große Bedeutung diese Zusammenhänge haben, geht daraus hervor, daß nach statistischen Angaben mehr als 60% aller kindlichen Mundatmer eine Kieferkompression mit Verbildung von Gaumen und nasalen Luftwegen haben. Die systematische klinische Untersuchung wird sich über die Entstehung und Beseitigung organischer Symptome hinaus aber auch auf die allgemeine und sogar die geistige Entwicklung dieser Kinder erstrecken müssen, die bei den ausgeprägten Mundatmern manchmal retardiert ist. Möglicherweise spielen hierbei die zu schmale Schädelbasis und atmungsbedingte Zirkulationsstörungen des Gehirns eine Rolle, wie das bei der Erörterung des Syndroms der verlegten Nasenatmung ausgeführt wurde (S. 51). Der Beginn einer gezielten rhinologischen und kieferorthopädischen Therapie sollte deshalb unter Umständen schon vor der Einschulung diskutiert, spätestens aber im 7. oder 8. Lebensjahr, d. h. nach Beginn der 2. Dentition angesetzt werden.

Die Auswirkungen von regulatorischen Maßnahmen liegen nicht nur in einer Verbreiterung des Kiefers und der Nasenhöhle, sondern in der Senkung des Gaumendaches und damit des Nasenbodens. Eine reelle Vergrößerung der Nasenhaupthöhle und eine Verbesserung der Luftdurchgängigkeit des nasopharyngealen Atemweges ist die Folge. Es nützt also die Entfernung verlegender Adenoide nichts oder doch nicht viel, wenn nicht auch an die durch knöcherne Entwicklungsstörungen des Oberkiefers bedingte Einengung des oberen Luftweges gedacht wird.

Gebißfehler. Das typische *„Lutschgebiß"* ist dadurch chrakterisiert, daß die oberen Frontzähne nach vorn, die unteren Frontzähne aber schräg nach hinten gedrückt sind und daß dadurch der Eindruck einer Prognathie entsteht (Abb. **41** u.**42**).

Bei der Oberkieferkompression kommt es häufig auch zum *Distalbiß*, bei dem die oberen Frontzähne die untere Zahnreihe weit überragen. Mitunter besteht gleichzeitig ein *Deckbiß*. Hierbei verdecken die oberen Frontzähne die unteren, wodurch eine unschöne, scheinbare Verkürzung des Gesichts entsteht. Ein beim Schmalkiefer festzustellender *Zahnengstand* wird nicht selten dadurch verursacht, daß die Molaren des Milchgebisses vorzeitig verlorengehen und daß dadurch die „Platzhalter" fehlen. Es kommt zum Mißverhältnis zwischen Kieferwachstum und Raumbedarf der bleibenden Zähne. Gebißfehler können die Ursache hartnäckiger Stammelfehler sein (S. 142).

Entzündungen. Von den entzündlichen Zahn- und Kiefererkrankungen interessieren hier der

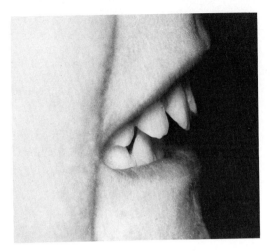

Abb. **41** Vertikal offener Biß bei einem Daumenlutscher. Dadurch Sigmatismus interdentalis.

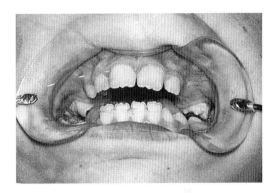

Abb. **42** Horizontal offener Biß (sog. Frontzahnstufe), ebenfalls verursacht durch langes Daumenlutschen.

odontogene subperiostale Abszeß, die sog. *Parulis*, die auch bei Kindern vorkommt und mit Schmerzen, Fieber, Wangenschwellung und oft mit einem Lidödem einhergeht. Inzision und Zahnbehandlung sind zu fordern. Die Oberkieferosteomyelitis des Säuglingsalters („sequestrierende Zahnkeimentzündung") sowie die odontogene Sinusitis wurden bei der Erörterung der Nebenhöhlenentzündungen besprochen.

Eine *Parodontitis* mit entzündlichen Vorgängen am Zahnfleisch, Taschenbildung und dystrophischen Veränderungen am Knochen, die dann Parodontose genannt werden, ist nur gelegentlich im Kindesalter zu finden. Derartige Parodontopathien kommen bei Diabetikern, im Gefolge von Hypophysenerkrankungen und vor allem als Begleiterscheinung von Kieferanomalien infolge Fehlbelastungen vor. Auch bei Zahnstellungsfehlern und der dadurch erschwerten Reinigung des Gebisses kann bei Kindern eine Parodontitis entstehen. Die Behandlung ist in zahnärztlichen Maßnahmen zu erblicken.

Zysten im Zahn- und Kieferbereich sind teils odontogen (entzündlich und nichtentzündlich entstanden), teils nicht odontogen. Letztere als Naseneingangszyste, globulomaxilläre Zyste, mediane Gaumenzyste bekannt, werden als abortive Formen einer Lippen-Kiefer-Spalte angesehen. Die Zysten des Ductus nasopalatinus bilden sich aus persistierendem Epithel (nasopalatine Zyste, papillopalatine Zyste). Die Behandlung erfolgt durch Zystektomie (Krüger, 1985).

Krankheiten des Halses

Fehlbildungen

Schiefhals

Zu einer Tortikollis kommt es durch Geburtsläsionen des M. sternocleidomastoideus bei Steißlage, auch durch eine intrauterine Fehlhaltung oder Entwicklungsstörung. Der Muskel zeigt bei den geburtstraumatischen Fällen anfangs nur eine weiche Schwellung, die auf einen Bluterguß zurückzuführen ist. Den Kopf hält der Säugling dabei in Schonhaltung auf die betroffene Seite geneigt. Bei den meisten Kindern verschwindet das Hämatom spontan, und die Kopfschiefhaltung bildet sich zurück. In

Tabelle 10 Schiefhals

Muskulärer Schiefhals:
1. Traumatisch entstandenes Hämatom des M. sternocleidomastoideus.
2. Intrauterin lagebedingte Verkürzung des M. sternocleidomastoideus.
3. Kongenitale Muskeldystrophie des M. sternocleidomastoideus

Ossärer Schiefhals:
1. Okzipitalwirbel oder Keilwirbel an der oberen HWS.
2. Blockbildung der HWS, Kurzhals (Klippel-Feil).
3. Mißbildungen im Bereich von Atlas und Epistropheus (z. B. sog. basiläre Impression, Bogenaplasie, Spina bifida occulta atlantis, Processus supertransversarius atlantis etc.).
4. Wildervanck-Syndrom (Abb. **43**).

Entzündliche und narbige Veränderungen des Kopfnikkers und der darüber befindlichen Haut.

Erkrankungen der HWS: Zerstörende Prozesse (Tuberkulose, Metastasen, Frakturen), Distorsion, Griselsches Syndrom (Arthritis des atlantoepistrophealen Gelenkes z. B. nach Tonsillektomie oder bei Epipharyngitis).

Spastischer Schiefhals.
Zentrale Ursachen: Hirntumoren in der Nähe des Foramen magnum, Hinterschädelgrubensyndrom (Meningopathia adhaesiva, Arachnoidalzysten), Syndrom der multiplen einseitigen Hirnnervenlähmung.

Symptomatischer Schiefhals: Nach Adenotonsillektomien (Schonhaltung bei entzündlicher Infiltration der Halsweichteile); Retropharyngealabszeß, einseitige Labyrintherkrankungen, Abduzensparese.

Okulärer Schiefhals: Bei einseitiger Sehstörung.
Psychogener Schiefhals.

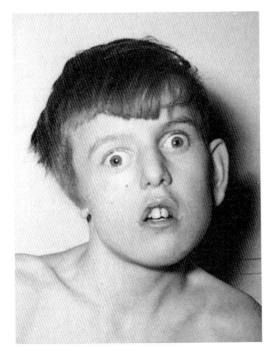

Abb. **43** Angeborener Schiefhals mit Gesichtsasymmetrie und Ohrmißbildung sowie Hörstörung rechts. (Wildervanck Syndrom)

schweren Fällen kann aber eine Vernarbung und Verkürzung des Kopfnickers zurückbleiben, der als derber Strang den muskulären Schiefhals des älteren Kindes verursacht. Als Folgeerscheinungen stellen sich eine Gesichtsasymmetrie und eine Skoliose der Hals- und Brustwirbelsäule ein (Abb. **43**). Im Laufe der Kindheit wird ein Schiefhals auch als Symptom bei Entzündungen im Hals-Nackenbereich gesehen. Als *Griselsches Syndrom* wird der Schiefhals bei Arthritis der Articuli atlantoepistrophici bezeichnet und ätiologisch mit entzündlichen Erkrankungen des Nasenrachenraumes und der Tonsillen in Verbindung gebracht. Als kongenitales Syndrom mit ossärem Schiefhals und Dysplasie der Ohren ist das Wildervanck-Syndrom zu nennen.

Die Behandlung beim Säugling ist in leichten Fällen unnötig oder erfolgt durch Anlegen eines wattegepolsterten kleinen Kragens, der auf der kranken Seite etwas höher ist. Später kann nur von operativen Maßnahmen mit Tenotomie und Bandagenverband ein sicherer Erfolg erwartet werden. Der symptomatische Schiefhals verschwindet auf entsprechende Therapie des Grundleidens oder auch nur durch kühlende Aufschläge und Chemotherapeutika.

Lymphangioma colli

Die Halslymphangiome sind angeboren, oft sehr ausgedehnt, aber nur teilweise sichtbar oder palpabel, da sie sich in die Bindegewebsräume und Gefäßscheiden des Halses hinein ausbreiten. Ein Lymphangioma colli kann so groß werden oder komprimierend an so ungünstiger Stelle sitzen, daß es Atmungs- und Schluckstörungen verursacht oder sogar ein Geburtshindernis darstellt. Eine Lymphangiomanlage bleibt mitunter jahrelang latent und beginnt erst dann zu wachsen, wenn ein exogener Faktor, etwa ein Trauma, den Anstoß dazu gibt (Abb. **34**).

Die Behandlung der Halslymphangiome hat im Auge zu behalten, daß meist nur ein kleiner Teil des Tumors klinisch faßbar ist, so daß eine operative Entfernung nur in Teilresektionen vor sich gehen kann. In der Halsregion sind solche Eingriffe speziell bei Säuglingen riskant und sollten daher, wenn irgend möglich, in diesem Alter vermieden werden. Frühzeitige Bestrahlungsserien zur Abstoppung der Wachstumstendenz sind nicht empfehlenswert, weil die Angiome darauf nicht ansprechen. Bei großzystischen Lymphangiomen gelingt es manchmal, durch Abpunktieren und Injektionen von Verödungsmitteln den Tumor zum Schrumpfen zu bringen. Auch galvanokaustische Stichelungen haben in geeigneten Fällen Erfolg. Behandlungsgrundsatz der Halslymphangiome beim Kind ist schrittweises Vorgehen möglichst mit konservativen Maßnahmen.

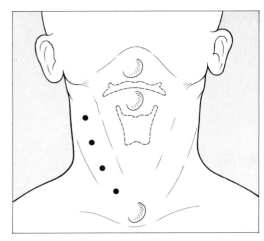

Abb. **44** Schematische Darstellung der angeborenen medianen und lateralen Halszysten bzw. -fisteln sowie der Lage von Dermoidzysten.

Halsfisteln und Halszysten

Sie sind entwicklungsgeschichtlich in mediane und laterale Ursprungsregionen unterteilt. Die median befindlichen Anomalien sind Ausdruck einer Fehlbildung des mittleren Schilddrüsenlappens und des Ductus thyreoglossus, während die lateralen vorwiegend mit einer Rückbildungsstörung des zweiten Kiemenbogens zusammenhängen (Abb. **44**).

Klinisch imponieren die *medianen Halszysten* als pralle, kuglige Gebilde in der Mittellinie des Kehlkopfbereichs und stellen das blinde Ende eines bis in die Zunge führenden oder vorher endenden Ganges dar (Ductus thyreoglossus). Gelegentlich weist diese Gangbildung kleinere Seitenzweige auf. Die mediane Halsfistel entsteht sekundär aus einer Zyste.

Die *lateralen branchiogenen Fisteln* des Halses (in 5% beidseits) liegen stets am Vorderrand des M. sternocleidomastoideus und stellen ebenfalls feine, epithelausgekleidete Gänge dar, die bis in die seitliche Pharynxwand verlaufen oder zuvor enden. Die lateralen Fisteln sondern oft schon beim Neugeborenen eine schleimige Flüssigkeit ab. Durch Verhaltung entstehen laterale Halszysten.

Dermoidzysten am Hals sind bei Kindern nicht allzu selten. Klinisch werden sie oft mit den angeborenen medianen Halszysten verwechselt. Sie sind zwar auch als pralle, runde Gebilde unter der Haut tastbar, jedoch weist ihre Prädilektionsstelle über dem

Zungenbein oder in Höhe des Jugulums eher auf ein Dermoidzystom als auf eine mediane Halszyste hin. Bei der Operation wird der zuführende Gang vermißt (Abb. 45).

Die Behandlung ist nur dann erfolgreich, wenn die Fistelgänge in toto exstirpiert werden, was nicht immer leicht ist, besonders, wenn ungenügend voroperiert wurde. Bei den medianen Fisteln sollte auch der Zungenbeinkörper mit reseziert, bei den lateralen möglichst die Pharynxwand erreicht werden. Mit Hilfe von Farbstoffen, Sonden und Kontrastfüllungen gelingt es dem Operateur, den Gang in seiner ganzen Ausdehnung darzustellen. Verödende Maßnahmen, Ätzungen oder die Elektrokaustik erweisen sich als insuffiziente und dazu nicht ungefährliche Maßnahmen, weil auch die Umgebung „mitbehandelt" wird.

Fehlbildungen des Halses mit Hörstörungen: Klippel-Feil-Syndrom mit Halswirbelsynostose und Spina bifida, Goldenhar-Syndrom mit Halswirbeldysplasie, Mittelohrmißbildungen, Iriskolobom; Kongenitaler Schiefhals, Edwards-Syndrom (Trisomie 18) (S. 125).

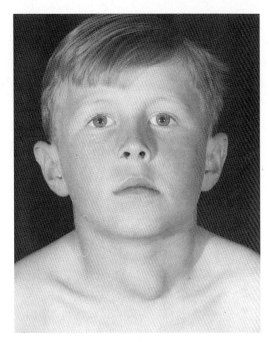

Abb. **45** Dermoidzyste im Jugulum.

Entzündungen

Abszesse und Phlegmonen des Halses

Sie entstehen auf dem Boden einer Lymphadenitis oder direkt von tonsillären oder parapharyngealen Entzündungsherden aus. Entzündliche Prozesse des Halses haben die Tendenz, sich entlang den Bindegewebsscheiden auszubreiten und ernste Komplikationen wie Atmungsstenosen oder eine Mediastinitis zu verursachen. Die Prognose von schweren Halsphlegmonen und Abszessen ist gerade bei Kindern immer vorsichtig zu stellen.

Behandlung. Sie besteht nach Punktion in massiven Gaben von Antibiotika und gegebenenfalls in der präparatorischen Freilegung der Halsweichteile.

Lymphadenitis colli

Entzündliche Schwellungen der Halslymphknoten sind ein im Kindesalter häufiges Krankheitsbild, wobei der Anteil der unspezifischen Entzündungen mehr als 90% ausmacht. Bevorzugt werden die submandibulären Lymphknoten befallen, deren Infektionsquelle in akuten und chronischen Tonsillitiden zu suchen ist. Seltener ist die submentale Lymphadenitis, deren Ursprungsherde im Bereich des Mundes, der Zunge und der Zähne vorkommen. Die im Nacken auftretenden Lymphadenitiden stehen mit Entzündungsprozessen im Nasenrachenraum und im Ohrbereich in Verbindung. Manchmal läßt sich kein „Herd" finden.

Von den schmerzarmen, spontan zurückgehenden blanden und verschieblichen Anschwellungen der Halslymphknoten bis zur Ausbildung lymphadenitischer Abszesse mit Übergreifen der Entzündung auf die Umgebung gibt es alle Übergänge (Abb. **46**).

Behandlung. Die nicht abszedierte Lymphadenitis geht auf kühlende Umschläge oder auf Wärme und Chemotherapeutika hin in der Regel zurück. Dagegen ist ein ausgebildeter lymphadenitischer Abszeß im allgemeinen damit nicht zu beeinflussen. Es bleiben u. U. schwelende subchronische Entzündungszustände zurück. Da Rezidive auch nach fachgemäßer Behandlung vorkommen, sollten verbackene, auch antibiotisch vorbehandelte Lymphknotenabszesse und zur Abszedierung

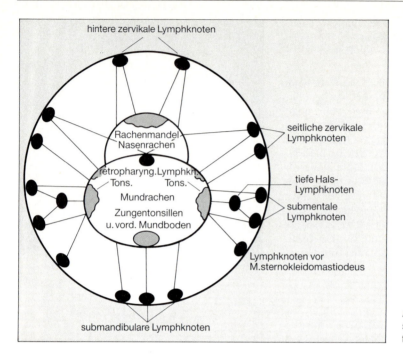

Abb. 46 Schematische Darstellung der Halslymphknoten.

neigende Lymphadenitiden operativ in toto entfernt werden. Die Tonsillektomie ist in solchen Fällen indiziert (Retropharyngealabszeß S. 68).

Spezifische Lymphadenitis

Im Kindesalter stellt die primäre *Halslymphknotentuberkulose* heute ein sehr seltenes Krankheitsbild dar, weil der Infektionsweg über die Milch weggefallen ist. Postprimäre tuberkulöse Lymphome am Hals sind auf das Erwachsenenalter beschränkt, kommen aber gelegentlich bei älteren Gastarbeiterkindern vor.

Die klinischen Zeichen der spezifischen Halslymphome können durchaus denen der unspezifischen Lymphadenitis oder auch nicht entzündlicher Lymphome, z. B. einer Lymphogranulomatose oder einem Non-Hodgkin-Lymphom ähneln (Abb. 47). Die diagnostische Abgrenzung ist daher oftmals nicht einfach. Eine Tuberkulinreaktion und Lungenaufnahme sollten in allen verdächtigen Fällen vorgenommen werden.

Behandlung. Die operative Therapie ist bei der isolierten lymphogenen Halslymphknotentuberkulose am erfolgreichsten. Dabei werden alle erreichbaren Lymphknoten entfernt und etwaige fistelnde und erkrankte Hautpartien exzidiert. Selbst bei Eröffnung eingeschmolzener oder verkäster Drüsen kommt es noch zu einer primären Wundheilung. Sind tuberkulöse Veränderungen auf den Mandeln zu erkennen, so sollte unbedingt tonsillektomiert werden, ebenso auch, wenn Zusammenhänge zwischen

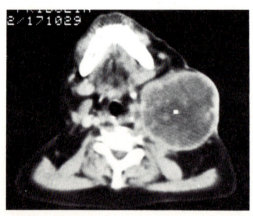

Abb. 47 Ausgedehnter, verdrängender Halstumor im Computertomogramm.

akuten Mandelentzündungen und Rezidiven von Lymphknotenschwellungen anzunehmen sind.

Thymus und Schilddrüse

Der Thymus hat im Säuglingsalter sein relativ größtes und um die Pubertät herum sein absolut größtes Gewicht. Auf Wachstum und körperliche Entwicklung wirkt der Thymus nach allen Beobachtungen unmittelbar nicht ein, wohl aber übt er einen großen Einfluß auf die Ausbildung des Immunsystems aus.

Säuglingsstruma

Sie wird, gelegentlich mit einer Thymushyperplasie kombiniert, besonders in Gebirgsgegenden gesehen und bei Kindern, deren Mütter ebenfalls Strumen aufweisen. Es kann von Geburt an ein Stridor bestehen; jedoch müssen nicht immer größere Schilddrüsenknoten tastbar sein, da auch retrosternale Drüsenpolster die noch weiche Luftröhre komprimieren können. Aber auch allein durch eine Blutüberfüllung der Schilddrüse kann eine Dyspnoe ausgelöst werden. Bei der Endoskopie ist die Trachea mehr oder weniger eingeengt oder im ganzen deviiert. Als typisches Zeichen der angeborenen Struma gilt, daß die Säuglinge bei zurückgebeugtem Kopf eine freiere Atmung haben.

Die Behandlung der Säuglingsstrumen mit Jodmangel besteht im Einreiben eines erbsgroßen Stückes einer 10%igen Jodsalbe in die Haut der Oberschenkel bzw. in der Gabe von Jodid-Tabletten.

Die intratracheale Struma ist bei Kindern selten; sie entsteht aus ektopischem Schilddrüsengewebe und imponiert als umschriebene blaurote Vorwölbung in der Luftröhre.

Wird bei Kindern eine Struma festgestellt, so ist immer auch an ein Pendred-Syndrom (Jodfehlverwertung) mit progredienter Hörstörung zu denken. Daher sind stets eine *Hörprüfung* zu machen und die Eltern entsprechend zu informieren (Kontrolltests!) (Hörstörungen S. 120).

Thymushyperplasie

Die pathologische Vergrößerung des Thymus wird zwar oft vermutet, kommt aber doch nur selten vor. Gefährliche Atmungsstörungen werden durch eine Thymushyperplasie allein sicher nur ausnahmsweise verursacht.

Auf dem Röntgenbild und im Computertomogramm ist die Verbreiterung des Gefäßbandes und ein lappenartiges Überragen des Herzschattens typisch. Differentialdiagnostisch kommen mediastinale Lymphome in Frage. Die erste Röntgendarstellung der Thymushyperplasie bzw. eine Strahlendosis von 0,5 Gy unter Tiefentherapiebedingungen genügen oft schon, um eine Vergrößerung zum Verschwinden zu bringen, da Thymusgewebe außerordentlich strahlenempfindlich ist. Im übrigen ist eine Steroidmedikation die Therapie der Wahl.

Der Status thymolymphaticus wird unberechtigterweise als Ursache plötzlicher ungeklärter Todesfälle von Kleinkindern angesehen. Diese sind vielmehr so zu erkären, daß eine Hyperplasie von Thymus und lymphatischen Organen bei solchen Kindern wahrscheinlich nur die Folge einer Nebennierenrindeninsuffizienz ist, die ihrerseits krisenhaft den plötzlichen Tod verschuldet. Nicht selten werden entzündliche Veränderungen der oberen Luftwege und/oder Hirnödeme gesehen – „fulminating respiratory disease" (Gädeke 1984).

Krankheiten der Ohren

Anatomische, physiologische und diagnostische Vorbemerkungen

Das Wachstum und die anatomischen Beziehungen der Schädelknochen zueinander bringen es mit sich, daß im Schläfenbeinbereich des jungen Kindes zahlreiche *offene Verbindungen* zwischen den Mittelohrräumen, dem Endokranium und der Schädeloberfläche bestehen. Über diese Suturen (S. petrosquamosa bzw. squamomastoidea) sowie über multiple Knochendehiszenzen kommt es sowohl zu otogenen Durchbrüchen nach außen bzw. zu Senkungsabszessen in die Halsweichteile hinein als auch zum Übergreifen auf die intrakranielle Nachbarschaft. Knochenlücken am Dach von Pauke und Antrum ermöglichen beim Kind die Entstehung und das Fortschreiten einer otogenen Meningitis, einer Sinusthrombose oder eines Hirnabszesses viel eher als beim Erwachsenen. Auch der Fazialiskanal ist in seinem Paukenhöhlenanteil in den ersten Lebensjahren noch nicht vollständig geschlossen, so daß es bei Mittelohrentzündungen relativ schnell zu Fazialisparesen kommen kann, die jedoch prognostisch im allgemeinen günstig sind. Außerdem gibt es im Kindesalter noch häufiger *Gefäßverbindungen* zwischen Mittelohrräumen und den Nachbarorganen, die ebenso geeignet sind, otogenen Komplikationen Vorschub zu leisten wie die Durazapfen, die sich an manchen Stellen in den Schläfenbeinknochen einsenken.

Äußerer Gehörgang

Während das Mittelohr mit Trommelfell, Gehörknöchelchen und der Paukenhöhle in vieler Hinsicht annähernd dem des älteren Kindes gleicht, sind knöcherner äußerer Gehörgang und Warzenfortsatz beim Säugling erst rudimentär angelegt. Der Meatus acusticus externus, etwa 1,5–2,0 cm lang, ist im Säuglingsalter häutig, schlitzförmig eingeengt und endet am knöchernen Rahmen des Trommelfells, dem Anulus tympanicus, der in den ersten Lebensjahren zum knöchernen Gehörgang auswächst. Die klinischen und pathogenetischen Beziehungen zwischen äußerem Gehörgang einerseits und dem Kiefergelenk, der Parotis sowie dem nach hinten angrenzenden Antrum mastoideum andererseits sind deshalb im frühen Kindesalter besonders eng. Zug oder Druck an Ohrmuschel oder Gehörgang treffen auch das Trommelfell und werden bei Entzündungen mit Schmerzäußerungen des Säuglings quittiert.

Warzenfortsatz

Er entwickelt sich erst allmählich durch den Zug des M. sternocleidomastoideus. Bei der Geburt besteht der retrotympanale Knochenbereich in der Regel aus spongiösem Knochen, der wie das übrige Schläfenbein mit Jochbeinansatz und Felsenbein im Laufe der ersten

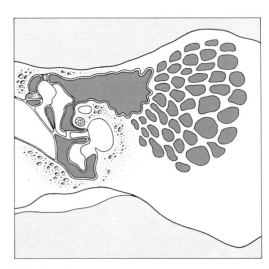

Abb. **48** Halbschematische Darstellung der Mittelohrräume mit beginnender Pneumatisation. An das Antrum schließen sich zahlreiche kleine und kleinste Zellen an.

Jahre von lufthaltigen Zellen durchsetzt wird (Abb. **48**).

Die Zellentwicklung geht von dem bei der Geburt angelegten Antrum mastoideum aus und wird von der Mittelohrschleimhaut aktiv vorangetrieben. Charakter und Ausdehnung der miteinander verbundenen pneumatischen Zellen sind hauptsächlich durch die individuelle Konstitution bedingt. Blutungen bei der Geburt, frühkindliche Otitiden, die ungünstigen Ventilationsverhältnisse der Mittelohrräume und eine anlagemäßige Schleimhautminderwertigkeit sowie schwere allgemeine Erkrankungen spielen bei der Pneumatisation des Schläfenbeins eine negative Rolle. Pathogenetisch wirkt sich der Grad der Zellentwicklung in Hinsicht auf den Entzündungscharakter schon beim Säugling aus. Der nicht pneumatisierte spongiöse Knochen erkrankt nämlich vorwiegend im Sinne einer Osteomyelitis, das pneumatisierte Mastoid aber in Form multipler Zellempyeme und gegebenenfalls einer Ostitis und Mastoiditis. Diese auf morphologischer Grundlage beruhende Unterscheidung ist, wie wir sehen werden, auch klinisch von erheblicher Bedeutung. *Die gehemmte Pneumatisation* und die chronische Otitis gehören im Kindesalter wie beim Erwachsenen eng zusammen.

Paukenhöhle

Sie zeigt beim Säugling vor allem in ihrem oberen Anteil anfangs noch Reste eines embryonalen myxomatösen Gewebes, das die Entstehung von Entzündungen begünstigen und die Pneumatisation beeinflussen soll. Erst im Laufe des zweiten Lebensjahres wird die Pauke ingesamt lufthaltig und ist dann von einer sehr dünnen und stark reagiblen Schleimhaut ausgekleidet. Sie geht beim jungen Säugling histologisch unmittelbar in das Markgewebe des spongiösen retrotympanalen Bereichs über, was der Entwicklung einer Osteomyelitis entgegenkommt (Abb. **49**).

Das in den ersten Monaten stark nach vorne und unten geneigte *Trommelfell* bietet infolge einer Knickung des Gehörgangs dem Auge nur seinen oberen Anteil dar. Dies muß besonders bei Untersuchungen und Parazentesen beachtet werden. Die äußere Epidermisschicht der Membrana tympani schilfert in der ersten Lebenszeit noch stärker ab, so daß ein Lichtreflex fehlt und die später deutlich erkennbaren Einzelheiten, wie Hammergriff, kurzer Fortsatz,

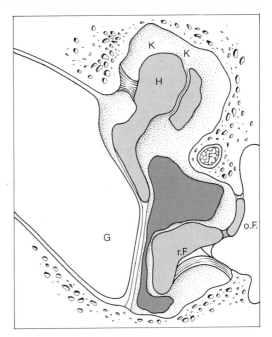

Abb. **49** Neugeborenenmittelohr. H = Hammer; G = äußerer Gehörgang; F = Fazialis; K = Kuppelraum mit Resten embryonalen Gewebes; o. F. = ovales Fenster; r. F. = rundes Fenster.

Umbo usw., beim jungen Säugling meist nur angedeutet sind.

Klinisch wichtig ist die Kürze und die Weite der *Ohrtrompete* des jungen Kindes, die zwar einen guten Abfluß von Paukenexsudat ermöglicht, aber auch das Eindringen von Erbrochenem und keimhaltigem Sekret aus den oberen Luftwegen in die Paukenhöhle erleichtert. Die Tuba auditiva kann bei Kindern allerdings auch leicht verschwellen oder an ihrem pharyngealen Ostium durch adenoides Gewebe verlegt werden, was zu den bekannten Symptomen einer Ventilationsstenose der Mittelohrräume führt (Tubenmittelohrkatarrh S. 103).

Innenohr

Mit Bogengängen und Schnecke weist das Innenohr bereits bei der Geburt seine endgültige Größe auf. Dagegen sind der Meatus acusticus internus und der Aquaeductus noch relativ kurz und weit, so daß intrakranielle infektiöse Prozesse und Drucksteigerungen beim Säugling und Kleinkind auf das sehr empfindliche Innenohr übergreifen und so zur Ertaubung führen können (Hörstörungen S. 123).

Physiologische Daten des kindlichen Gehör- und Gleichgewichtsorgans

Sie sollen nur insoweit Erwähnung finden, als sie zum Verständnis diesbezüglicher Erkrankungen beitragen. Die *Schallübermittlung* ist in den ersten Lebensmonaten infolge des engen, mit Detritus verstopften Gehörganges und infolge einer Behinderung durch die Reste embryonalen Gewebes in der Pauke noch behindert. Diese Schalleitungsstörung ist jedoch hinsichtlich der Hörfunktion insgesamt nicht allzu hoch anzusetzen, da die Schallwellen auch über den Knochen fortgeleitet werden. Selbst bei einer beidseitigen knöchernen Gehörgangsatresie läßt die Knochenleitung bei Kindern meist noch ein Gehör von 0,5–1 m Umgangssprache zu, besonders dann, wenn eine schallisolierende Pneumatisation fehlt. Diese funktionellen Zusammenhänge sind bei der Neugeborenen- und Säuglingsaudiometrie besonders zu beachten (S. 126).

Von großer Bedeutung für den Schalltransport ist ferner die Durchgängigkeit der Ohrtrompete, deren Verschluß durch Adenoide im Nasenrachenraum oder durch entzündliche Verklebungen mit nachfolgender Luftresorption in der Pauke immer eine Schalleitungsschwerhörigkeit zur Folge hat. Unter diesem Gesichtspunkt sind die Luftdurchblasungen bei allen Tubenstenosen und den entzündlichen Mittelohrerkrankungen von größter Wichtigkeit.

Die Funktion des schallrezipierenden Organs, der *Kochlea*, ist ebenso wie die des peripheren Gleichgewichtsapparates, schon beim Neugeborenen voll entwickelt. Der enge Kontakt des gesamten Gehörorgans zur Außenwelt über den schalleitenden Apparat sowie eine besonders hohe Empfindlichkeit der Schnecke mit ihren nervösen Anteilen läßt Hörstörungen viel häufiger auftreten als Gleichgewichtsausfälle.

Das Vestibularisorgan ist beim ausgetragenen Kind vollständig entwickelt und reagiert zum Zeitpunkt der Geburt bereits auf Drehreize. Vestibulariszeichen (Nystagmus, vestibuläres Erbrechen, Drehschwindel) weisen im Kindesalter fast immer auf eine organische Erkrankung der Gleichgewichtsorgane hin, da die rein funktionellen Störungen des Erwachsenenalters beim Kind kaum vorkommen (S. 117).

Besonderheiten der Diagnostik

Es sollen hier nur die speziellen diagnostischen Schwierigkeiten erwähnt werden, die bei der Untersuchung der Ohren vor allem junger Kinder auftreten können. Die grundsätzlichen Prinzipien der Otoskopie sind in den Lehrbüchern der HNO-Heilkunde zu finden (Boenninghaus, H. G.: Hals-Nasen-Ohrenheilkunde für Medizinstudenten, Springer, Heidelberg 1983; Becker, W.; H. H. Naumann; C. R. Pfaltz: Hals-Nasen-Ohrenheilkunde, Thieme Verlag Stuttgart 1986).

Die *otoskopische Untersuchung* beim Säugling geschieht mit einem Handotoskop mit Lupe, möglichst aber unter dem Mikroskop. Die Ohrmuschel wird dabei leicht nach hinten-unten gezogen. Störende Schmiere oder Zerumen werden vorsichtig abgesaugt. Dabei müssen Schreck- und Abwehrreaktionen (durch das plötzliche laute Sauggeräusch) einkalkuliert werden. Instrumente, auch mit Watte versehene, sind in der Hand des unerfahrenen Untersuchers riskant.

Die Inspektion des Trommelfells hat beim Säugling zu beachten, daß heftiges Schreien zu einer Hyperämie mit leichter Rötung des Trommelfells führt. Im übrigen fehlen beim sehr jungen Kind Glanz und Transparenz der Membran.

Die differenzierende Otodiagnostik ist ohne Mikroskop heute nicht mehr denkbar. Die Otoskopie mit Spiegel und Ohrtrichter bietet keine sicheren Anhaltspunkte für eine diagnostische Aussage und ist daher allenfalls für eine erste Übersicht geeignet.

Die *Tubenfunktion* ist im Säuglingsalter noch nicht zu prüfen. Bei etwas älteren Kindern sind angebracht der Valsalva-Versuch (Luft wird bei geschlossenem Mund und zugehaltener Nase in die Paukenhöhle gepreßt; das Trommelfell wölbt sich vor) oder der Toynbee-Versuch (Schluckenlassen bei verschlossener Nase; es entsteht in der Paukenhöhle ein Unterdruck mit Einziehung des Trommelfells). Bei dem Valsalva-Test muß auf infektionsfreie Verhältnisse in Nase und Nasenrachen wegen der Gefahr des Übergreifens auf das Mittelohr geachtet werden. U. U. muß die Tubenmanometrie eingesetzt werden.

Anomalien der Ohrtrompete:
– Fehlen der Eustachischen Tube,
– abnorme Enge,
– Divertikel.

Farbtafel I

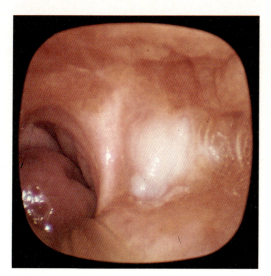

Abb. 6 Einseitige Choanalatresie rechts.

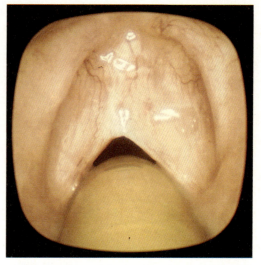

Abb. 7 Angeborene Kehlkopfmembran zwischen den Stimmbändern ausgespannt und nur hinten eine kleinen Öffnung lassend.

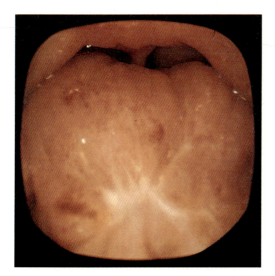

Abb. 8 Juveniles Nasenrachenfibrom, die Choanen weitgehend verdeckend.

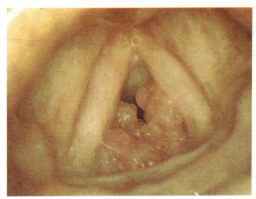

Abb. 10 Larynxpapillomatosis (aus Becker, W., H. H. Naumann, C. R. Pfaltz: Hals-Nasen-Ohren-Heilkunde. Thieme 1989.

Farbtafel II

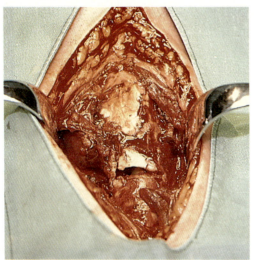

Abb. **15** Trachealabriß. Die Trachea hat sich vom Unterrand des Krikoids gelöst.

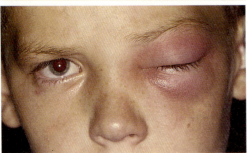

Abb. **19** Klinisches Bild eines Siebbeindurchbruchs.

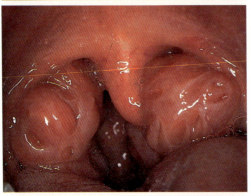

Abb. **24** Enorale Aufnahme bei obturierender Hyperplasie der Gaumenmandeln.

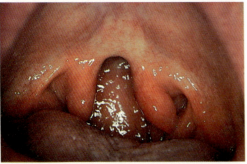

Abb. **29a** Uvula bifida und submuköse Gaumenspalte.

Farbtafel III

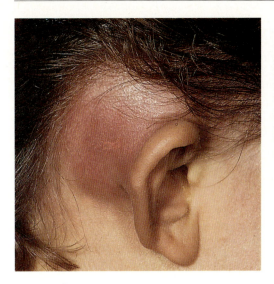

Abb. **56** Mastoiditis mit subperiostalem Durchbruch.

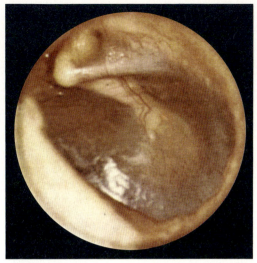

Abb. **60** Tubenmittelohrkatarrh mit stark retrahiertem Trommelfell.

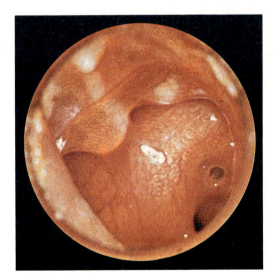

Abb. **61** Akutes Rezidiv einer chronischen Schleimhauteiterung mit großer zentraler Trommelfellperforation

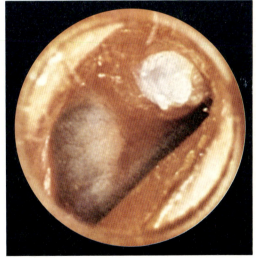

Abb. **62** Chronische Knocheneiterung mit randständigem Defekt, in dem Cholesteatomschuppen erscheinen.

Farbtafel IV

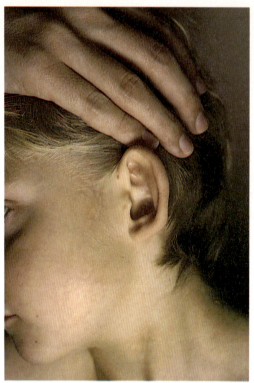

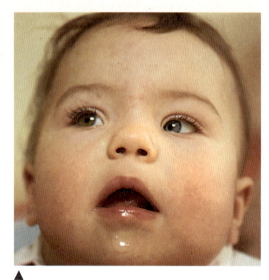

▲
Abb. **69** Einjähriger Knabe mit Waardenburg-Syndrom. Verschiedenartige Irisfarbe (braun und blau) sowie eine hochgradige Schallempfindungsschwerhörigkeit.

◄ Abb. **68** Achtjähriges Mädchen mit präaurikulärer Fistel (vorn – oben) bei Wildervanck-Syndrom.

Krankheiten des äußeren Ohres

Fehlbildungen

Als *Ohrmuschelanomalien* finden sich u. a. verschieden große fibröse oder Knorpel enthaltende Aurikularanhänge oder präaurikuläre, blind endigende Fisteln oder, wie beim Franceschetti-Syndrom (Dysostosis mandibulo-facialis), eine Mikrotie, wobei nur Rudimente einer Koncha vorhanden sind (Abb. 51). Oftmals sind Ohrmuschelmißbildungen mit Gehörgangsatresien und Entwicklungsstörungen des Mittel- und Innenohres kombiniert. Auch Ohrfisteln müssen an die Kombination mit Innenohranomalien denken lassen (Fourman-Fourman- oder Wildervanck-Syndrom) (Abb. 68, Farbtafel **IV**).

Abstehende Ohren

Es wäre falsch, die abstehenden oder zu großen Ohrmuscheln lediglich unter dem Aspekt der Ästhetik zu betrachten. Kinder mit abstehenden Ohren sind durch ihre Verunstaltung psychisch oft belastet, so daß erste Anlagen zu

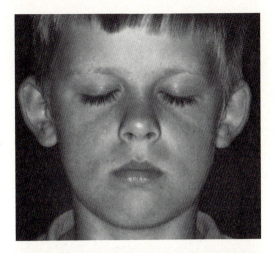

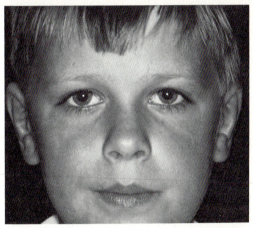

Abb. **50** Abstehende Ohrmuscheln vor und nach Operation. Auffallend ist die Veränderung des Gesichtsausdruckes nach der Korrektur.

Tabelle **11** Kongenitale Erkrankungen mit Anomalien des äußeren und mittleren Ohres nach Bluestone und Stool (1983).

Gonaden-Dysgenesie	– Turner-Syndrom
Trisomie 13–15	– Patau-Syndrom
Trisomie 18	– Edward-Syndrom
Trisomie 21	– Down-Syndrom
Akrozephalosyndaktylie	– Apert-Syndrom
Schiefhals	– Klippel-Feil-Syndrom
Gaumenspalte, Mikrognathie	– Pierre-Robin-Syndrom
Faziale Diplegie	– Möbius-Syndrom
Dysostosis craniofacialis	– Morbus Crouzon
Metaphysendysplasie	– Morbus Pyle
Bulbusretraktion	– Duane-Still-Turk-Syndrom
Gargoylismus	– Hurler-Syndrom
Dysostosis mandibulo-facialis	– Franceschetti-Syndrom
Multiple kongenitale Anomalien	– Fanconi-Syndrom
Kranio-mandibulofaziale Dysostosis	– Mohr-Syndrom
Osteitis deformans	– Morbus Paget
Osteogenesis imperfecta	– Van der Hoeve-Syndrom
Osteopetrosis	– Morbus Albers-Schönberg

späteren Neurosen gesetzt werden. Diese Probleme können durchaus ernsthafter Natur sein, so daß die Korrektur der fehlstehenden Ohrmuscheln noch vor dem Schuleintritt erfolgen sollte. Die Art des Vorgehens richtet sich dabei nach der jeweiligen Fehlstellung. Am häufigsten gilt es, die zuwenig ausgebildete Anthelixfalte korrigierend darzustellen oder eine zu große Koncha durch Lösung und Rückverlagerung zu korrigieren, wofür es mehrere operative Techniken gibt. Der Vorzug gilt den Verfahren nach Converse oder Stenstrom, bei denen die Korrektur durch Inzision der Knorpel und Faltung derselben gewährleistet wird (Abb. **50**).

Gehörgangsatresien

Angeborene Verschlüsse des äußeren Gehörgangs sind, membranös oder knöchern, in unterschiedlicher Ausdehnung angelegt und werden als große Ohrmißbildungen bezeichnet. Unter der kleinen Ohrmißbildung wird bei korrekter Anlage der Ohrmuschel, des äußeren Gehörgangs und des Trommelfells eine Fehlbildung der Paukenhöhle und der in ihnen gelegenen Gehörknöchelchen verstanden, so daß eine Schalleitungsschwerhörigkeit resultiert (Anomalien mit Hörstörungen S. 133). In diesem Zusammenhang sind Beobachtungen interessant, daß Retinsäure, ein Derivat des Vitamin A, stark teratogen wirkt. Als Folge einer Retinsäure-Therapie, z.B. bei Akne, u.U. auch bei Überdosierung von Vitamin A während einer Schwangerschaft, kann es zu kongenitaler Mikrotie oder Anotie kommen (Retinoid-Syndrom, Biesalski, H. K. 1989). Bei jeder Ohrmißbildung muß stets auch mit einer Innenohrbeteiligung mit Dysplasie der Schnecke gerechnet werden.

Große Ohrmißbildungen sollten nur operativ angegangen werden, wenn beidseitig Fehlbildungen vorliegen. Freilich wird dieser Eingriff nicht vor dem 5. Lebensjahr erfolgen können. Bis dahin kann u. U. ein Knochenleitungshörgerät gute Dienste leisten (S. 132). Bei einseitiger großer Ohrmißbildung mit entsprechender Hörbehinderung, aber normalen Ohrverhältnissen der Gegenseite ist in der Regel die operative Korrektur zu unterlassen, da einerseits die sprachliche und die intellektuelle Leistungsfähigkeit eines Kindes durch die einseitige Hörbehinderung nicht eingeschränkt sind, andererseits die Anlage eines äußeren Gehörganges häufig große pflegerische Langzeitprobleme mit sich bringt. Auch bei optimalem chirurgischem Erfolg des fehlgebildeten Ohres ist die Funktion der gesunden Gegenseite nicht zu erreichen. Die Entscheidung zur Operation sollte daher dem erwachsenen Patienten überlassen werden (Abb. 51).

Die chirurgische Behandlung der *Ohrmuschelanomalien* ist auch heute, abgesehen von kleineren Korrekturen des Rudiments, noch problembehaftet. Der plastische Ersatz der Koncha durch Rollappen, homologes Material, am besten aber autologen Knorpel ist zeitaufwendig, da mehrere Operationen notwendig sind, aber zuweilen auch sehr lohnend. Die Rekonstruktion der Ohrmuschel ist also anzustreben, jedoch im Einzelfall streng zu indizieren (Keßler 1989) (Tab. 21).

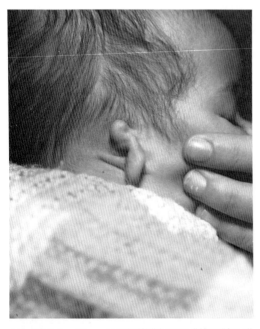
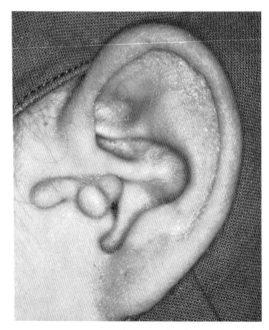

Abb. **51 a, b** Ohrmuschelmißbildungen (Hörprüfung!).

Gehörgangsfremdkörper

Perlen, Knöpfe, Bohnen und Knospen sind häufige Fremdkörper im Gehörgang des Kleinkindes. Die Mutter wird manchmal erst nach Tagen oder Wochen darauf aufmerksam, wenn Absonderung, Schmerzen oder eine Hörverschlechterung auf eine Ohrerkrankung hinweisen. Ein blinder Extraktionsversuch mit Häkchen oder Pinzette kann eine Trommelfellverletzung, Stapesluxation oder Meningitis zur Folge haben. Schon eine Spülung kann riskant sein, wenn ein Trommelfelldefekt vorliegt. Alle Kinder mit Gehörgangsfremdkörpern sollten dem Facharzt überwiesen werden, der die Extraktion, evtl. in Narkose, unter mikroskopischer Sicht vornimmt und eine Hörprüfung anschließt.

Zu welchen Komplikationen unerkannte Gehörgangsfremdkörper im Laufe der Zeit führen können, zeigt die folgende eigene Beobachtung: Ein 40jähriger Mann litt an einer seit der Kindheit bestehenden einseitigen Ohreiterung. Bestrahlungen, Ohrentropfen und gelegentliche ärztliche Konsultationen hatten zu keinem Erfolg geführt. Bei der Untersuchung ließ sich eine fötide Eiterung mit Granulationsbildung im Gehörgang bei herabgesetztem Gehör aber röntgenologisch seitengleicher lufthaltiger Pneumatisation feststellen. Die genaue Exploration ergab eine schwere granulierende Otitis externa, die nach Entfernung eines Milchzahnes als Fremdkörper rasch ausheilte.

Gehörgangsfurunkel

Hauptsymptome von Gehörgangsfurunkeln sind Schmerzhaftigkeit beim Kauakt und bei Berührung der Ohrmuschel, Verschwellung der periaurikulären Region, sowie eine retroaurikuläre Lymphadenitis. Der Gehörgang kann durch den Furunkel verschwollen sein, so daß ein Einblick und eine Beurteilung des Trommelfells unmöglich sind. Auf Grund des heftigen Berührungsschmerzes ist eine Otoskopie nicht zu erzwingen. Zur raschen Abschwellung ist eine Alkoholstreifeneinlage in den äußeren Gehörgang zu empfehlen, die Gabe eines Analgetikums wegen der Periostreizung des knöchernen Gehörgangs und der damit verbundenen heftigen Schmerzen unerläßlich. Meistens ist ein Antibiotikum erforderlich.

Ohrekzem (Otitis externa)

Die Dermatitis von Ohrmuschel und äußerem Gehörgang, als Ohrekzem oder Otitis externa diffusa bezeichnet, ist häufig Teilerscheinung eines Säuglingsekzems. Auch bei einer länger dauernden, vom Mittelohr ausgehenden eitrigen Otorrhoe kommt es zu diffusen Gehörgangs- und Ohrmuschelentzündungen. Außer einer allgemeinen Ekzembereitschaft sind ätiologisch zahlreiche zu Überempfindlichkeitsreaktionen führende Stoffe zu nennen (Metalle, Chemikalien, Medikamente sowie Textilien oder auch Ohrpaßstücke, die zu einer Otitis externa Veranlassung geben können (Krumpholz). Neben Rötung, Schwellung und mehr oder weniger ausgeprägten dermatitischen Veränderungen zeigt oftmals auch das Trommelfell eine entzündliche Reaktion, die als Myringitis bezeichnet wird. Neben trockenen und juckenden Dermatitiden kommt es aber auch zur Absonderung aus den Ohren bei den nässenden Formen des Ekzems. Die akute Otitis externa (diffusa) weist in schweren Fällen eine dünnflüssige oder mehr schmierige und manchmal fötide Sekretion auf, die zusammen mit

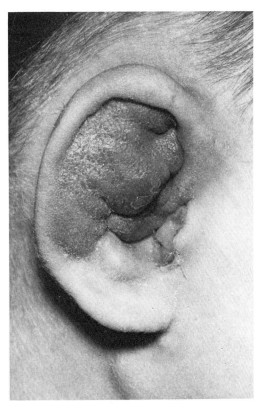

Abb. **52** Ohrmuschelperichondritis nach Radikaloperation des rechten Ohres.

Zerumenresten und Epidermisschuppen den Gehörgang wie eine weißliche Paste ausfüllt. Zeigt der Eiter einen pulsierenden Schleimzusatz, so weist dieser auf eine Mittelohrentzündung hin, deren Entstehung in der Regel als tubogen anzusehen ist. Das unmittelbare Übergreifen der Gehörgangsentzündung auf die Schleimhaut des Mittelohres ist unwahrscheinlich.

Differentialdiagnostische Schwierigkeiten in der Unterscheidung einer Otitis media und Otitis externa sind gerade im Säuglingsalter oft erheblich und verlangen neben peinlichsten Säuberungsmaßnahmen wiederholte Otoskopien. Bei älteren Kindern kann man in diesen Fällen durch Hörprüfungen differentialdiagnostisch weiterkommen, da ein annähernd seitengleiches normales Gehör gegen eine Mittelohrbeteiligung spricht. Allerdings muß zuvor der Gehörgang von Sekret gesäubert werden.

Therapie

Die Behandlung dieser mitunter therapieresistenten Dermatitiden entspricht dermatologischen Grundsätzen. Der Therapie hat stets die Ausschaltung der festgestellten Ursachen vorauszugehen. Nach Ausspülung des Sekretes wird bei den nässenden Veränderungen ein Docht aus Gaze eingelegt, der ständig mit Borwasser befeuchtet wird. Später kommen Zinköl, Zinksalbe, dann Naphtalan- und Tumenolpräparate, besonders auch als Schüttelmixtur, zur Anwendung. Bei schlecht abheilenden und juckenden Entzündungen können Salben und Tropfen mit Corticosteroidzusätzen und Antibiotika indiziert sein. Gelegentlich besteht die letzte therapeutische Rettung in antimykotischen Mitteln.

Ohrmuschelperichondritis

Eine Perichondritis der Ohrmuschel kann nach Verletzungen, bei Kindern zuweilen durch ständiges Kratzen der Ohrmuscheln oder durch Autoagression entstehen. Auch infolge ausgeprägter Gehörgangsekzeme oder anderer Dermatitiden, nach Mittelohroperationen, bzw. Ohrmuschelplastiken werden bei konsekutiver Entzündung Perichondritiden der Ohrmuschel beobachtet (Abb. **52**).

Die zunehmende Schwellung der Ohrmuschel mit Verstreichen der typischen Konfiguration, Schmerzhaftigkeit, Überwärmung der befallenen Ohrmuschel sind Zeichen einer derartigen Erkrankung.

Die Behandlung wird durch Lokaltherapie der erkrankten Ohrmuschel mit antiphlogistisch durchtränkten Verbänden (z.B. Rivanol) und hochdosierter Antibiotikagabe eingeleitet. Schreitet die Perichondritis trotz dieser Behandlung kontinuierlich fort, so geht die Ohrmuschelfaltung in der Folge verloren. Daher ist bei progredienter Perichondritis der Ohrmuschel die rechtzeitige Exzision des befallenen Knorpels indiziert.

Zu umschriebenen Knorpelnekrosen kommt es bei schwerkranken Säuglingen, die ständig auf einer Seite liegen. Begrenzte Rötung oder auch anämische Bezirke der Ohrmuschel erfordern daher häufige Lageänderungen des Kindes oder eine Polsterung der Ohrmuschel.

Zoster

Die Zosterinfektion ist ein serologisch den Varizellen nahestehender Infekt mit einem neurotropen Virus. Es erkranken ältere Kinder mit schmerzhaften Bläschen und Erosionen entsprechend der segmentalen Ausbreitung der befallenen sensiblen Nerven.

Beim **Zoster oticus,** an dem die Hirnnerven V, VII, VIII, IX, X beteiligt sein können, treten an der Ohrmuschel, im Gehörgang und am Trommelfell gruppenförmig angeordnete Bläschen auf, die mit einer Grippeotitis oder einer Otitis externa zu verwechseln sind. Entsprechend dem Befall verschiedener Nerven werden zahlreiche Symptome angegeben, die zu den unterschiedlichsten Diagnosen führen. Häufig kommt es zu Fazialisparesen, zu Hör- und Vestibularisstörungen verschiedener Schweregrade bis zum totalen Funktionsausfall. Bezüglich einer folgenlosen Ausheilung sind nur die leichteren Fälle als prognostisch günstig anzusehen.

Therapie

Außer einem Versuch mit Aureomycin sollten nach neueren Erfahrungen Ganglienblocker, z.B. Pendiomid, dann auch Corticosteroide, hohe Dosen von Vitamin B_{12} und Dehydroergotamin zur Anwendung kommen sowie ein Versuch mit dem Herpesmittel Zovirax.

Ohrmuschelerysipel

Es ist kenntlich an seiner scharfen Begrenzung und der flammenden Röte, die über den Ohrbereich hinausgeht. Mit Antibiotika ist es gut zu behandeln. In schweren Fällen kommt es zur Perichondritis.

Ohrschmalzpfropf

Ein Ohrschmalzpfropf, der beim Erwachsenen Hörstörungen und entzündliche Gehörgangsreizungen hervorrufen kann, spielt beim Kind keine große Rolle, weil das Zerumen dünnflüssiger ist und leichter nach außen gelangt. Das weichere Cerumen obturans beim Kind läßt sich absaugen evtl. ausspülen und erfordert nur selten aufweichende Maßnahmen z. B. mit Babyölen.

Der äußere Gehörgang besteht aus einem knorpeligen lateralen und einem knöchernen medialen Anteil. Ohrschmalz produzierende Drüsen befinden sich lediglich im lateralen knorpeligen äußeren Gehörgangsanteil, wo ein Härchenbesatz für den Transport des Ohrenschmalzes nach außen, also in die Koncha sorgt. Der mediale knöcherne äußere Gehörgang ist drüsen- und somit auch härchenfrei. Jeder Reinigungsversuch des äußeren Gehörganges transportiert zwangsläufig einen Teil des gebildeten Ohrenschmalzes in diesen medialen Gehörgangsanteil, wo eine Selbstreinigung nicht mehr vonstatten gehen kann, so daß hier das Ohrenschmalz beständig verbleibt.

Der Reinigungsversuch des äußeren Gehörganges mit jedwedem Gegenstand ist also weder nötig, noch Ausdruck besonderer Reinlichkeit und daher zu unterlassen. Es ist lediglich das Ohrenschmalz in der Ohrmuschel selbst zu beseitigen.

Tumoren der Schläfenbeinregion

Neben gutartigen Tumoren, vor allem Angiomen, ist es das Rhabdomyosarkom, das im Kindesalter eine klinische und differentialdiagnostische Bedeutung besitzt. Die Prognose bei dieser Geschwulst ist ungünstig.

Zunächst bestehen oft nur die Symptome einer akuten oder chronischen Mittelohrentzündung mit Gehörgangspolypen, die das Bild verschleiern. Außer Probeexzisionen sind Übersichtröntgenaufnahmen, Tomogramme der Temporalschuppe und des Felsenbeins, sowie ein kraniales Computertomogramm für die Einschätzung der Situation unerläßlich, um Knochendestruktionen und Tumorausdehnung zu erfassen. Die Abgrenzung zu tuberkulösen Entzündungen und zur chronischen Mastoiditis mit Granulationsbildungen bereiten zuweilen Schwierigkeiten, so daß letztlich nur das histologische Bild über die Behandlung entscheidet. Je nach Tumorausdehnung komplizieren Hirnnervenstörungen, insbesondere die des N. facialis und des N. vestibulocochlearis bei Befall der Schädelbasis und die der kaudalen Hirnnervengruppe der Nervi IX, X, XI das klinische Bild (Hörstörungen, Schwindel, Doppelbilder, Ataxie, Sensibilitätsstörungen, außerdem Hirndrucksymptome).

Abhängig von der histologischen Tumorklassifizierung sind operative, radiotherapeutische oder chemotherapeutische Maßnahmen zu ergreifen.

Akustikusneurinome im inneren Gehörgang bzw. im Kleinhirn-Brückenwinkel sind im Kindesalter selten und kommen in dieser Zeit ein- oder doppelseitig nur im Rahmen der Neurofibromatose Recklinghausen vor.

Ein- oder doppelseitiger Innenohrhörverlust, diskrete schwindelartige Beschwerden, Ohrgeräusche sind Leitsymptome derartiger Tumoren, so daß zur weiteren Klärung Röntgenaufnahmen der Felsenbeine nach Stenvers zur Darstellung des inneren Gehörganges, audiologische und vestibuläre Tests, inbesondere aber die Ableitung akustisch evozierter Potentiale mit typischer Latenzverschiebung der Nervenleitzeit, ein sicheres Zeichen eines derartigen Tumorwachstums darstellen. Vervollständigt wird die Diagnostik durch ein kraniales Computertomogramm und Kernspintomogramm.

Verletzungen

Ohrmuschelverletzungen

Sie sind beim Kind seltener als beim Erwachsenen, da Sportunfälle weniger vorkommen. Dagegen werden gelegentlich durch Straßenunfälle und Hundebisse Zerreißungen und partielle Abtrennungen der Muschel verursacht, bei denen an die Prophylaxe von Tetanus und Tollwut zu denken ist. Möglichst frühzeitig nach plastischen Grundsätzen versorgt, lassen auch schwere Verletzungen noch gute kosmetische Ergebnisse erwarten.

Durch stumpfe, vorwiegend tangentiale Gewalteinwirkung entstehen *Othämatome*, d. h. Blutungen oder seröse Ergüsse zwischen Ohrknorpel und Perichondrium, die als blaurote Vorwölbungen imponieren und mit einer Perichondritis zu verwechseln sind. Unbehandelt organisieren sich diese Blutergüsse oder führen sekundär zur Perichondritis und später zu narbiger Verunstaltung.

Das Othämatom wird chirurgisch behandelt. In der Regel ist lediglich eine Inzision der Haut und des Perichondriums entlang der Helixfalte erforderlich, anschließend wird das Hämatom abgesaugt oder bei Organisation ausgekratzt und die Gehörgangshaut durch einen Rivanol-Watteverband an den Ohrknorpel antamponiert. Nur selten ist über das Anlegen eines Knorpelfensters das Hämatom zu beseitigen.

Verletzungen des äußeren Gehörgangs

Sie sind, abgesehen von Weichteilläsionen durch unsachgemäßes Säubern und durch Fremdkörper, vor allem ein Symptom bei Schädelbasisfrakturen und Stauchungsbrüchen des Unterkiefers. Dabei kommt es auch zu Trommelfellrupturen bzw. Impressionen des knöchernen und knorpligen Gehörgangs. Als Folge können Gehörgangsstenosen zurückbleiben.

Trommelfellverletzungen

Durch zu energische Säuberungsaktionen mit Stäbchen, Instrumenten oder Wattedrillern werden nicht selten Trommelfellläsionen gesetzt, die zum Glück nicht immer bleibende Schäden durch sekundäre Infektion oder Luxation der Gehörknöchelchen hinterlassen. Es sollte jeder instrumentelle Säuberungsversuch des äußeren Gehörganges unterlassen werden.

Bekannt sind Trommelfellverletzungen als Folge von Ohrfeigen oder beim seitlichen Aufprall auf das Wasser beim Springen. Kleine Trommelfellrupturen verheilen häufig spontan. Dennoch sollte bei jedem Verdacht auf ein derartiges Trauma eine Otoskopie erfolgen. Die Lefzen des rupturierten Trommelfelles können am Trommelfellrand in das Mittelohr eingekrempelt sein, so daß im Heilungsverlauf Hautepithel in das Mittelohr gelangt und ein Cholesteatomwachstum induziert wird. Um derartige Mechanismen erkennen zu können, ist bei der Ohruntersuchung das Benutzen eines Ohrmikroskops unerläßlich.

Eine Trommelfellruptur muß bei Kindern in der Regel in Narkose durch eine Folie geschient werden. bei großen Defekten ist die sofortige Myringoplastik zu erwägen.

Felsenbeinfrakturen

Schläfen- und Felsenbeinfrakturen kommen in der Regel kombiniert vor. Es handelt sich dabei um laterale Schädelbasisbrüche. Im Kindesalter werden sie nach Verkehrs- und Spielunfällen gesehen und betreffen häufig das knöcherne Mittel- und Innenohr, sowie den Fazialiskanal.

Die Symptome der Schläfen- und Felsenbeinbrüche sind vielfältig. Eine Blutung aus dem äußeren Gehörgang ist oft erstes Hinweiszeichen. Manchmal erfolgt die Blutung in die Paukenhöhle und führt zu dem Phänomen des Hämatotympanum mit bläulich vorgewölbtem Trommelfell. Eine Schalleitungsschwerhörigkeit ist dann allein durch den Bluterguß im Mittelohr erklärlich. Verläuft die Frakturlinie quer zum Labyrinth, werden in der Regel die Strukturen des Innenohres d. h. der Hör- und Gleichgewichtssinn und die Fazialisfunktion beeinträchtigt. Zu diesen unmittelbaren Verletzungsfolgen gesellen sich die Symptome einer Commotio oder Contusio cerebri.

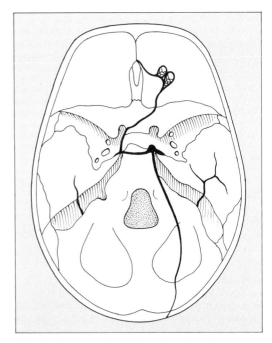

Abb. **53** Typische Bruchlinien der Schädelbasis.

Diagnose

Anamnese und Unfallmechanismus sind erstes Zeichen einer Verletzung des Schläfen- und Felsenbeins. Röntgenaufnahmen dieser Region nach Schüller und Stenvers sind anzustreben, um nach Frakturlinien zu fahnden (Abb. 53). Das ist allerdings aufgrund des komplizierten Aufbaues des Felsenbeins und der topographischen Überlagerungen nicht immer möglich. Unfallmechanismus und otoskopischer Befund müssen also zuweilen für die Diagnose Felsenbeinfraktur sowie für eine stationäre Aufnahme ausreichen. Die Anfertigung eines Audiogramms und die Prüfung der Gleichgewichtsfunktion (S. 116) sind unerläßliche diagnostische Maßnahmen; eine neurologische Untersuchung ist in jedem Fall erforderlich.

Ist der äußere Gehörgang blutig, was auch infolge einer Gehörgangsfraktur oder eines Trommelfellrisses möglich ist, sind Reinigungsversuche zur Beurteilung des Trommelfelles strikt zu unterlassen. Immer kann dem Blut infolge einer traumatischen otogenen Fistel Liquor cerebrospinalis beigemengt sein, so daß ein Reinigungsversuch bereits eine aufsteigende endokranielle Entzündung induzieren kann. Deshalb ist das Ohr des verletzten Kindes steril abzudecken und die geschilderten Untersuchungen einzuleiten.

Therapie

Die Therapie der Felsenbeinfraktur ist in der Regel konservativ, die stationäre Aufnahme in einer otologischen Abteilung stets erforderlich. In schweren Fällen steht die Therapie der allgemeinen Verletzungssymptome mit Infusionen, antiödematösen und hämostyptischen eventuell sedativen Maßnahmen im Vordergrund. Stets wird prophylaktisch eine antibiotische Therapie verordnet.

Bei starker Blutung muß ein operativer Eingriff in der Regel unmittelbar nach dem Unfallereignis erfolgen. Kommt es durch den Unfall zu einer Liquorfistel, die durch Druckverband bei gleichzeitiger antibiotischer Gabe nach einigen Tagen nicht sistiert, ist der chirurgische Verschluß der Liquorfistel erforderlich. Hierzu ist, je nach Lokalisation des Liquordefektes, durch den Otochirurgen auf transmastoidalem oder transtemporalem Weg die Liquorfistel mikrochirurgisch darzustellen und durch Unterfüttern und Verkleben von lyophilisierter Dura zu verschließen.

Ist es zu einer Läsion des N. facialis gekommen, muß eine operative Revision des Nervs angestrebt werden. Der in einem Knochenkanal im Felsenbein verlaufende N. facials ist darzustellen, zu dekomprimieren und von Knochenfragmenten zu befreien. Bei direktem Anriß oder Durchriß des Nervs ist dieser adaptierend zu vereinigen, bei Substanzdefekten ein autologes Nerventransplantat zu interponieren.

Abhängig von der Lokalisation der Nervenverletzung ist der operative Zugang durch den Otochirurgen transmastoidal anzustreben.

Tabelle 12 Fazialisparese

Periphere Paresen: Alle Äste sind paretisch. Maskenartig glatte Stirn, Lagophthalmus. Bellsches Phänomen, Ektropium des Unterlides. Tränenträufeln, Mundverziehung nach der gesunden Seite, Nasolabialfalte verstrichen, Trinkschwierigkeiten Hyperakusis (bei Lähmung des M. stapedius), Störung der Tränensekretion, Sprechstörungen (Lippenlaute), Geschmacksstörung im vorderen Zungenabschnitt (Chorda tympani).

Angeboren: Kernaplasie, Geburtsraumen (oft zusammen mit Schiefhals).

Idiopathische Fazialisparese: Plötzlich meist ohne weitere Symptome.

Otogene Fazialisparese: Temporär bei akuter Otitis, Cholesteatomeiterung, Petrositis, schleichende Mastoidinfektion des Säuglings.

Virusinfekte: Zoster oticus (oft auch andere Hirnnervenparesen); Poliomyelitis (manchmal einziges Symptom, Pleozytose im Liquor); Influenza, Mumps, Virus-Meningoenzephalitis.

Benigne idiopathische Meningitis (Fanconi): Fazialisparese oftmals klinisches Hauptsymptom, Ätiologie unbekannt.

Traumen: Geburtsverletzungen (oft nur ein Ast), Schläfenbeinfrakturen, Frühparesen bei Abriß, Spätparesen bei Blutung im Fazialiskanal, schwere Schädelprellungen (infolge Ödem oder Blutung), unsachgemäße Inzision im Wangenbereich, schwere Traumen der Parotis- und Warzenfortsatzgegend.

Tumoren: Felsenbeinsarkom, leukämische Herde im Schläfenbein, Parotisgeschwülste (letztere führen sehr selten zu Fazialisparesen).

Zentrale Paresen: Nur der Mundast ist paretisch, oftmals allmählich zunehmend mit anderen Herdzeichen.

Hirntumoren, Hirnblutungen, Encephalitis: Meist auch andere zentral bedingte Ausfallerscheinungen und Hirndrucksymptome.

Über diesen Zugangsweg läßt sich der Nerv vom Ganglion geniculi bis zum Foramen stylomastoideum übersichtlich darstellen und versorgen. Bei Verletzungen des Nervs im Fallopischen Kanal ist die Dekompression und Versorgung des Nervs von oben über einen transtemporalen Zugang mit Blick auf die Hinterfläche der Pyramide durch den Otochirurgen oder Neurochirurgen anzustreben.

Komplikationen und Folgen

Sekundäre Otitiden und Meningitiden stehen hinsichtlich der Komplikationen der Felsenbeinfrakturen an erster Stelle. Daneben kann es zur Ertaubung mit oder ohne Ausfall der peripheren Gleichgewichtsorgane kommen. Der leiseste Verdacht einer posttraumatischen Infektion erfordert daher sofort alle entsprechenden diagnostischen und therapeutischen Maßnahmen.

Akute Mittelohrentzündungen junger Kinder

Otitis media der Neugeborenen

Es hat sich als klinisch berechtigt herausgestellt, *terminologisch* die Neugeborenenotitis von der eigentlichen Säuglingsotitis zu unterscheiden. Praktischen, insbesondere prognostischen und therapeutischen Bedürfnissen entsprechend sollen die beiden Otitisformen daher hier getrennt besprochen werden, obwohl sie dem gleichen Lebensabschnitt angehören und mancherlei Verlaufsähnlichkeiten aufweisen.

Die Besonderheiten und Gefahren einer Mittelohrentzündung bei Neugeborenen und lebensschwachen Säuglingen sind in der Resistenzlosigkeit der Kinder gegenüber Infekten ganz allgemein begründet, dann aber auch in den morphologischen Verhältnissen, die einer Otitis media in den ersten Lebenstagen oft eine zweifelhafte Prognose geben. Todesfälle von sehr jungen oder lebensschwachen Kindern sind daher nicht selten auf otogene Komplikationen zu beziehen.

Ätiologie

Ursächlich wird das Eindringen von Fruchtwasserbestandteilen („Fremdkörperotitis", Aschoff) bzw. die Infektion mit viralen oder bakteriellen Keimen angeschuldigt. Bei der Entstehung dieser Otitiden sind wahrscheinlich auch Geburtstraumen mit Blutungen in das Mittelohr beteiligt. Eine intrauterine Infektion der Mittelohrräume ist nicht denkbar, dagegen können schon bald nach der Geburt sowohl Rhinopharyngitiden zu einer transtubaren Infektion als auch bakterielle Prozesse an irgendwelchen Stellen des Körpers zu einer hämatogenen Otitis führen, die zwar selten ist, sicher aber gerade in diesem Alter vorkommt. Gelegentlich wirken vielleicht Nasenkatheter und Erbrechen bei einer Keimverschleppung und Otitisentstehung verursachend mit.

Verlauf

In der Regel verlaufen die Mittelohrentzündungen der ersten Lebenstage harmlos und ohne Komplikationen. In den meisten Fällen wird eine Otitis media nicht einmal vermutet, da sie klinisch latent bleibt. Die kurze und weite Ohrtrompete gewährleistet einen guten Abfluß des Sekretes, das Trommelfell ist zumeist unauffällig, außerdem sehr schwer zu beurteilen. Nur relativ selten besteht eine Absonderung aus dem Gehörgang.

Der Verlauf einer Otitis neonatorum ist weitgehend abhängig von der Art des Infektes, von noch persistierendem embryonalen Gewebe in der Pauke und von den Dehiszenzen und Gefäßverbindungen, welche otogene Verwicklungen ermöglichen. Eine Neugeborenenotitis, noch mehr aber die Otitis des zu früh geborenen Kindes, kann in schweren akuten Verläufen zur Meningitis, zur Sinusthrombose, Labyrinthitis oder Sepsis und darüber hinaus zu akuten toxischen Allgemeinerscheinungen führen. In anderen, mehr chronisch ablaufenden Fällen kann es zur Entwicklung einer schleichenden Mastoidinfektion mit chronisch-entzündlichen Allgemeinsymptomen und Gedeihstörungen kommen, die manchmal erst Wochen und Monate später in ihren wahren pathogenetischen Zusammenhängen richtig erkannt werden (S. 99).

Diagnose

Die Diagnostik der Neugeborenenotitis kann sich oft nur auf die Beurteilung allgemeiner Entzündungssymptome und auf pathologische Hinweiszeichen im Röntgenbild stützen (Näheres zur Diagnostik der Säuglingsotitis S. 98). Trotz aller diagnostischen Sorgfalt bleibt manchmal nur ein recht unsicher begründeter Verdacht auf einen Zusammenhang zwischen Otitis und allgemeinen Störungen des jungen Säuglings übrig, dem u. U. mit Parazentese, Antrumpunktion oder der Probeantrotomie nachgegangen werden kann und muß.

Behandlung

Schon der Verdacht auf eine Otitis media bei Neugeborenen, der sich aus wiederholtem Aufschreien, Unruhe, Fieber, Schreien beim Trinken und Nahrungsverweigerung ergibt, rechtfertigt die Verordnung von Antibiotika – wenn möglich nach Parazentese und Abstrich. Diese Empfehlung wird zur Forderung, wenn zweifelsfreie Erscheinungen einer Mittelohrentzündung bestehen. Eine sich anbahnende otogene Komplikation mit Nystagmus, Erbrechen, meningitischen Symptomen, septischem Fieber oder eine auf otogenen Ursprung verdächtige akute schwere Ernährungsstörung sollten nicht zögern lassen, selbst in so frühem Alter eine Antrotomie, natürlich unter massivem Antibiotika-Schutz, durchzuführen, die nur Minuten dauert und als Eingriff in Lokalanästhesie auch von lebensschwachen Kindern im allgemeinen gut vertragen wird.

Unkomplizierte Säuglingsotitis

Was ihre Häufigkeit angeht, so steht die einfache Mittelohrentzündung mit an der Spitze aller Säuglingserkrankungen. Damit sind nicht nur die durch eine Otorrhoe kenntlichen Otitiden gemeint, sondern auch die zahlenmäßig sehr viel wichtigeren „geschlossenen" Mittelohrentzündungen im Verlauf rhinopharyngealer Infekte. Die Generalisationstendenz aller Infektionen im Säuglingsalter, eine allgemein erhöhte Anfälligkeit und die besonders enge pathophysiologische Verbindung der Schleimhaut des Mittelohres und der oberen Luftwege macht es verständlich, warum Otitissymptome beinahe obligat zur Rhinopharyngitis des Säuglingsalters gehören.

Ätiologie

Außer den viralen Luftwegeinfekten als Hauptursache der Säuglingsotitis kommt ätiologisch gelegentlich einmal das Eindringen von Erbrochenem, z. B. bei Kiefer-Gaumen-Spalten, in den Mittelohrraum in Frage. Man hat in diesem Zusammenhang die Kürze und Weite der Tube angeführt, dabei aber wohl die ätiologische Bedeutung des Erbrechens für die Mittelohrentzündungen überschätzt.

Symptome

Um gewisse Anhaltspunkte für die Beurteilung und Behandlung zu haben, sprechen wir von einem katarrhalischen und einem eitrigen Stadium der Säuglingsotitis. Die eitrige Form geht fast immer aus einem zunächst katarrhalischen Infekt durch bakterielle Besiedlung der vorgeschädigten Schleimhaut hervor. Dadurch verursachtes Fieber und sonstige Allgemeinerscheinungen sind anfangs von den Symptomen des Luftwegeinfektes nicht zu trennen. Sie sind desto ausgeprägter, je jünger der Säugling ist. Eine zweigipflige Temperaturkurve im Verlauf einer „grippalen" Erkrankung, Unruhe, schrilles Aufschreien, die Verweigerung der Nahrung und das plötzliche Loslassen von Brust oder Flasche unter Geschrei sind Zeichen einer akuten Otitis media. Meningismus und Erbrechen können zu Beginn der Erkrankung allgemeine Infektsymptome sein, müssen aber als otogen verdächtigt werden, wenn schon zuvor die Zeichen einer Mittelohrentzündung bestanden. Aus dem Blutbild lassen sich bei der unkomplizierten Säuglingsotitis im Verlaufe eines viralen Infektes keine Schlüsse ziehen.

Akute Säuglingsotitis und Dyspepsie kommen bekanntlich häufig zusammen vor (nach einer größeren Statistik von Jakabfi und Papp in 25,3%) und werden ihrer Entstehung nach von zahlreichen Autoren als voneinander abhängig betrachtet und als akute parenterale Magen-Darm-Störung behandelt. Pathogenetische Zusammenhänge, wie sie für die sog. okkulte Mastoiditis und akute und chronische Ernährungsstörungen in vielen Fällen gesichert sind, sind für die banale Säuglingsotitis und die akute Dyspepsie nicht wahrscheinlich. Vielmehr kann man Mittelohrinfekt und Darmerscheinungen im Rahmen der allgemeinen Virusinfektion als pathogenetisch unabhängige Parallelsymptome ansehen, was besonders therapeutisch von Interesse ist. Es entspricht den allgemeinen pädiatrischen Erfahrungen, daß im Verlauf eines Infektes zwar katarrhalische Symptome an den Ohren (und in Nase und Rachen) zusammen mit einer Durchfallstörung vorkommen, daß aber die Dyspepsie auch dann abzuklingen pflegt, wenn die Otitis media in die eitrige Form übergeht.

Diagnose

Besteht bei einer akuten Otitis media des Säuglings eine Otorrhoe, so sind aus dem *Ohrsekret* Charakter und Verlauf der entzündlichen Erscheinungen in gewissem Umfange abzulesen. Eine vorwiegend schleimige Absonderung weist im allgemeinen auf nicht allzu virulente und nur die Schleimhaut betreffende Infekte hin, während eine vorwiegend eitrige Exsudation für tiefergehende Veränderungen oder für ein Übergreifen auf den Knochen spricht. Zu Beginn einer akuten Säuglingsotitis lassen sich neben hohem Fieber gelegentlich meningitische Reizerscheinungen feststellen, die eine gründliche Diagnostik erfordern. Ist das Exsudat durch das Trommelfell nach außen durchgebrochen, so findet sich häufig ein pulsierender Sekretreflex im Bereich der *Trommelfellperforation*.

Die Trommelfellsymptome sind entsprechend der Schwere der pathologischen Veränderungen und entsprechend dem Sekretabfluß durch die Ohrtrompete entweder relativ unauffällig, d.h. die Farbe ist grau, matt, manchmal grauweiß, so daß die Trommelfellmembran wie verdickt erscheint oder aber im ganzen grau-rötlich. Häufig sind auch nur die oberen Quadranten deutlicher gerötet, die Membran im übrigen aber grau. Erst bei älteren Säuglingen kann man die für eine akute Otitis media typischen Trommelfellbefunde mit stärkerer Rötung und Vorwölbung erwarten.

Eine otoskopische Fehldiagnose muß gerade bei der Säuglingsotitis immer mit einkalkuliert werden. Mit anderen Worten: Hinter einem relativ unauffälligen Trommelfell kann sich unter Umständen ein schwerer entzündlicher Ohrprozeß, etwa eine Mastoidinfektion, verbergen, wie andererseits die Trommelfellrötung als solche zunächst nicht mehr besagt, als daß eine Hyperämie besteht, die durchaus ohne Bedeutung sein kann, z.B. wenn sie, wie nicht selten, nur die Folge heftigen Schreiens bei der Untersuchung ist. Mehrfache mikrootoskopische Kontrollen sind unerläßlich für eine sichere Diagnose.

In Zweifelsfällen – dies gilt nur bei Verdacht auf Verhaltungen, insbesondere auf eine Mastoiditis – hilft die *diagnostische Parazentese* weiter und ein dabei gewonnener Abstrich für bakteriologische Untersuchungen. Ein knakkendes Geräusch (wie beim Durchstechen von Pergamentpapier) kann auf eine dünne, d.h. reizlose Membran schließen lassen, während eine stärkere Blutung bei einem weichen Trommelfell eher für entzündliche Mittelohrveränderungen spricht.

Therapie

Die Behandlung der unkomplizierten Säuglingsotitis kann sich fast immer auf lokale Maßnahmen, also vor allem schmerzlindernde Ohrentropfen, beschränken. Dazu sollten stets abschwellende Nasenmittel gegen die zumeist bestehende Rhinopharyngitis verordnet werden. Spülungen mit handwarmem Kamillenwasser sind nur bei starker Absonderung aus dem Gehörgang indiziert.

Mit Antibiotika sollte man bei den banalen Säuglingsotitiden nicht zu großzügig sein. Bei vorgeschädigten Kindern mit verminderter Abwehrlage, bei länger dauerndem Fieber und bei jedem Komplikationsverdacht sind sie aber gerechtfertigt. Wenn eine Säuglingsotitis nach etwa 2 Wochen nicht abgeheilt ist, geben wir nach vorheriger Resistenzbestimmung Antibiotika als Stoßtherapie und führen bei vergrößerten Adenoiden älterer Säuglinge zugleich auch schon einmal eine Adenotomie durch, was sich im Hinblick auf die Otitis therapeutisch ausgezeichnet bewährt hat. Eine lokale Therapie mit Wärmflaschen oder Bestrahlungslampen lehnen wir bei Säuglingen wegen der Möglichkeit gefährlicher Zwischenfälle (Überwärmung, Verbrennung) ab.

Komplikationen der Säuglingsotitis

Eine Mastoiditis, die auch als retrotympanale Otitis bezeichnet wird, ist die häufigste Verwicklung einer Otitis media. Sie entsteht und verläuft beim Säugling in gleicher Weise wie beim älteren Kind (S. 107).

Die Mastoiditis zeigt sich nicht immer als Durchbruchssymptom hinter der Ohrmuschel, sondern kann bei ausgedehnter Pneumatisation auch schon beim Säugling im Schläfenschuppenbereich oder am Jochbogen zu Knochenfisteln und subperiostalen Abszessen führen (S. 109). Unvermutete Fiebersteigerungen, die im Verlauf einer länger dauernden Säuglinsotitis oder einige Zeit nach scheinbarer Abheilung auftreten, sollten den Verdacht auf eine Mastoiditis lenken, die gerade beim Säugling durchaus nicht immer die klassischen Symptome aufweisen muß.

Die als *Pseudomastoiditis* bezeichnete Lymphknotenschwellung hinter der Ohrmuschel kann klinisch das Bild eines Mastoiddurchbruches hervorrufen und bei Bestehen einer Otitis externa womöglich mit eitriger Absonderung und Fieber auch den erfahrenen Otiater irreführen. Wenn das Röntgenbild keine absolut klare Diagnose zuläßt, muß man sich zur Inzision der retroaurikulären Schwellung entschließen und den Knochen freilegen, um einen Durchbruch sicher ausschließen zu können.

Therapie

Die Behandlung der ausgebildeten Mastoiditis ist operativ, nicht nur deshalb, weil mit einer Mastoidektomie am schnellsten und radikalsten der entzündliche Knochenprozeß ausgeschaltet wird, sondern weil jede konservative Therapie derartiger Ohrkomplikationen beim Säugling unvergleichlich viel größere Risiken in sich birgt als eine kurzdauernde Operation. Die klinischen Symptome können unter einer antibiotischen Behandlung wohl zurückgehen, und auch die retroaurikulären Abszesse bilden sich zurück, ohne daß erkennbar ist, was an entzündlichen Veränderungen im Knochen und im Mittelohr selbst bleibt. Erst wenn eine Meningitis oder septische Symptome „aus heiterem Himmel" Wochen oder Monate nach einer nur konservativ behandelten Mastoiditis auftreten, erweist sich in verhängnisvoller Weise die Unvollkommenheit der medikamentösen Therapie. Diese Erfahrungen und die daraus abgeleiteten Konsequenzen sind nicht durch die Behauptung zu widerlegen, daß unter Umständen eine Mastoiditis einmal auch ohne Operation ausheilt. Dies war auch schon vor der Antibiotikaära der Fall.

Auch in Verdachtsfällen mit längerer und starker Otorrhoe sowie verschleierter oder aufgelöster Knochenstruktur im Röntgenbild, subfebrilen oder remittierenden Temperaturen und einer hohen Leukozytose mit Linksverschiebung im Blutbild sollte eher eine für das Kind risikoarme Antrotomie in Betracht gezogen werden als ein in solcher Situation gefahrvoller konservativer Behandlungsversuch.

Schleichende Mastoidinfektion (okkulte Mastoiditis)

Von großer klinischer Bedeutung ist noch eine andere Form der retrotympanalen Säuglingsotitis, die unter dem Namen „okkulte Mastoiditis" bekannt ist. Es handelt sich bei dieser ausschließlich im Säuglingsalter vorkommenden otogenen Komplikation wie auch bei der zuvor erörterten echten Mastoiditis um einen entzündlichen Knochenprozeß im Schläfenbein, der einmal mit akuten toxischen Allgemeiner-

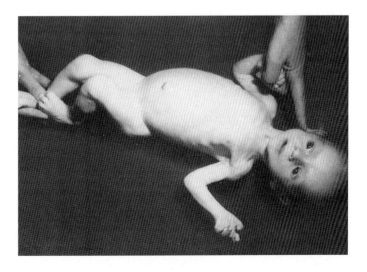

Abb. **54** Schwere Dystrophie bei chronisch otogener Gedeihstörung.

scheinungen einhergeht – die „klassische" okkulte Mastoiditis (W. Keller) – zum anderen mit mehr chronischen Symptomen und unterschiedlich schweren Stoffwechsel- und Gedeihstörungen – nach Thoenes die chronische otogene Ernährungsstörung (Abb. **54**).

Pathogenese

Die okkulte Mastoiditis ist pathogenetisch an einen nicht oder nur unvollständig pneumatisierten Warzenfortsatz des Säuglings gebunden. Nur in dieser Situation können eitrige Entzündungen der Paukenschleimhaut unmittelbar auf das Markgewebe des spongiösen Knochens übergreifen und zu einer Osteomyelitis führen, die in der Regel doppelseitig auftritt. Wir haben bei der schleichenden Mastoidinfektion einen osteomyelitischen Entzündungsprozeß vor uns, der, nur wenig demarkiert, pathogene Keime und Toxine über die Markräume ins Blut abzugeben vermag, der auch zu Thrombosen der kleineren und größeren Gefäße führt und dadurch ohrferne entzündliche Metastasen ermöglicht. Bei der manifesten einseitigen Mastoiditis älterer Kinder ist der Verlauf durch die schon angelegten lufthaltigen Zellkomplexe und durch eine relativ gute Demarkierung von wesentlich verminderten Gefahren einer Streuung bestimmt.

Als verantwortliche pathogenetische Faktoren für die otogenen Stoffwechselstörungen bei der okkulten Mastoiditis werden sowohl funktionelle als auch bakteriell-toxische Einflüsse diskutiert, von denen letztere nach den klinischen Erfahrungen und den Ergebnissen histologischer Untersuchungen bedeutungsvoller erscheinen (W. Keller u. P. Biesalski 1957).

Tympanogen ausgelöst, also von einer eitrigen Mittelohrentzündung primär verursacht oder wohl auch gelegentlich von ohrfernen bakteriellen Infekten, z. B. von einer Pyoder-

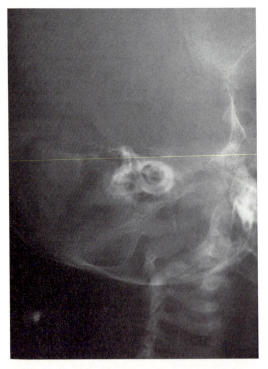 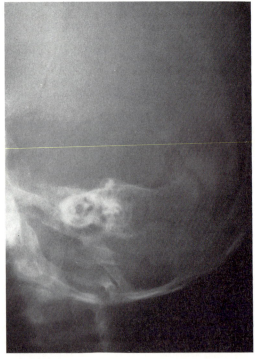

Abb. **55** 2½ Monate altes Kind, das in den ersten Lebenstagen septische Temperaturen und schlechtes Gedeihen aufwies. Kein Organbefund, jedoch pathogene Staphylokokken in der Nase. Trotz Antibiotika und Ernährung mit Frauenmilch Verschlechterung des Zustandes. Ende des zweiten Monats entstand eine eitrige Meningitis, die auf Achromycin abheilte. Der Verdacht auf eine schleichende Mastoidinfektion war durch eine Verschattung des Mastoids rechts gegeben. Die Antrotomie ergab rechts einen eitrigen Knochenherd, links eine erbsgroße reizlose Höhle (Antrum, Residualhöhle?). Postoperativ zunehmendes Gedeihen (Aufnahmerichtung nach Biesalski).

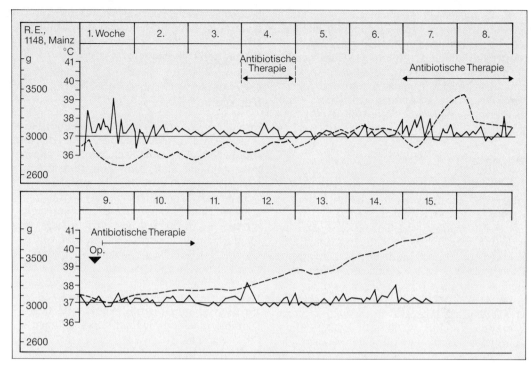

Abb. **55** Typischer Fieber- und Gewichtsverlauf bei okkulter Mastoiditis.

mie, hämatogen entstanden, ist die okkulte Mastoiditis zunächst ein symptomarmer kleiner Knochenherd, der wahrscheinlich nicht selten spontan ausheilt. Eine allgemeine Resistenzschwäche des Kindes, hinzutretende Infekte und die Virulenz der Erreger können aber durch weitere Ausbreitung der Osteomyelitis den Prozeß aus seiner klinischen Stummheit heraustreten und es zu chronischen Allgemeinerscheinungen mit Gedeihstörungen oder auch zu akuten toxischen Symptomen kommen lassen.

In diesem Komplex scheint der hinzutretende Infekt – meist im Bereich der oberen Luftwege – eine akut exazerbierende Wirkung zu haben, indem der torpide chronische Verlauf hochakute, bis zur Toxikose reichende Symptome annimmt. Die akuten schweren Verläufe sind heute allerdings relativ selten, weil die Vorstadien eher erkannt und mit Antibiotika wirksamer behandelt werden als früher. Aus dem gleichen Grunde zeigt die schleichende Mastoidinfektion insgesamt in den letzten Jahren eine an Häufigkeit abnehmende Tendenz. Verschiedentlich beobachtete örtliche und zeitliche Gipfel von Erkrankungsfällen scheinen epidemiologisch mit Infektwellen und einem dadurch bedingten Anstieg der Otitis- und Dyspepsiefälle zusammenzuhängen.

Klinik

Die *allgemeinen Krankheitserscheinungen* der schleichenden Mastoidinfektion weisen zunächst nicht direkt auf die Ohren hin, wenn nicht ein eitriger Ausfluß oder rezidivierende Otitiden in der Anamnese den Verdacht auf eine otogene Komplikation lenken. Ätiologisch unklare Durchfälle, gehäuftes Erbrechen, Stillstand oder Absinken der Gewichtskurve mit geringen Anstiegen alternierend und die Unwirksamkeit diätetischer Maßnahmen kennzeichnen den Komplex der allgemeinen Symptome. Daneben können entzündliche Blutbildveränderungen, oft auch mit einer stärkeren Linksverschiebung, verdächtig sein, besonders wenn andere Ursachen nicht zu finden sind. Fieber ist nicht immer zu konstatieren, jedoch weisen wiederholte kleinere und größere Temperaturzacken und vor allem septische Fieberverläufe auf einen versteckten Ohrprozeß hin (Abb. **55**).

Im ganzen gesehen sind alle Symptome der okkulten Mastoiditis recht uncharakteristisch und zunächst nur im Sinne einer chronischen oder rezidivierenden Ernährungsstörung mit mehr oder weniger deutlichen Zeichen einer unerkannt schwelenden Entzündung zu deuten. Es wird deshalb im Verlauf einer okkulten Mastoiditis anfangs oftmals an Harnwegserkrankungen, an Lungenprozesse oder sonstige entzündliche Herde gedacht und den Ohren keine besondere Beachtung geschenkt, wenn nicht, wie gesagt, eine Otorrhoe darauf hinweist.

Diagnose

Der Erfahrene wird sich einer speziellen *Ohrdiagnostik* allerdings desto mehr zuwenden, je weniger er sonst klinisch eruieren kann.

Die *Parazentese* wird diagnostisch nur weiterhelfen, sofern sich in der Paukenhöhle freies Sekret befindet, das untersucht werden kann. Demgegenüber ist die *Antrumpunktion* nach Link diagnostisch oft ergiebiger, weil sie mit größerer Wahrscheinlichkeit den Herd erreicht und außerdem mit Spülwasser auch diskrete bakterielle Infekte zu erfassen vermag. Allerdings ist die kulturelle Ausbeute trotz vorhandenen Sekretes nicht selten negativ, weil in einem hohen Prozentsatz kein Wachstum von pathogenen Keimen erfolgt (Antibiotika-Vorbehandlung).

Diagnostisch zuverlässig hat sich eine *spezielle Röntgentechnik* nach P. Biesalski zur Darstellung des Säuglingsschläfenbeins bewährt. Seitenunterschiede der Mastoidregionen, eine verwaschene Knochenzeichnung, wolkige oder diffuse Aufhellungen bzw. Verschattungen oder auch einmal ausgesprochene Destruktionserscheinungen lassen sich mit einiger Erfahrung gut erkennen und relativ sicher beurteilen. In Zweifelsfällen ist ein Computertomogramm der Felsenbeine erforderlich (S. 100).

Therapie

Das Auffräsen des Warzenfortsatzes ist bei den Mastoidinfektionen des Säuglings nach wie vor die Therapie der Wahl, wenn bei schweren, akuten oder chronischen Allgemeinsymptomen ein retrotympanaler Knochenprozeß wahrscheinlich ist. Sind die pathogenen Erreger und ihre Empfindlichkeit bekannt, ist nach der Mastoidektomie die gezielte zusätzliche Antibiotikagabe ergänzend erforderlich. Ein Schema, wann ein konservatives oder wann ein operatives Vorgehen im Einzelfall indiziert ist, läßt sich bei schleichenden Mastoidinfektionen nicht aufstellen. In der Hand des erfahrenen Otochirurgen ist der operative Weg der gefahrlosere, weil kalkulierbare.

Otogene Komplikationen der okkulten Mastoiditis

Von den zuvor erörterten Störungen der Stoffwechsel- und Verdauungsfunktion und den entzündlichen Allgemeinerscheinungen abgesehen, kommen außerdem schwere bakteriell-eitrige Verwicklungen vor, die unmittelbar mit dem entzündlichen Mastoidprozeß zusammenhängen. Eine *Meningitis, Labyrinthitis, Sinusthrombose, Hirnabszeß* und *Fazialisparese* sind lokale Komplikationen, die, wie der verursachende Herd, oft wenig faßbare Symptome für eine sichere Diagnose liefern. In Verdachtsfällen, bei ungeklärtem Erbrechen nach Lagewechsel, bei hohem Fieber und unklaren zentralen Symptomen, etwa Krampfanfällen, sollte immer auch an otogene Verwicklungen gedacht werden.

Weniger bekannt und daher relativ selten diagnostiziert sind Komplikationen, die als bakterielle ohrferne Absiedlungen eines entzündlichen Mastoidprozesses angesehen werden müssen. Es konnten *abszedierende Pneumonien* sowie *Bakteriämien* mit septischen Temperaturen und Ikterus beobachtet werden, deren Verläufe und Blutkulturen ebenso wie der therapeutische Einfluß der Antrotomie den engen pathogenetischen Zusammenhang bewiesen. Bestätigt wurde dies auch dadurch, daß gelegentlich postoperative *Osteomyelitiden* (z. B. am Oberarm) bzw. postoperative pulmonale Abszeßbildungen und septische Temperaturen nur als bakterielle Streuungen vom Ohrherd zu erklären waren.

Nicht sehr selten werden auch *Übergangsformen* zwischen der retrotympanalen Säuglingsotitis (manifeste Mastoiditis) und der schleichenden Mastoidinfektion gesehen. Dabei kann es in einem Teil des Schläfenbeins zu einem harmlosen Zellempyem, in anderen Bezirken zu einer Osteomyelitis kommen. Als klinischer Ausdruck dieser vornehmlich bei älteren Säuglingen festzustellenden Mastoiditisform hat zu gelten, daß die Erkrankung häufiger einseitig auftritt, daß die Allgemeinsymptome leichter und eher deutliche otoskopische Hinweise zu finden sind.

Akute Mittelohrentzündungen älterer Kinder

Tubenmittelohrkatarrh (Mukotympanum)

Unter der Diagnose Tubenmittelohrkatarrh faßt man ein Syndrom zusammen, das durch eine Verlegung der Ohrtrompeten zustande kommt. Diese Tubenverlegung führt in Paukenhöhle und Zellen zunächst immer erst zur Luftresorption und dann, je nach den verursachenden Noxen, zu einer mehr oder minder entzündlichen Absonderung bzw. nur zum Austritt von Transsudat aus der Schleimhaut „ex vacuo". Im Mittelpunkt der klinisch oft ineinander übergehenden Symptome steht konstant die gestörte Ventilation der Mittelohrräume.

Bei Kindern ist die katarrhalische Entzündung von Tuben- und Mittelohrschleimhaut, zumeist im Verlaufe *viraler Luftwegeinfekte,* außerordentlich häufig. Es ist die leichteste Form entzündlicher Mittelohrerkrankungen, wobei aber nicht verkannt werden darf, daß die zunächst harmlos erscheinenden Symptome durchaus schwere Funktionsstörungen zur Folge haben können.

Während des klinischen Verlaufs kann es nach den anfänglichen Erscheinungen des reinen Tubenverschlusses zu den Symptomen der serösen Otitis media kommen oder aber es bleibt bei einer Verschwellung und Stenosierung der Ohrtrompete, was vor allem dann der Fall ist, wenn mehr lokalisierte Tubenentzündungen durch chronische oder rezidivierende Infekte des Nasenrachens unterhalten werden. Dabei spielt die *Rachenmandelhyperplasie* mit ihrer Neigung zu chronisch entzündlichen Reaktionen eine entscheidende Rolle. *Allergische Faktoren* beim Tubenmittelohrkatarrh werden unterschiedlich beurteilt (Bluestone u. Klein 1983). Teils werden rein allergische, teils mechanische, aber auch assoziierte Komponenten verantwortlich gemacht.

Neben den vorwiegend entzündlich bedingten Tubenverlegungen kommen im Kindesalter auch mechanische, *nicht entzündliche Tubenstenosen* vor, die nur im weiteren Sinne in den hier besprochenen Kreis entzündlicher Mittelohrerkrankungen hineingehören. Eine sehr große Rachenmandel oder auch stärkere lymphatische Polster an den pharyngealen Ostien der Ohrtrompeten sowie ein anatomisch enger Nasopharynx und gelegentlich muskulär bedingte Ursachen bei Kiefer-Gaumenspalten (S. 59) können die Funktion der Tubenmündungen beeinträchtigen und so zu Ventilationsstörungen der Mittelohrräume führen, die symptomatisch den infektbedingten Verläufen ähnlich sehen.

Symptome

Im Vordergrund der Erscheinungen steht immer eine unterschiedlich schwere *Schalleitungshörstörung,* die in der Regel beidseitig auftritt. Außerdem werden fast immer die Symptome einer verlegten Nasenatmung sowie manchmal Druckgefühl und stechende Ohrschmerzen angegeben. Fieber besteht bei den Tubenmittelohrkatarrhen nicht.

Diagnose

Otoskopisch ist das Trommelfell beim Tubenverschluß grau, auch graugelblich, oder zeigt in der Hammergriffgegend eine geringe Gefäßinjektion. Infolge Retraktion erscheint der Hammergriff verkürzt und der kurze Fortsatz stärker prominent. Der Lichtreflex ist je nach dem Grad der Einziehung vom Umbo abgerückt oder ganz verschwunden. Die Übergänge zu den Symptomen einer serösen Mittelohrentzündung sind auch am Trommelfell fließend, so daß den Retraktionserscheinungen eine verdickte, graurote und matte, manchmal vorgewölbte Membran folgen kann. Ein Transsudatspiegel, der sich auf dem Trommelfell als feine horizontale Linie abzeichnet, gilt als wichtiges diagnostisches Symptom. Stärkere Trommelfellveränderungen mit atrophischen und narbig verdickten Bezirken, jedoch ohne Perforationen, werden als Ausdruck jahrelanger Tubenverschlüsse nur bei älteren Kindern gesehen (Abb. **60**, Farbtafel **III**).

Behandlung

Im Mittelpunkt der Therapie stehen Maßnahmen, um die Ohrtrompete luftdurchgängig zu machen, d. h. einen Druckausgleich zwischen Atmosphäre und Mittelohrräumen herzustellen. Dazu eignen sich außer der direkten Durchblasung der Ohrtrompete mit dem Politzer-Ballon − von dem früher benutzten

Tubenkatheter ist abzuraten — auch abschwellende Nasentropfen und Dampfinhalationen mit ätherischen Ölen. Bei therapieresistenten Paukenergüssen empfiehlt sich eine Parazentese mit Absaugen des serösen oder viskösen Ergusses. Ohrentropfen jeder Art sind zwecklos.

Da der durch Unterdruck entstandene Paukenerguß abakteriell ist, erübrigt sich eine antibiotische Therapie. Freilich ist eine bakterielle Infektion auf der Grundlage eines Tubenmittelohrkatarrhs nicht immer auszuschließen, so daß bei Verdachtszeichen unter dem Mikroskop (stärkere Rötung und Vorwölbung des Trommelfells) auch eine Behandlung mit Antibiotika in Erwägung gezogen werden muß. Eine sichere Abklärung, ob eine bakterielle Erkrankung vorliegt, bringt die Parazentese.

Wird eine vergrößerte Rachenmandel festgestellt, so ist nach Abklingen akuter Entzündungserscheinungen die Adenotomie — auch als Prophylaxe vor Rezidiven — indiziert. Zugleich ist meistens die Behandlung einer hyperplastischen Rhinitis und Sinusitis angezeigt (S. 43).

Führt die Parazentese und Adenotomie nicht zum gewünschten Erfolg, muß das Mittelohr zum Zweck der Dauerdrainage und Dauerbelüftung mit einem Paukenröhrchen versehen werden, das kragenknopfartig nach Inzision des Trommelfells in dieses eingepaßt wird und bis zu einem Jahr liegen bleiben kann. Die Indikation der Paukenröhrchen ist streng zu stellen, aber unumgänglich, wenn der Paukenerguß trotz aller anderen Maßnahmen im Lauf der Zeit gallertig wird und die Gefahr der Vernarbung des Mittelohres mit unkorrigierbarer Schalleitungsschwerhörigkeit besteht. Als Komplikation der Paukendrainage wird gelegentlich eine eitrige Sekretion gesehen, vornehmlich bei unverschlossenen Kiefer-Gaumenspalten oder Eindringen von Badewasser.

Solange nicht alle Symptome eines Tubenmittelohrkatarrhs verschwunden sind und Zeichen einer — wenn auch vielleicht nur geringen — Hörstörung bestehen, müssen in Abständen von einigen Wochen Hörprüfungen vorgenommen werden. Der Schweregrad einer Schalleitungsstörung ist ein wichtiger Indikator auch für die Wirkung der Therapie und für die Prognose einer Tubenventilationsstörung.

Die operativen Bemühungen, die Eustachische Röhre durch Bougierung und Katheterisierung zur besseren Belüftung des Mittelohres zu erweitern, haben sich als wenig erfolgreich erwiesen, kann doch die Katheterisierung Mikrotraumen setzen, die ihrerseits eine Vernarbung und dann eine Verschlechterung der Belüftung zur Folge haben können. Auch die operative Erweiterung der knöchernen Tube hat sich nicht bewährt.

Akute eitrige Mittelohrentzündung

Abgesehen von den relativ seltenen traumatischen oder durch Fremdkörper verursachten Otitiden entsteht eine akute Mittelohreiterung beim Kind in der Regel auf dem Boden eines Infektes, der von Nase und Nasenrachen über die Schleimhaut der Ohrtrompete in die Mittelohrräume gelangt. Als Schrittmacher haben virale Infektionen zu gelten, die durch das Hinzutreten von bakteriellen Erregern zu eitrigen Entzündungen werden. Dabei kommt neben den Erregern selbst auch konstitutionellen und anatomischen Faktoren eine den weiteren Verlauf beeinflussende wichtige Rolle zu. Gegenüber der tubogenen Otitisentstehung ist die hämatogene sicher außerordentlich selten. Sie hat eine praktische Bedeutung nur im frühen Säuglingsalter (S. 100). Auch hereditäre Faktoren scheinen eine Rolle zu spielen wie die Untersuchungen von Fiellau-Nikolajsen zeigen.

Bakteriologisch zeigt die eitrige Otitis media alle auch in Nase und Rachen vorkommenden Keime. Im Vordergrund stehen S. pneumoniae und H. influenzae, daneben die pathogenen Streptokokken und Staphylokokken. Außerdem kommen E. coli, Pneumokokken und einige seltenere Erreger wie B. pyocyaneum und B. proteus vor, die manchmal auch mit Staphylokokken und Streptokokken kombiniert sind. Erwähnenswert in diesem Zusammenhang ist auch die Infektion des Mittelohres mit *Pneumococcus mucosus*. Dieser Keim pflegt subchronische, klinisch zunächst harmlos erscheinende Otitiden zu verursachen, die jedoch mehr als andere Infekte zu Komplikationen neigen.

Verlauf

Dem Verlauf nach unterscheidet sich eine akute Otitis media beim Kind insofern von der des Erwachsenen, als die dabei auftretenden allgemeinen Krankheitssymptome im Kindesalter recht ausgeprägt sind, während die Erwachsenenotitis mehr als Lokalerkrankung in Erscheinung tritt. Gelegentlich zeigen Frostgefühl und Erbrechen den Beginn einer akuten Otitis media an. Das *Fieber* ist bei einer eitrigen

Otitis in der Regel hoch und erreicht nicht selten 40 °C. Ein zweigipfeliger Verlauf der Temperaturkurve findet sich dann, wenn die Mittelohrentzündung im Verlauf eines fieberhaften Infektes auftritt. Im allgemeinen klingt das otogene Fieber jedoch nach wenigen Tagen ab, so daß die Fortdauer höherer Temperaturwerte entweder auf eine besonders virulente Infektion mit Ausbildung otogener Komplikationen hinweist oder auf eine Mitbeteiligung auch anderer Organe wie der Lunge oder der Harnwege.

Ohrschmerzen fehlen bei einer akuten Mittelohrentzündung niemals, können aber in ihrer Stärke sehr wechseln und sind besonders nachts quälend. Anhaltendes Schreien jüngerer Kinder im Verlauf einer „Erkältung" spricht mit großer Wahrscheinlichkeit für eine beginnende Otitis media. Den Müttern von kleinen Kindern kann man deshalb keinen besseren Rat geben, als analgetisch wirkende Zäpfchen vorrätig zu halten. Während zu Beginn einer Otitis media ein in die Tiefe des Ohres lokalisierter dumpfer oder stechender Schmerz angegeben wird, der in den Kopf ausstrahlt und sehr heftig sein kann, pflegt die Schmerzhaftigkeit aufzuhören, wenn der Sekretabfluß nach Trommelfellperforation oder Parazentese unbehindert ist. Es sei darauf hingewiesen, daß auch Pharyngitiden und Tonsillitiden über den N. glossopharyngeus (via N. tympanicus) zu recht heftigen Ohrschmerzen führen können, wobei Trommelfell und Hörfähigkeit aber normal sind.

Der initiale Druckschmerz hinter dem erkrankten Ohr in den ersten Tagen einer akuten Otitis media weist in der Regel nur auf eine harmlose periostale Reizung oder Lymphadenitis hin (Mastoidismus) und nicht etwa auf eine Mastoiditis, deren Symptome später einsetzen und anders charakterisiert sind (S. 107).

Die begleitende Hörstörung wird oftmals erst dann bemerkt, wenn beide Ohren erkrankt sind. Immer handelt es sich um eine Schalleitungsschwerhörigkeit. Infolge von entzündungsbedingten Verklebungen in Paukenhöhle und Tube kann eine Schwerhörigkeit auch dann anhalten, wenn die klinischen Zeichen der Otitis bereits zurückgegangen sind. Die Luftdusche zur Verhinderung oder Lösung von entzündlichen Adhäsionen ist daher im Stadium der Abheilung einer akuten Mittelohrentzündung gerade bei Kindern dringend zu empfehlen. In Zweifelsfällen kann das Ergebnis der Hörprüfung zum wichtigsten Befund für die Frage werden, ob eine akute Mittelohrentzündung ad integrum abgeheilt ist oder ob noch pathologische Veränderungen im Mittelohr anzunehmen sind. Die Behandlung muß fortgeführt werden, solange sich nicht nach einer unkomplizierten akuten Otitis media das Gehör wieder normalisiert hat. Dieser besonders wichtige Grundsatz hat auch dann seine Gültigkeit, wenn das Trommelfell abgeblaßt ist und keinerlei lokale Symptome mehr auf eine Otitis hinweisen (Hörprüfmethoden S. 127).

Die lehrbuchmäßigen typischen *Trommelfellbefunde* mit prall gespannter Membran, Zitzenbildung und einer flammenden Rötung sind meist nur kurze Zeit auf der Höhe der Erkrankung zu sehen und machen schnell weniger ausgeprägten Entzündungszeichen Platz. Daß charakteristische Trommelfellsymptome häufiger fehlen, ist unter anderem darauf zurückzuführen, daß bei jedem fieberhaften Infekt gleichsam reflektorisch ein Chemotherapeutikum verordnet wird, und sei es „nur" in Form antibiotisch wirkender Lutschtabletten. Wir stehen hier wie bei vielen anderen Erkrankungen des HNO-Fachgebietes vor der Situation, daß eine kritiklose antibiotische Therapie die Diagnostik auch einfacher Krankheitsbilder immer mehr erschwert.

Die Suche nach einem *Trommelfelldefekt* bei einer sezernierenden akuten Otitis media ist oft erfolglos. Nach Abheilung der Entzündung schließt sich die Perforation spontan, ohne erkennbare anatomische oder funktionelle Folgen zu hinterlassen. Vergrößert sich in seltenen Fällen eine Perforation im Verlaufe einer akut begonnenen Otitis media, so daß sie bald als kleiner runder Trommelfelldefekt zu erkennen ist, so kann die *primäre Chronizität der Mittelohrentzündung* auf dem Boden eines hyperplastisch-exsudativen Entzündungstypus als wahrscheinlich angenommen werden (S. 112).

Nur bei hochakuten und sehr virulenten a priori zur Destruktion neigenden Infekten und bei einer sehr schlechten lokalen und allgemeinen Resistenz können größere, auch den fibrösen Randsaum betreffende Trommelfelldefekte akut entstehen, die nicht selten zum Ausgang von Cholesteatomeiterungen werden (S. 113).

Die Exsudation einer akuten Otitis media ist bald mehr schleimig, bald mehr eitrig und weist, abgesehen von den schon erwähnten konstitutionellen Gegebenheiten, einen desto stärkeren Schleimzusatz auf, je mehr die Abheilung fortschreitet. Man kann diese qualitative Veränderung des Sekretes diagnostisch und prognostisch besser verwerten als dessen Zu- oder Abnahme. Ebenso wie der hohe Schleimzusatz die klinische Gutartigkeit einer Otitis media wahrscheinlich macht, kann umgekehrt eine zunehmend eitrig werdende Otorrhoe auch ohne weitere Hinweiszeichen den Verdacht auf eine Nachbarschaftsbeteiligung (Mastoiditis) lenken bzw. die Progredienz der Entzündung sichtbar machen.

Ist das Sekret bei einer Otitis media mit akuten Symptomen fötide und läßt sich der üble Geruch des Ohreiters, der oftmals nur durch Stagnation und Mischinfektion verursacht wird, mit einigen Spülungen nicht vertreiben, so muß immer an eine spezifische Ätiologie bzw. an ein akutes Rezidiv einer Cholesteatomeiterung gedacht und entsprechend dem Charakter dieser Entzündungen gehandelt werden.

Im Gegensatz zur Otitis media ist das Sekret bei einer Otitis externa entweder rein eitrig, manchmal auch leicht fötide oder bei den Ekzemen mehr serös, immer aber mengenmäßig gering und ohne jeden Schleimzusatz. Sanguinolentes Sekret deutet auf eine Influenzainfektion oder eine posttraumatische Otitis hin.

Therapie

Die Behandlung der unkomplizierten akuten eitrigen Otitis media hat wie beim Tubenmittelohrkatarrh zunächst den Allgemeininfekt zu berücksichtigen und vor allen Dingen eine freie Atmung mit *abschwellenden Nasenmitteln* wiederherzustellen. Damit werden auch die Schleimhaut des Nasenrachens und der Tubenostien abgeschwellt und Abfluß sowie Ventilation der Mittelohrräume erleichtert. Gegen die Ohrschmerzen bewähren sich bei Kleinkindern analgetisch wirkende Zäpfchen und *Ohrentropfen* im akuten Stadium einer *nicht* sezernierenden Otitis media. Es ist aber besser, ganz darauf zu verzichten, weil bei häufiger Anwendung Reste der zumeist zähflüssigen Substanz zurückbleiben und Trommelfell sowie Gehörgang angreifen. Mit antibiotischen Zusätzen sind Ohrentropfen zu verwenden, wenn eine bakterielle Otitis externa bekämpft werden soll.

Wärmeanwendungen jeder Art sind zu empfehlen, in sehr akuten Fällen aber auch Kälte in Form des schmerzstillenden Eisbeutels, der in ein Handtuch eingeschlagen werden muß. Ob zu Beginn der Otitis Wärme oder Kälte anzuwenden ist, überlasse man dem Empfinden des Kindes. Nach Abklingen der akutesten Symptome sind insbesondere Kurzwellen und Mikrowellen, aber auch Solluxbestrahlungen angezeigt. Bei allen schon länger bestehenden Otitiden kann man erfahrungsgemäß einen entscheidenden therapeutischen Effekt von den thermischen Behandlungsmethoden aber nicht erwarten.

Schwitzpackungen sind bei den akuten Otitiden des Kindes im allgemeinen recht wirksam. Sie machen lokale Maßnahmen einschließlich einer Parazentese oft unnötig und bringen zur richtigen Zeit, d. h. zu Beginn der Otitis eingesetzt und konsequent durchgeführt, oft schnell den Umschwung zur Besserung (Physikalische Therapie S. 151).

Eine *antibiotische Therapie,* etwa mit Ampicillin, ist dann angezeigt, wenn eine Wirkung auf eine bakterielle Entzündung in den Mittelohrräumen angenommen werden kann, nicht aber, wenn offensichtlich ein katarrhalischer Infekt vorliegt. Zeitlich falsch und ungenügend dosiert können Antibiotika akute Otitiden, besonders bei sehr jungen Kindern, in einen mehr latenten, protrahierten Zustand überführen, der dann besonders schwer zu behandeln ist.

Die *therapieresistente Otitis* im Kindesalter ist gekennzeichnet durch ein graues oder graurotes verdicktes und mattes Trommelfell, durch eine unterschiedlich starke schleimig-eitrige Sekretion und stets durch eine erhebliche Schalleitungsstörung. Besteht keine Sekretion, so sind es vor allem die Audiometrie und die Impedanzmessung, die über den Zustand der Paukenschleimhaut Auskunft geben können. Außerdem können eine Röntgenaufnahme (Verschleierung der Mastoidzellen) und eine Labordiagnostik des Sekretes diagnostisch weiterhelfen.

Da schwelende Entzündungen in Nase, Nebenhöhlen und Nasenrachenraum ursächlich eine Rolle spielen, die wiederum auf Adenoide und eine pathogenetisch wirksame allgemeine Disposition zu begründen sind, empfiehlt es sich, den rhinopharyngealen „Herd" durch eine Adenotomie und allgemein umstimmende

Maßnahmen zu sanieren. Medikamentöse Therapieversuche erübrigen sich dann zumeist.

Das gleiche gilt für die *Otitisrezidive*, die zwar auf der Basis einer konstitutionell abartigen Schleimhaut beruhen, die aber nach Sanierung von Nase und Nasenrachen, insbesondere nach einer Adenotomie, wesentlich seltener aufzutreten pflegen oder ganz ausbleiben.

Mastoiditis

Die Mastoiditis, auch retrotympanale Otitis bezeichnet, ist die häufigste Komplikation einer akuten Otitits media. Sie entsteht und verläuft beim Säugling in gleicher Weise wie beim älteren Kind. Klingt eine akute Mittelohrentzündung nach ca. zweiwöchiger Behandlung nicht entscheidend ab, kommt es evtl. nach Absetzen des Antibiotikums erneut zu den Zeichen einer Mittelohrentzündung mit Rötung des Trommelfelles, Reduktion des Allgemeinzustandes des Kindes, Schmerzen und Fieber, muß mit einer otogenen Komplikation im Sinne einer Mastoiditis gerechnet werden. Dabei kann diese Komplikation durch die Senkung der hinteren äußeren Gehörgangswand, wie sie bei der Otoskopie unter dem Mikroskop eindeutig zu entdecken ist, diagnostiziert werden. Bei ausgedehnter Pneumatisation, die auch schon im Säuglingsalter möglich ist, können subperiostale Abszesse im Bereich der Schläfenbeinschuppe, des Jochbogens oder der Mastoidregion Leitsymptome darstellen. Im Kindesalter ist der Durchbruch nach kaudal mit Auftreten eines Halsabszesses, der vor dem M. sternocleidomastoideus imponieren kann, möglich, wie dies der Pädiater Bezold beschrieben hat (Abb. **56**, Farbtafel **III**).

Ein Blick auf die *pathogenetischen Verhältnisse* zeigt, daß die Zelleiterung als solche klinisch zunächst bedeutungslos ist, solange ein Abfluß zur Pauke und damit auch nach außen hin gewährleistet ist. Wenn dieser Abfluß aber durch Verschwellung in den Zellen oder im Antrum gestört ist, so kommt es zu isolierten, später auch allgemeinen Sekretverhaltungen, zu Knochenabbau und zur Ausbildung einer destruktiven Otitis im pneumatisierten Bereich des Warzenfortsatzes, die entweder nach außen durchbricht oder aber klinisch unerkannt intrakranielle Verwicklungen einleitet. Maßgebend sind bei dieser Entwicklung neben der Druckwirkung des gestauten Eiters die Virulenz der Keime, Anlage und Charakter der gesamten Pneumatisation und nicht zuletzt auch die allgemeine Resistenzlage. Die in den ersten Lebensjahren noch nicht geschlossene Fissura squamomastoidea begünstigt subperiostale retroaurikuläre Abszesse.

Therapie

Behandelt wird die Mastoiditis operativ. Dabei werden die bereits vorhandenen Zellen des Warzenfortsatzes ausgefräst und der entstandene Abszeß beseitigt. Gleichzeitig ist die Gabe eines Antibiotikums, abhängig von der Keimbesiedlung, unerläßlich.

Die alleinige antibiotisch-antiphlogistische Therapie einer Mastoiditis ist obsolet, da jederzeit unkontrolliert in Folge des entzündeten Knochens auch bei klinischer Besserung der Allgemeinsymptomatik eine Ausbreitung der Entzündung in das Innenohr, das Endokranium, den Sinus sigmoideus möglich ist.

Erst wenn eine Meningitis, eine Enzephalitis oder septische Temperaturen als Zeichen einer Sinusthrombophlebitis aus „heiterem Himmel" Wochen oder Monate nach einer nur konservativ behandelten Mastoiditis auftreten, erweist sich in verhängnisvoller Weise die Unvollkommenheit der medikamentösen Behandlung. Diese Erfahrungen und die daraus abgeleiteten Konsequenzen sind nicht durch Behauptungen zu widerlegen, daß unter Umständen eine Mastoiditis einmal auch ohne Operation ausheilt.

Auch in Verdachtsfällen mit längerer und starker Otorrhoe, sowie verschleierter oder aufgelöster Knochenstruktur im Röntgenbild (Abb. **57**) subfebrilen oder remitierenden Temperaturen und einer hohen Leukozytose mit Linksverschiebung im Blutbild sollte eher eine für das Kind risikoarme Mastoidektomie in Betracht gezogen werden, als die in solcher Situation gefahrvollen und unkontrollierbaren medikamentösen Versuche.

Nicht selten verläuft die *Mastoiditis latent*, d.h. weniger dramatisch und ohne die klassischen Symptome. Durch unzureichende Behandlung einer akuten Mittelohrentzündung, vorzeitiges Absetzen des Antibiotikums, bzw. dessen inkonsequente Verabreichung werden akute Mittelohrentzündungen nicht selten coupiert, verlaufen schleichend, so daß es nicht zum Bild eines akuten superiostalen Abszesses des Warzenfortsatzes kommt. Hier kann das Aufflackern einer scheinbar abklingenden Otitis nach bereits erfolgter Behandlung Anzeichen einer latenten Mastoiditis sein, so daß der klinische Verlauf, die Otoskopie und die Röntgenaufnahmen der pneumatischen Mittelohr-

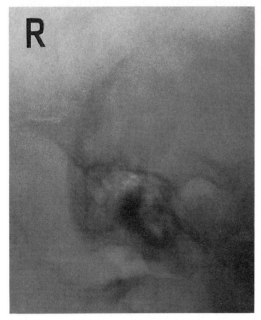 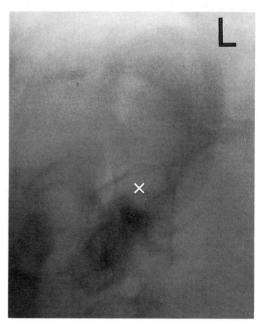

Abb. 57 4jähriges Kind mit Mastoiditis links. Die Zellgrenzen sind links weitgehend aufgelöst, während rechts eine lufthaltige Pneumatisation mit deutlicher Knochenstruktur besteht.

räume nach Schüller erforderlich sind und im Zweifelsfalle eine Mastoidektomie. Häufig findet sich bei der Operation keine eitrige Einschmelzung im Warzenfortsatz, wohl aber eine ausgeprägte Granulationsbildung mit Zersetzung von Knochenbälkchen bis hin zur Dura der hinteren Schädelgrube oder dem Sinus sigmoideus.

Latente Verläufe

Die *Diagnostik* von latenten Mastoiditisverläufen muß mit gänzlich unerwarteten Befunden rechnen. So kann, wie wir dies sahen, eine blande aussehende retroaurikuläre Schwellung bei unauffälligem Trommelfellbefund und normalem Gehör (!) ein Durchbruch bei subchronischer Mastoiditis sein. Plötzlich auftretendes septisches Fieber nach einer schon länger zurückliegenden Otitis media kann sich durchaus auch dann als Sinusthrombose im Rahmen einer ausgedehnten Mastoiditis entpuppen, wenn keine lokalen Zeichen darauf hinweisen. Geringe subjektive Sensationen im Ohr wie Völlegefühl und gelegentliche Schmerzen, dazu eine fortbestehende Schalleitungshörstörung nach scheinbar abgeheilter akuter Otitis media, unklare Fieberzacken, eine Senkungsbeschleunigung oder die Leukozytose mit Linksverschiebung im Blutbild bei sonst unauffälligen Organbefunden müssen immer an die Möglichkeit einer derartigen Ohrkomplikation denken lassen.

Otogene Komplikationen

Entsprechend der Ausbildung und der Art der Pneumatisation im Schläfenbein und Jochbein sowie der Ausbreitung des fortschreitenden entzündlichen Prozesses kommt es bei Mittelohreiterungen zuweilen zu Einschmelzung und Durchbruch im Bereich der Jochbeinzellen, d. h. zu einer *Zygomatizitis* mit Schwellung vor und über der Ohrmuschel und einem Lidödem der erkrankten Seite (Abb. 58 u. 59).

Die *Petrositis*, als Pyramidenspitzeneiterung bekannt, kommt gelegentlich auch im Kindesalter vor. Sie entwickelt sich entlang der Zellzüge des Os petrosum in der gleichen Art wie eine Mastoiditis, mit der sie häufig – aber nicht regelmäßig – vergesellschaftet ist. Die Symptome der Pyramidenspitzeneiterung sind vielseitig, können lange latent bleiben und erst nach Abheilung der eigentlichen Mittelohrentzündung plötzlich unter den Zeichen einer endokraniellen Komplikation in die Schädelhöhle durchbrechen oder in den retropharyngealen Gewebsspalten Abszesse bilden.

Dumpfe, wechselnd starke Kopfschmerzen als Zeichen einer Trigeminusreizung der mittleren Schädelgrube, insbesondere die Abduzensparese, sprechen im Zusammenhang mit einer akuten Otitis media für eine Pyramidenspitzeneiterung. Diese Symptomentrias wird nach ihrem Erstbeschreiber Gradenigo benannt.

Felsenbeineiterungen können wie eine Mastoiditis mit relativ unauffälligen Trommelfellveränderungen einhergehen und daher, neben Akutverläufen, schleichende Krankheitsbilder zeigen, die größte diagnostische Aufmerksamkeit erfordern. Immer ist bei einem Verdacht die Anfertigung eines kraniellen Computertomogrammes unerläßlich, zuweilen hilft die Lumbalpunktion diagnostisch weiter. Fachübergreifende Untersuchungen durch Neurologen und Ophthalmologen sind anzustreben.

Entwickelt sich im Zusammenhang mit einer akuten oder chronischen Mittelohrentzündung eine *Fazialisparese*, die im Kindesalter wegen der vermehrten Dehiszenzen im Nervenkanal häufiger als bei Erwachsenen vorkommt, ist im Rahmen der chirurgischen Therapie der pneumatischen Mittelohrräume der N. facialis mikrochirurgisch von seiner Knochenschale zu befreien, so daß er nicht mehr eingeengt ist. Diese Dekompression des Nerven beschleunigt den Heilungsverlauf erheblich.

Eine *Labyrinthitis* im Verlauf einer akuten oder chronischen (Cholesteatom) Otitis kann dann angenommen werden, wenn Schwindel und Erbrechen vor allem bei Lagewechsel hinzutreten. Das ist bereits im Säuglingsalter bei sehr virulenten Mittelohreiterungen möglich. Während die toxisch-seröse Labyrinthitis prognostisch günstig ist, kann die eitrige Form auch die Kochlea ergreifen und zu schweren Hörstörungen führen. In jedem Fall sind der Entzündungsherd operativ auszuschalten und eine hochdosierte Antibiotikatherapie anzusetzen. Jeder Verdacht auf eine Labyrinthitis erfordert neben der Vestibularisdiagnostik ständige Hörprüfungen (s. auch „Klinik der Vestibularisstörungen im Kindesalter", S. 117).

Die otogene *Sinusthrombophlebitis* bei Mastoiditis oder Cholesteatom, die sich nach kra-

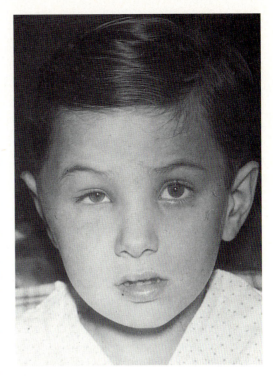

Abb. **58** Zygomatizitis rechts mit fluktuierender Schwellung in der Jochbeingegend und Lidödem rechts.

nial oder kaudal entwickeln und zu entzündlichen Folgeherden führen kann, ist durch septische Symptome gekennzeichnet. Hohes septisches Fieber, Schüttelfrost, Kopfschmerzen, Erbrechen, Nackensteife, Somnolenz und Druckschmerz an der Hinterfläche des Mastoids (Emmissarium mastoideum) müssen an eine otogene Sinusthrombose denken lassen.

Otogene Meningitis

Eine prognostisch günstige Form der Hirnhautentzündung ist die *Meningitis serosa*, die oft schon zu Beginn einer akuten Otitis media vorkommt, und zwar bei Kindern häufiger als bei Erwachsenen. Nach Ableitung des Eiters aus dem Mittelohr – gegebenenfalls durch eine Parazentese – verlieren sich die zunächst alarmierenden Symptome meist schnell. Die Liquoruntersuchung ergibt in diesen Fällen außer einer Druckerhöhung keine entzündlichen Zeichen und nur eine geringe Pleozytose.

Neben diesen leichten Verläufen kommen aber auch eitrige Formen als Früh- und Spät-

Krankheiten der Ohren

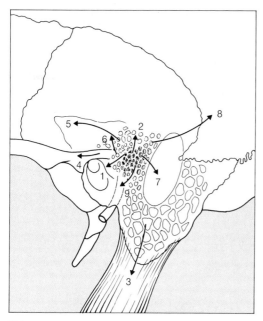

Abb. **59** Komplikationen der Mastoiditis (rechtes Ohr). 1. Durchbruch durch den Gehörgang (Senkung der hinteren oberen Gehörgangswand); 2. Durchbruch durch das Planum mastoideum; 3. Durchbruch durch die Warzenfortsatzspitze; 4. Durchbruch durch den Jochbogenansatz; 5. Durchbruch im Bereich der Pyramidenspitze; 6. Einbruch in das Labyrinth; 7. Einbruch in den Sinus sigmoideus; 8. Einbruch in das Schädelinnere; 9. Einbruch in den Facialiskanal (Aus Boennighaus, H. G.: HNO-Heilkunde für Medizinstudenten. Springer 1983).

meningitis vor, die von einer schweren akuten Otitis mit Mastoiditis und zuweilen auch von einer otogenen Sinusthrombose oder von einer Cholesteatomeiterung ausgehen. Die Überleitung der Infektion ist gerade bei Kindern oft nicht sicher zu verifizieren und daher in solchen Fällen wohl mit Recht als hämatogen oder lymphogen anzusehen.

Symptome

Eine auch nur leichte Nackensteife, Apathie, das Erbrechen im Verlaufe einer Otitis oder die zunehmende Verschlechterung des Allgemeinzustandes, besonders, wenn sie mit Fieber einhergeht, sowie eine Hypersensibilität sollten stets eine genauere klinische Untersuchung auf Meningitissymptome veranlassen. Jeder Verdacht in dieser Richtung muß zur Lumbalpunktion führen, wie umgekehrt die Feststellung einer ätiologisch unklaren Meningitis eingehende otoskopische und röntgenologische Untersuchungen der Ohren nach sich ziehen sollte. Ein bakteriologisch „steriler" Liquor spricht dabei ebensowenig sicher gegen eine otogene Entstehung wie die geringe Zahl der Zellen. Das mühsame diagnostische Vorwärtstasten in solchen Fällen wird, zumal bei Säuglingen, gar nicht selten durch die Aufdeckung eines latenten eitrigen Ohrprozesses belohnt. Differentialdiagnostisch ist bei Kindern immer auch an eine Meningokokkenätiologie und an Tuberkulose zu denken sowie stets an eine rhinogene Meningitis, wenn Ohrsymptome fehlen.

Therapie

Die Behandlung der otogenen serösen Meningitis, bei der nur eine Toxindurchwanderung, nicht aber eine schwere bakterielle Invasion erwartet werden kann, darf unter ständigen Kontrollen von Liquor und klinischem Befund heute medikamentös durchgeführt werden, wenn nicht eine Mastoiditis oder ein Cholesteatom ohnehin die operative Freilegung erfordern.

Otogene intrakranielle Abszesse

Die Epiduralabszesse sind Eiteransammlungen zwischen Knochen und Dura bei akuten und chronischen Otitiden, die oftmals nur geringe klinische Symptome machen. Manchmal weisen diffuse Kopfschmerzen darauf hin. Da andere Zeichen einer Knocheneinschmelzung in solchen Fällen zur Operation führen, werden die Epiduralabszesse oft zufällig entdeckt. In seltenen Fällen sind sie abgekapselt und bleiben den otologischen Bemühungen gegenüber nur schwer erreichbar. Unklare Kopfschmerzen und Fieberanstiege, eine plötzlich einsetzende profuse Otorrhoe bei chronischen und akuten Otitiszeichen sollten alle diagnostischen Möglichkeiten erschöpfen lassen.

Otogene Hirnabszesse sind bei Kindern zwar seltene Komplikationen, erscheinen aber erwähnenswert, weil ihre Verkennung schwere Folgen nach sich ziehen kann. Fast nur von chronisch epitympanalen Mittelohreiterungen ausgehend entwickelt sich der Hirnabszeß in der Nachbarschaft der Durchbruchstelle, also etwa einer Sinusthrombose oder eines epi- und subduralen Abszesses entweder im Schläfenlappen oder im Kleinhirn.

Die Entstehung der Abszesse erfolgt meist über ein enzephalitisches Stadium, mit mehr oder weniger akuten Symptomen wie Kopfschmerzen, Erbrechen und meningealen Reizsymptomen (Initialstadium). Es folgt eine oft lange Zeit, in der unmittelbare Zeichen eines Hirnabszesses fehlen (Latenzstadium), bis eines Tages hochakute oder allmählich einsetzende zerebrale Symptome das manifeste Stadium des Hirnabszesses einleiten.

Die *Symptome* des *akuten Hirnabszesses* sind alarmierend mit Fieberanstieg, Somnolenz oder Unruhe, Kopfschmerzen, Krämpfen, Erbrechen und allgemeinem Verfallensein. Neurologische Herdsymptome sind nicht obligat, auch nicht Druckpuls oder Stauungspapille, die bei den Kleinhirnabszessen regelmäßiger zu finden sind als bei den Schläfenlappenabszessen. Die Kinder sind allgemein schwerkrank und oft bewußtlos.

Mehr schleichende Verläufe der Hirnabszesse führen zu subfebrilen Temperaturen, psychischen Wesensveränderungen und einem allmählichen allgemeinen Kräfteverfall. Dazu kommen mehr oder weniger ausgeprägte Gesichtsfeldstörungen, Pupillendifferenzen, bei linksseitigen Großhirnabszessen auch Wortfindungsstörungen und bei den Kleinhirnabszessen ausgesprochene Ataxien und vestibuläre Symptome mit Schwindel und Nystagmus (Vestibularissymptome bei Hirntumoren, S. 117). In anderen Fällen wieder ist das Bild sehr unklar von meningealen oder vestibulären Symptomen überdeckt oder nur durch Kopfschmerzen und allgemeine Krankheitserscheinungen gekennzeichnet (Abb. **59**).

Die Therapie otogener Komplikationen kann nach dem zuvor Gesagten nur in einer operativen Aufdeckung des destruierenden Prozesses bestehen. Die in die Antibiotika gesetzten Hoffnungen, den Schlüssel zur konservativen Behandlung otogener eitriger Komplikationen in der Hand zu haben, haben sich als unbegründet erwiesen. Durch medikamentöse Behandlungsversuche werden derartige Ohrprozesse, insbesondere die von ihnen ausgehenden endokraniellen Komplikationen, meist nur verschleppt, eine Heilung vorgetäuscht und die Krankheitsdauer verlängert.

Indikation zur Mastoidektomie (nach Lüscher):
1. Zeichen einer otogenen Meningitis
2. Zeichen einer Sinusthrombose
3. Verdacht auf otogene Sepsis ohne sonstige Zeichen einer Sinusthrombose
4. Zeichen intrakranieller Abszesse
5. Durchbruchssymptom über dem Mastoid, oberhalb der Ohrmuschel (Squamazelleneiterung), vor der Ohrmuschel (Zygomatizitis), Schiefhals und Schmerzen unterhalb des Warzenfortsatzes, deutliche Senkung der hinteren oberen Gehörgangswand
6. Zeichen einer Felsenbeineiterung mit neurologischen Symptomen (besonders N. IV und V)
7. Symptome einer Innenohrbeteiligung (Schwindel, Erbrechen, plötzliches Erlöschen der Hörfunktion). Leichte, gut reversible vestibuläre Zeichen zu Beginn einer akuten Otitis indizieren zunächst keine Operation
8. Periphere Fazialisparese. Auch sie erfordert im Frühstadium der akuten Otitis zunächst keine Mastoidektomie
9. Deutlicher Mastoiddruckschmerz bei pulssynchronem Klopfen in der Tiefe des Ohres und verdächtigem Röntgenbefund
10. Rezidivierende Fiebersteigerungen, stärker entzündlich verändertes Blutbild, zunehmende Blutsenkungsbeschleunigung, schlechter Allgemeinzustand bei klinischem und röntgenologischem Mastoiditisverdacht

Als **Narbenrezidiv** oder Rezidivmastoiditis bezeichnet man retroaurikuläre abgegrenzte Abszeßbildungen, die im Bereich einer Mastoidektomienarbe meist zusammen mit einer akuten Otitis media auftreten. In den Randbezirken kindlicher Mastoide kommt es auch nach sorgfältigen Mastoidektomien noch zu Neubildungen schon angelegter kleiner Zellen, die Mastoiditisrezidive hervorrufen können.

Chronische Mittelohrentzündungen und ihre Komplikationen

Die große Bedeutung der chronischen Otitiden im Kindesalter liegt einmal in der Häufigkeit ihres Auftretens von der Säuglingszeit an begründet, andererseits in der sehr unterschiedlichen Prognose der zwei Hauptverlaufsformen: Schleimhauteiterung und Knocheneiterung.

Pathogenese der Schleimhauteiterung

Wenn auch die Entstehung dieser chronischen Otitis bis heute nicht völlig geklärt ist, so besteht doch Übereinstimmung darüber, daß bei der Entstehung chronischer Mittelohrentzündungen eine Schleimhautdisposition des Mittelohres zugrunde liegt. Auf diese *konstitutionell* gegebene Grundlage treffen exogene Schäden und führen zur Entwicklung der chronischen Entzündung. Es handelt sich also um ein *eigenständiges Krankheitsbild,* das seine Entstehung nicht − oder nur in Ausnahmefällen − in einer akuten Mittelohrentzündung findet. Während eine akute Otitis mit Spontanperforation, medikamentös und operativ therapiert, unter vernarbendem Trommelfellverschluß ausheilt, ist die chronische Schleimhautentzündung durch einen bleibenden, ohne Heilungstendenz vorhandenen Trommelfelldefekt chrakterisiert. Die Pneumatisationshemmung der Mittelohrräume und eine minderwertige Mittelohrschleimhaut verbinden sich zu den die chronische Schleimhauteiterung disponierenden Faktoren (Abb. **61**, Farbtafel **III**).

Ätiologische und pathogenetische Einflüsse zeigen darüber hinaus, daß bei der chronischen Mittelohrentzündung die Art und Virulenz der bakteriellen Erreger offenbar von untergeordneter Bedeutung sind und daß die chronische Otitis media pathogenetisch eben nicht als Fortsetzung der akuten Mittelohreiterung zu verstehen ist, sondern als primär chronischer Prozeß.

Chronische Schleimhauteiterung
− Sie ist meist charakterisiert durch einen zentral gelegenen Trommelfelldefekt bis hin zum Totalverlust des Trommelfells
− Sie verläuft fast immer ohne otogene Komplikation, da die Erkrankung auf die Schleimhaut im Mittelohr beschränkt bleibt. Die Prognose ist daher gut
− Die Folgen dieser Erkrankung sind Hörstörungen und rezidivierende Eiterungen mit akuten Exazerbationen

Chronische Knocheneiterung (Cholesteatom)
− Sie ist meist durch eine randständige Trommelfellperforation charakterisiert
− Sie kann bei Persistenz zu schweren otogenen Komplikationen bis hin zu endokraniellen Prozessen führen
− Sie ist mit einer fötiden Eiterung verbunden.

− Sie führt zu oft irreparablen Funktionsstörungen (Hörstörungen, Gleichgewichtsstörungen, Fazialisparese)

Chronische Schleimhauteiterung

Bei Kindern sehen wir gelegentlich die Entwicklung einer chronisch mesotympanalen Otitis media unter unseren Augen entstehen. Eine blande verlaufende akute Otorrhoe, die oftmals gar nicht besonders beachtet wird, geht in eine mit den üblichen konservativen Mitteln unbeeinflußbare schleimig-eitrige Sekretion über. Der anfänglich verborgene Trommelfelldefekt wird allmählich sichtbar, ist zwar zuerst noch sehr klein, wird aber schnell größer. Eine solche Entwicklung ist für den Erfahrenen bereits ein Beweis für die Chronizität des Ohrprozesses.

Im ersten Stadium der chronischen Schleimhauteiterung führen beim Kind energische konservative Behandlungsmaßnahmen manchmal noch zum Erfolg, d. h. zumindest zu einem vorübergehenden Sistieren der Sekretion. In der Regel wird allerdings der nächste Infekt zum Otitisrezidiv, das ohne die Vorboten der akuten Mittelohreiterung sogleich mit einer eitrigen Absonderung beginnt, wobei lediglich diskrete Ohrbeschwerden imponieren. Die Trommelfellperforation zeigt bei der Behandlung keine Heilungstendenz; es entstehen Narben, Adhäsionen und manchmal polypöse Schleimhautwucherungen. Somit verbleibt weiterhin ein chronisch entzündetes Mittelohr, das zusätzlich durch die Dauerperforation des Trommelfells für akute Exazerbationen disponiert ist.

Diagnose

Rezidivierende Otorrhoen ohne allgemeine Krankheitserscheinungen, Fieber und Schmerzen lassen an das Vorhandensein einer chronischen Schleimhauteiterung denken. Die mikroskopische Untersuchung zeigt einen Trommelfelldefekt, in der Regel mit zentralem Sitz. Der Anulus fibrosus des Trommelfells und seine knöcherne Begrenzung sind erhalten, der Defekt liegt im Bereich der Pars tensa.

Die Form der Perforation und die Farbe der stehengebliebenen Trommelfellanteile sind von Fall zu Fall verschieden, im übrigen klinisch von untergeordneter Bedeutung. Von der stecknadelkopfgroßen Perforation bis zum totalen Trommelfelldefekt kommen bei der chronischen Schleimhauteiterung alle Variationen vor. Zuweilen zwängt sich ein Schleimhautprolaps durch die Perforation in den äußeren Gehörgang und obturiert diesen, so daß der Einblick auf das Trommelfell nicht gelingt.

Zu warnen ist vor unkontrollierter Entfernung solcher Schleimhautpolypen, da oft unklar ist, wo er inseriert, so daß beim Herausziehen irreparable Schäden der Schalleitung, des Gleichgewichtssinnes und des N. facialis auftreten können.

Röntgenologisch ist außer einer zumeist gehemmten Pneumatisation des Warzenfortsatzzellsystems kein krankhafter Befund zu erheben. Knochendestruktionen finden sich nicht. Dagegen kommen Verdickungen der Zellsepten infolge Knochenapposition vor.

Eine Schalleitungsschwerhörigkeit besteht abhängig von der Größe und Lokalisation des Trommelfelldefektes stets. Sie kann verstärkt werden durch Schleimhautpolypen, Funktionsdefekte der Gehörknöchelchen Hammer, Amboß und Steigbügel oder durch Narben und Adhäsionen im Mittelohrraum. Da das Ausmaß der Schwerhörigkeit auch vom Schwellungszustand der Paukenschleimhaut, ihrem Umbau und narbigen Adhäsionen sowie der Sekretansammlung in den Fensternischen abhängt, ist die intensive *Lokalbehandlung* mit körperwarmem Kamillenwasser und 3%iger Resorcinalkohollösung u. U. auch mit antibiotikahaltigen Ohrentropfen gerade bei Kindern wichtig.

Komplikationen

Otogene Komplikationen bei der chronischen Schleimhauteiterung sind außerordentlich selten. Lediglich die akute Exazerbation (akutes Rezidiv) der chronisch entzündeten Mittelohrschleimhaut kann sich aufgrund veränderter lokaler und allgemeiner immunbiologischer Verhältnisse komplizierend auswirken. Neben fieberhaften Allgemeinsymptomen ist dann die lokale Wirkung auf das Innenohr mit der Entwicklung einer Labyrinthitis möglich.

Therapie

Bei der chronischen Schleimhauteiterung des Ohres sollte auch im Kindesalter möglichst chirurgisch behandelt werden, da die Persistenz der Trommelfellperforation den Infektionsweg vom äußeren Gehörgang in das Mittelohr bahnt und somit akute Verschlechterungen vorkommen. Auch das erforderliche Fernhalten dieser Kinder vom Wasser, so der Verzicht auf Badefreuden, sollte Anlaß sein, den Trommelfelldefekt chirurgisch zu verschließen.

Ein derartiger *rekonstruktiver Eingriff,* der vor der Einschulung erfolgen sollte, wird in Form einer Tympanoplastik vorgenommen. Voraussetzung für ein erfolgreiches Gelingen ist die sichere Feststellung der Tubendurchgängigkeit. Der Zweck dieses Eingriffes ist, auf enauralem oder retroaurikulärem Zugang die Trommelfellperforation anzufrischen, Polypen aus dem Mittelohr zu beseitigen, die Funktion der Gehörknöchelchenkette zu überprüfen, ggf. durch den Einsatz von kleinen Prothesen zu verbessern und das Trommelfell durch Unterfüttern des Defektes mit einem freien bradytrophen, autologen Transplantat zu verschließen.

Dabei hat sich M.-temporalis-Faszie oder Perichondrium des Ohrknorpels als sicherstes Transplantatmaterial ergeben. Zur besseren Einheilung wird der Gehörgang mit in Antibiotikum getränktem Schaumstoff, der zusätzlich mit Mineralien zur Vitalisierung des freien Transplantates versehen ist, tamponiert. Diese Tamponade bleibt ca. 3 Wochen lang erhalten.

Ist ein operativer Verschluß wegen Ablehnung der Eltern oder wegen anderer Hinderungsgründe nicht möglich, so hat eine regelmäßige konservtive Behandlung der chronischen Schleimhauteiterung zu erfolgen (s. oben).

Zusammenfassend ist zu sagen, daß das Ziel jeder Behandlung einer chronischen Schleimhauteiterung sein muß:
– die Trockenlegung des Ohres,
– der Verschluß des Trommelfelldefekts,
– die Verhütung von Rezidiven und
– die Verbesserung der Schwerhörigkeit.

Chronische Knocheneiterung (Cholesteatom)

Die chronische Knocheneiterung, Cholesteatom oder Perlgeschwulst genannt, entsteht:
1. durch Einwandern von metaplastisch veränderter Epidermis aus dem Gehörgang durch den randständigen Trommelfelldefekt in

das Mittelohr (sekundäres Cholesteatom) oder durch Einwachsen von Epithel nach Schläfenbeinfrakturen aus dem äußeren Ohr in das Mittelohr hinein (traumatisches Cholesteatom). Diese im Mittelohr befindlichen Hautareale schilfern ab und bilden allmählich eine zwiebelschalenähnlich aufgebaute Perlgeschwulst.
2. Durch entzündungsfreies papilläres Tiefenwachstum mit Bildung von geschichteten Plattenepithelkugeln im Bereich der Pars flaccida des Trommelfells (primäres Cholesteatom). Ursächlich angeschuldigt für diesen Entstehungsmodus werden Tubenventilationsstörungen mit ständigem Unterdruck in der Paukenhöhle (Invaginationscholesteatom).
3. Durch embryonale Keimversprengung kommt es im Felsenbein zur Bildung des sehr seltenen wahren oder echten Cholesteatoms (Epidermoid).

Die Wachstumstendenz der vordringenden Epidermis sowie eine starke Abschilferung der Epithelien lassen das Cholesteatom wachsen, das sich Schicht um Schicht vergrößert und die umliegenden Hohlräume des Mittelohres auskleidet bzw. ausfüllt. Expansives Wachstum und Druckwirkung bewirken den Knochenabbau der Umgebung und führen infolge reaktiver Entzündungsvorgänge zu fötidem Sekret.

Da sich dieser Vorgang zunächst im Epitympanon, d.h. im Kuppelraum der Paukenhöhle abspielt, können relativ früh Knochendestruktionen auch an den Gehörknöchelchen Hammer, Amboß und Steigbügel auftreten, was zu einer Unterbrechung der Schalleitung führt. Das Cholesteatom wächst im Kindesalter vorwiegend über das Antrum in die Mastoidzellen hinein, so daß gerade kindliche Cholesteatome, vom Säuglingsalter an, ausgedehnt und besonders gefahrvoll sein können.

Diagnose

Die *Sekretion* ist meistens übelriechend, schleimig-eitrig oder rein eitrig, dazu oft bröcklig und mit weißlichen Cholesteatomschuppen durchsetzt. Bei manchen Patienten besteht nur eine so geringe Sekretion, daß sie sich lediglich durch den Geruch verrät oder nur durch einen Eitertropfen an der Spitze des Watteträgers nachzuweisen ist. Der Gehörgang ist wie bei den chronisch mesotympanalen Otitiden nicht selten diffus entzündet und erschwert durch Verschwellung und Absonderung die Diagnose.

Die *Otoskopie* der chronischen Otitis findet ihre Besonderheiten darin, daß manchmal nur sehr diskrete Lokalsymptome auf eine Cholesteatomeiterung hinweisen, wie kleine Granulationen am Trommelfellrand oder weißlich-schuppige Auflagerungen in den oberen Quadranten, hinter denen ein kleiner randständiger Defekt den Charakter der Ohrerkrankung erhellt. Manchmal kann eine große Perforation, deren Randständigkeit nicht sofort erkannt wird, sowie die geschwollene, in den Trommelfelldefekt sich vordrängende Paukenschleimhaut zunächst eine mesotympanale Ohreiterung vortäuschen. In der Regel aber ist bei den Cholesteatomen die Perforation von vornherein als randständig erkennbar und ein Kuppelraumdefekt mit rauhem Knochen durch ein feines Ohrhäkchen auch zu sondieren.

Häufiger noch als bei den chronisch mesotympanalen Mittelohrentzündungen kommen Schleimhautpolypen vor sowie leicht blutende Granulationspolster, die sich aus der Perforation herausdrängen.

Fötides Sekret und Granulationen deuten aber immer auch auf *spezifische Infektionen* hin, die sich nicht selten unter dem klinischen Bild einer chronisch epitympanalen Ohreiterung verbergen. Die Untersuchung der Granulationen und des Ohreiters sowie Intrakutanproben auf Tuberkulose sind in Verdachtsfällen unbedingt erforderlich (Abb. **62**, Farbtafel **III**).

Röntgenaufnahmen (Schüller) sind deshalb nicht immer beweiskräftig, weil sich kleine Knochendestruktionen nicht darstellen.

Behandlung

Der operative Eingriff wird als Tympanoplastik vorgenommen, die das Ziel hat, den pathologischen Prozeß im Mittelohr zu sanieren. Andernfalls muß mit einer Mastoiditis, einer Sinusthrombophlebitis oder einer endokraniellen Komplikation mit Funktionsverlust von Hör- und Gleichgewichtssinn und Fazialisparese gerechnet werden.

Bei der operativen Sanierung einer chronischen Knocheneiterung ist folgendes zu bedenken: Nach übersichtlicher Darstellung des gesamten Cholesteatomsackes ist dieser mikrochirurgisch zu beseitigen.

Nur so ist das gefürchtete Rezidivcholesteatom auszuschließen. Die Entfernung des Cholesteatoms ist höchstes Ziel, und es muß deswegen zuweilen sogar die Verschlechterung der Schalleitung in Kauf genommen werden.

Die Trommelfellperforation ist durch Rekonstruktion zu verschließen. Bei Defekten der Gehörknöchelchenkette ist der Einsatz von konservierten Ossikula oder Prothesen zur Hörverbesserung möglich.

Eine sachkundige *Nachbehandlung* und kurzfristige Kontrollen sind für das Gelingen des Eingriffes in vielen Fällen ebenso entscheidend wie die Operation selbst – sie sollen deshalb möglichst vom Operateur vorgenommen werden. Postoperativ sind mit *Hör- und Gleichgewichtsprüfungen* in kurzen Abständen die kochleären und vestibulären Funktionen sowie die Heilungsfortschritte zu beobachten.

Wichtig ist auch die postoperative Belüftung des Mittelohres. Frühester Zeitpunkt und Häufigkeit hängen von drei Faktoren ab:
– vom Zustand der Mittelohrschleimhaut,
– vom Funktionszustand der Tuba auditiva,
– vom Volumen der Mittelohrräume.

Eine stark entzündete, verdickte Mittelohrschleimhaut, kleine oder flache Paukenhöhlen, enge Tuben fordern eine frühe Belüftung evtl. noch am Operationstag. Bei guten Schleimhautverhältnissen des Mittelohres und luftdurchgängiger Tube ist die Mittelohrbelüftung erst am 7. Tage erforderlich.

Abweichend von den cholesteatombedingten chronischen Otitiden gibt es eine *chronisch granulierende Otitis* ohne Cholesteatom im Anschluß an hochvirulente akute Mittelohrentzündungen. Diese Verläufe neigen wie die Cholesteatomeiterungen zu Komplikationen und sind pathogenetisch vielleicht als Übergangsform zwischen den verschleppten subakuten Otitiden und Mastoiditiden und den echten chronisch epitympanalen Mittelohreiterungen aufzufassen. Sie sind klinisch und selbst intra operationem oft nicht voneinander zu trennen und werden manchmal mit tuberkulösen Prozessen verwechselt.

Eitrige Labyrinthitis

Als Folge einer massiven bakteriellen Invasion kann die eitrige Labyrinthitis gelegentlich einem serösen Stadium folgen oder ist primär purulent und führt zu schweren, unter Umständen irreparablen Gleichgewichtsstörungen und Ertaubungen. Neben diesen diffusen Formen der Labyrinthitis bei akuten Otitiden und den akuten Rezidiven chronischer Mittelohreiterungen kommen auch umschriebene Innenohrentzündungen vor wie bei einer Bogengangsarrosion durch ein Cholesteatom. Die Prognose dieser oft ohne spontane klinische Zeichen verlaufenden zirkumskripten Labyrinthitiden im Zusammenhang mit einer Bogengangsfistel ist in der Regel nicht schlecht, insbesondere wenn rechtzeitig operiert wird.

Die Labyrinthfistel bei Cholesteatomeiterungen ist im Kindesalter selten. Unbestimmte Schwindelerscheinungen, Gangunsicherheit, gelegentlich Fallneigung und Übelkeit bei schnellen Kopfbewegungen oder beim Aufstehen aus dem Bett müssen an solche Komplikationen denken lassen (Fistelsymptom S. 117).

Die otogenen Komplikationen *Fazialisparese, Meningitis, Hirnabszeß, Sinusphlebitis* entsprechen in ihrem klinischen Verlauf, ihrer Diagnostik und Therapie den otogenen Verwicklungen bei der akuten Otitis media (Abb. **59**).

Gleichgewichtsstörungen

Otoneurologische Untersuchungsmethoden

Vestibularissymptome, ob nun subjektiv als Schwindel, Gangunsicherheit und Übelkeit oder objektiv als Nystagmus, Fallneigung und Erbrechen auftretend, stellen im Gegensatz zu den diagnostisch schwerer faßbaren kindlichen Hörstörungen relativ gut deutbare und dazu vom Alter, der Intelligenz und der Konzentration unabhängige Krankheitszeichen dar. Da der periphere Vestibularisanteil im Innenohr mit dem Gehörorgan räumlich und physiologisch in enger Verbindung steht und klinisch mit diesem sehr häufig eine Einheit bildet, sollten diese Organe nur im Zusammenhang gesehen werden. Dies bedeutet in der Praxis, daß das Verhalten der Gleichgewichtsfunktion etwa bei plötzlichen Hörverlusten oder angeborener Taubheit ebenso beachtet werden muß wie das Gehör bei allen labyrinthär bedingten Erscheinungen. Aus der diagnostischen Synthese aller Innenohrsymptome, der kochleären wie der vestibulären, ergeben sich oft erst die entscheidenden ätiologischen und pathogenetischen Schlußfolgerungen.

Spontane Vestibularissymptome

Über *Schwindel* als subjektive Beschwerden klagen nur ältere Kinder. Sie geben Empfindungen wie Schwanken, Fallneigung, Drehgefühl an, die entweder dauernd bestehen oder nur bei Veränderung der Körperlage oder durch Kopfbewegungen auftreten. Bei schweren Vestibularisstörungen kommt es immer auch zu Übelkeit und *Erbrechen* sowie zu Schweißausbrüchen als Ausdruck der vegetativen, vom Gleichgewichtsorgan ausgelösten Dysfunktion. Kinder mit vestibulären Symptomen zeigen weiter regelmäßig neben einem Spontannystagmus *Gangabweichungen* zumeist nach einer bestimmten Seite und besonders ausgeprägt beim Gehen mit geschlossenen Augen. Manchmal finden sich ataktische Zeichen. Vom echten „systematischen" Schwindel ist das zumeist kreislaufbedingte Schwächegefühl (Ohnmacht) abzugrenzen, das ohne Nystagmus einhergeht.

Diagnostik

Die Untersuchung auf Spontannystagmus ist bei Kindern dadurch erschwert, daß sie die Augen nicht ruhig halten und ein nur angedeuteter oder feinschlägiger Nystagmus dann oft nicht deutlich erkennbar ist. Es sollte daher wie der Otologe auch der Kinderarzt eine Lupenbrille oder noch besser eine *Leuchtbrille* (nach Frenzel) besitzen, die das Auge von lateral her erhellt, außerdem wie ein Vergrößerungsglas wirkt und zugleich eine den Spontannystagmus beeinträchtigende Fixation ausschließt. Bei älteren und verständigen Kindern genügt es oft schon, sie ohne Leuchtbrille zwanglos auf einen entfernten Punkt, z. B. an die Zimmerdecke, blicken zu lassen, dabei ein Auge mit der Hand zuzuhalten und das andere durch eine einfache Lupe (wie man sie beim Augenspiegeln gebraucht) zu betrachten. Auf diese Art wird die Fixation weitgehend ausgeschaltet und die Nystagmusschläge deutlicher gemacht. Läßt man das Kind in die Richtung der schnellen Komponente des Nystagmus blicken, so pflegt er sich zu verstärken.

Von *Nystagmusbereitschaft* spricht man dann, wenn nur klinisch unterschwellige vestibuläre Reiz- oder Ausfallerscheinungen vorliegen, die sich nicht in einem Spontannystagmus manifestieren. Dabei können aber durchaus subjektive Schwindelerscheinungen bestehen. Eine solche Nystagmusbereitschaft kann mit Provokationsmaßnahmen, durch frontales, sagittales oder zirkuläres Kopfschütteln sowie tiefes Bücken, in einen manifesten Nystagmus verwandelt werden. Ein derartiger klinisch latenter Nystagmus findet sich insbesondere bei zerebral bedingten Vestibularisstörungen, etwa bei Hirntumoren, Hirnabszessen oder Enzephalitiden, Meningitiden oder nach schweren Kopftraumen. Wir sprechen statt von latentem Nystagmus sinnvoller von einer *zentralen Vestibulartonusdifferenz*

Nicht-vestibuläre kongenitale Augenzuckungen, die auch nicht den typischen Ablauf des labyrinthären Nystagmus mit einer langsamen und einer schnellen Komponente zeigen, sondern mehr als Hin- und Herschwanken der Bulbi imponieren (Pendelnystagmus), werden bei blinden und gelegentlich bei debilen Kindern festgestellt und dann fälschlich mit akuten organischen Erkrankungen in Verbindung gebracht. Auch ein angeborener, klinisch ebenfalls harmloser Nystagmus kommt bei Albinismus, Katarakt, Myopie und als selbständiges Augenleiden auf wahrscheinlich zentraler Grundlage vor. Der sog. Endstellnystagmus beim Blick auf die Seite ist ebenfalls okulärer Natur.

Die Qualität des Nystagmus. Wir unterscheiden einen grob-, mittel- und feinschlägigen Nystagmus sowie einen frequenten und langsamen Nystagmus. Ganz allgemein kann gesagt werden, daß eine Vestibularisstörung desto schwerer ist, je gröber und frequenter ein Nystagmus auftritt.

Die *Nystagmusrichtung,* d.h. die Richtung der schnellen Komponente, gibt gewisse Anhaltspunkte für den Sitz und die Prognose einer Vestibulariserkrankung. So läßt sich ein zur kranken Seite hin gerichteter horizontaler Nystagmus mit einer gewissen Wahrscheinlichkeit als labyrinthäres Reizsymptom, dagegen ein zur gesunden Seite hin schlagender Nystagmus eher als Ausfallsymptom ansprechen. Es deutet somit das Umschlagen des Spontannystagmus von der kranken zur gesunden Seite auf das Erlöschen der Funktion des betroffenen Labyrinthes hin. In Fällen einer akuten Labyrinthreizung wechselt die Richtung jedoch häufiger. Eine vorwiegend vertikale oder rotatorische Komponente in einem Nystagmus spricht für zentrale Schädigungen des Vestibularis, z.B. für eine Enzephalitis.

Funktionsprüfungen

Einen wichtigen Hinweis auf den Funktionszustand des peripheren Gleichgewichtsorgans bieten thermische (kalorische) und mechanische Prüfmethoden. Dabei werden Strömungsimpulse in der Endolymphe des Bogengangsystems ausgenutzt. Sie werden durch Temperatur- und Bewegungsreize hervorgerufen (Durchführung der Tests s. HNO-Lehrbücher).

Fistelsymptom. Der Verdacht auf eine Bogengangsfistel bei der Cholesteatomeiterung erfordert eine Fistelprobe. Dabei wird mit einem fest in den Gehörgang eingesetzten Politzerballon die Luft in Gehörgang und Mittelohr komprimiert. Lassen sich Schwindelgefühl und ein Kompressionsnystagmus (zur kranken Seite) auslösen, so spricht dies für eine Knochenfistel im Labyrinthmassiv.

Durch die *rotatorische Prüfung* mit dem Drehstuhl, bei Kleinkindern auf dem Schoß der Mutter vorgenommen, werden zugleich beide Vestibularogane, d.h. damit auch ihr funktionelles Gleichgewicht, geprüft. Zur Sicherung und Dokumentation der Registrierung des Nystagmus wird die *Elektronystagmographie* (ENG) benutzt. Die Photoelektronystagmographie (PENG) verwendet man bei der galvanischen Reizung.

Klinik der Vestibularisstörungen

Labyrinthitis. Wir unterscheiden pathogenetisch:
1. Die *tympanogene Labyrinthitis* als Komplikation der akuten und chronischen Otitiden (Labyrinthfistel S. 117). Sie ist mit einer Hörstörung kombiniert.
2. Die *meningogene Labyrinthitis* ist relativ selten und wird vor allem bei der epidemischen Meningitis und bei der Mumpsmeningitis beobachtet. Die Eintrittspforten sind der innere Gehörgang sowie die Aquaeductus. Die guten Behandlungsmöglichkeiten der epidemischen Genickstarre mit Antibiotika haben die früher nicht so seltene Ertaubung im Gefolge dieser Erkrankung heute zu einer Seltenheit gemacht.

Es ist nicht ungewöhnlich, daß schon im Zusammenhang mit einer Säuglingsotitis oder Mastoidinfektion eine Labyrinthitis auftritt, und zwar zunächst mit unklarem Erbrechen beim Trockenlegen, Füttern, also beim Lagewechsel.

Von älteren Kindern wird bei einer Labyrinthitis auch Schwindel und Übelkeit angegeben, die plötzlich und heftig beginnen, so daß die Kinder ängstlich bemüht sind, jede Bewegung zu vermeiden. Das Erbrechen bei kindlichen Labyrinthitiden ist oftmals so heftig und andauernd, daß es zum Wasserverlust oder zur Hypoglykämie kommen kann. Da auch die Meningitis, Appendizitis, Pyelitis bei Kindern leicht zum Erbrechen führt, muß die Diagnose Labyrinthitis durch die Feststellung eines Nystagmus und entzündlicher Ohrsymptome sowie u. U. durch ein Computertomogramm des Felsenbeins gesichert werden. Kontrollen der Funktionstüchtigkeit des Vestibularis (und des Cochlearis!) sollten in allen derartigen Fällen häufig durchgeführt werden (s. auch Otogene Komplikationen S. 115).

Traumatisch bedingte Vestibularisstörungen. Zu plötzlichen stärksten Schwindelerscheinungen mit Erbrechen kommt es infolge einer *Luxation des Stapes* bei direkten Traumen, z. B. durch eingespießte Strohhalme, bei unvorsichtigen Säuberungsversuchen oder bei der unsachgemäßen Entfernung von Gehörgangsfremdkörpern, in seltenen Fällen auch bei einer falsch durchgeführten Parazentese.

Felsenbeinbrüche gehen ebenfalls zuweilen mit Vestibulariserscheinungen einher, die durch eine Verletzung des häutigen Bogengangs, durch eine Labyrinthblutung bei Felsenbeinquerbruch hervorgerufen werden.

Von einer *Commotio labyrinthi* wird gesprochen, wenn im Zusammenhang mit einem schweren Kopftrauma Vestibularis- und Hörstörungen auftreten, ohne daß klinisch eine Felsenbeinfraktur nachweisbar wäre. Nicht selten liegt trotzdem ein Längsbruch vor.

Vestibularisstörungen bei schweren Schädel-Hirntraumen beruhen oft auch auf Läsionen der retrolabyrinthären, ganglionären und zentralen Bahnen. Die Gleichgewichtsstörungen mit mehr oder weniger heftigem Schwindel, Erbrechen, Gangabweichung und einem richtungswechselnden Nystagmus, oftmals mit einer vertikalen oder rotatorischen Schlagkomponente, gehen allmählich zurück, bleiben aber nicht selten lange Zeit mit Gangunsicherheit und Provokationsnystagmus bestehen. Zentrale Ausgleichsvorgänge gehen bei den zerebralen Vestibularisstörungen in der Regel langsamer vor sich als bei den peripheren Ausfällen. Kinder mit Vestibularisstörungen nach Hirntraumen müssen besonders sorgfältig beobachtet werden, weil ein plötzlicher Lagewechsel oder das Spielen auf Leitern, Dachböden, Scheunen, das Radfahren, Springen oder Turnen unvorhergesehene Gleichgewichtsstörungen mit schweren Stürzen hervorrufen können.

Hierher gehört auch *der thermisch bedingte Schwindel* bei Eindringen von kalter Luft oder von Wasser in das Mittelohr bei großen Trommelfellperforationen. Schwimmen dürfen Kinder mit offenen Trommelfelldefekten nur unter Aufsicht und mit eingefetteter Watte in den Ohren, da neben einer Otitis media ein gefahrvoller Schwindelanfall, womöglich unter Wasser, droht.

Vestibularissymptome bei Hirntumoren. Relativ häufig kommt es zu Schwindel, Erbrechen, ataktischen Störungen und Spontannystagmus bei intracraniellen Tumoren im Kindesalter. Vor allem die Geschwülste der hinteren Schädelgrube neigen zu Vestibularissymptomen. Daneben spielen Kopfschmerzen mit morgendlichem Erbrechen symptomatisch eine Rolle.

Tabelle **23**   Gleichgewichtsstörungen

Otogen
Labyrinthis: Akute und chronische Otitiden (S. 115). Nystagmus zur kranken Seite = Reiznystagmus; Nystagmus zur gesunden Seite = Ausfallnystagmus; Drehschwindel, Erbrechen, Hörstörungen.
Traumen: Felsenbeinfrakturen (S. 94). Schwerste Reiz- bzw. Ausfallerscheinungen, oftmals Fazialisparese, Hämatotympanum. *Commotio* bzw. *Contusio labyrinthi:* Mehr oder weniger irreversible Gleichgewichts- und Hörstörung infolge feinster Innenohrblutungen.
Zoster oticus (S. 92): Oft auch andere Hirnnervenstörungen.
Vestibuläre Neuronopathie: Plötzlicher Beginn mit starken Vestibularisstörungen. Thermische Un- oder Untererregbarkeit eines Labyrinthes bei intaktem Gehör. Bei Kindern sehr selten.

Erkrankungen des ZNS
Kleinhirntumoren: Zunehmende Tonusstörung, Adiadochokinese, Ataxie, untypischer Nystagmus, zentrale Vestibularissymptome.
Nach Schädel-Hirn-Traumen: Abnehmende Vestibularisstörung, zentrale Vestibularistonusdifferenz.
Entzündungen: Meningitis, Encephalitis, Hirnabszesse. Zentrale Vestibularisstörungen.
Epilepsie, Hydrocephalus internus, Akustikusneurinome, Migräne.

Allgemeinerkrankungen
Infekte: z. B. Typhus, Grippe.
Intoxikationen: Streptomycin, Arsen, Chinin, Salicylsäure, Wurmmittel, Botulismus, Pilzvergiftung, Schlangenbiß.
Kreislaufstörungen: Vasolabilität, Zirkulationsstörungen z. B. bei Nephritis.
Bluterkrankungen: Anämie, hämorrhagische Diathesen.

Es handelt sich um Störungen durch Druck oder Reizung des N. statoacusticus (deshalb auch die Hörstörung) oder der ganglionären bzw. der supraganglionären Bahnen mit zentralen Nystagmusphänomenen.

Der bei Erwachsenen häufige *Morbus Ménière* ist im Kindesalter eine seltene Ausnahme. Immerhin wurden Ménière-Anfälle mit der Symptomentrias plötzlicher Schwindel, Ohrsausen und Hörstörung schon beobachtet. Bei längerem Bestehen kommt es zu irreparablen Funktionsschäden insbesondere des Kochlearis. Ätiologisch sind Druckdifferenzen im Innenohr anzuschuldigen (Hydrops labyrinthi).

Vestibularissymptome und Hörstörungen. Es soll hier nochmals auf die so wichtige pathogenetische Kombination von Hör- und Gleichgewichtsstörungen bei Kindern hingewiesen werden. Die Diagnose einer dieser beiden Funktionsstörungen muß unmittelbar eine Untersuchung auch des benachbarten Funktionsbereichs auslösen. Das betrifft hinsichtlich der Hörstörungen sowohl plötzliche Funktionsverluste wie Hörsturz, Schädeltrauma, Meningitis, als auch Syndrome z.B. Waardenburg S. (mit weißer Haarsträhne), Pendred S. (mit Struma) aber auch hereditäre Hörstörungen mit progredientem Verlauf und Innenohrmißbildungen.

Vestibularissymptome bei allgemeinen Krankheiten beruhen in der Regel auf Noxen an den zentralen Vestibularisbahnen. So kann es bei starker Sonnenbestrahlung auf den Kopf zu vorübergehendem Schwindelgefühl kommen. Bei verschiedenen Infektionskrankheiten wie Grippe, Typhus, Mumps werden ebenfalls vestibuläre Symptome z.T. mit Erbrechen und passagerem Nystagmus beobachtet. Auch Kinder mit einer Nephritis oder Nephrose (Hirnödem?) geben gelegentlich Schwindel an. Gleichgewichtsstörungen durch medikamentöse und andere Intoxikationen sind von Streptomycin, Chinin, Salicylsäure, Wurmmitteln sowie beim Botulismus, bei Pilzvergiftungen und Schlangenbissen bekannt. Zahlreiche Bluterkrankungen und eine Vasolabilität können ebenfalls zu Vestibularisstörungen führen.

Die allgemeine Therapie der akuten Vestibularissymptome. Es ist sehr wichtig, Kinder mit akuten Schwindelerscheinungen hinzulegen und sie nur bei dringenden Anlässen (Umbetten, Füttern usw.) zu stören. Sie nehmen selbst die Lage ein, in der sie den geringsten Schwindel haben. Es ist eine besondere Forderung, Kinder mit akuten labyrinthären Störungen so behutsam wie möglich zu behandeln, um einmal ihre Beschwerden nicht zu verstärken und um zum anderen jede weitere Vestibularisalteration zu vermeiden. Bei einer akuten Labyrinthitis wird ein Eisbeutel auf dem betroffenen Ohr oftmals als angenehm und lindernd empfunden.

Hörstörungen im Kindesalter

Zur Terminologie

Hörgeschädigte Kinder wurden früher als „taubstumm" oder „gehörlos" bezeichnet, die Sprache weder verstehen, noch spontan zu erlernen vermochten. Mit der elektroakustisch erzielbaren Verwertung auch kleiner Hörreste und einer schon frühzeitig einsetzenden Hörspracherziehung können „taube" Kinder heute jedoch oftmals zu schwerhörigen Kindern im Sinne einer lautsprachlichen Kommunikation werden. Das heißt, daß sie ihre Muttersprache erlernen, wenn auch nicht immer vollkommen. Diese bedeutsamen Ergebnisse sind der heute hochentwickelten klinischen Pädaudiologie, einer modernen Hörgeschädigtenpädagogik und einer sich ständig verbessernden Hörgerätetechnik zuzuschreiben.

Wir sprechen allgemein von Hörstörungen verschiedener Grade, wenn unterschiedlich verwertbare Hörreste vorhanden sind. Gehörlosigkeit, d.h. das Fehlen jeglichen Restgehörs, etwa nach Meningitis oder bei angeborener beidseitiger Innenohrmißbildung, ist relativ selten und überschreitet einen Prozentsatz von 2% aller Hörstörungen sicher nicht. Insgesamt muß mit mehreren hunderttausend behandlungsbedürftigen hörgeschädigten Kindern verschiedener Schwerhörigkeitsgrade in Deutschland gerechnet werden.

Auswirkungen einer Hörstörung

Ohne eine ausreichende Hörfunktion entwickelt sich spontan keine normale Sprache. Was das bedeutet, zeigt der Unterschied des altersgemäßen Wortschatzes bei normalhörenden und schwerhörigen Kindern (Tab. **13**).

Die Stimme ist bei fehlender auditiver Kontrolle unterschiedlich, bald zu hoch, bald zu tief, oft wechselnd und in ihrer Modulation eingeschränkt (P. Biesalski, Th. Brauer: Audiogene Sprachstörungen. Akustische Beispiele. Kassette 3, Thieme Stuttgart 1988).

Tabelle **13** Zeitliche Vergleiche von Sprachentwicklungsstufen bei normalhörenden und bei hörgestörten Kindern ohne Frühtherapie

	Erstes Wort	Mehrwortsatz
Normal	11,8 Mon.	19,8 Mon.
Leichte Hörstörung	15,8 Mon.	22,5 Mon.
Mittelgradige Hörstörung	20,7 Mon.	36,2 Mon.
Hochgradige Hörstörung	29,6 Mon.	69,6 Mon.

Die Sprachentwicklung ist beim hörgestörten Kind unterschiedlich stark beeinträchtigt. Der primäre, d. h. der nur hörbedingte Einfluß richtet sich erheblich nach dem frequenzabhängigen Hörverlust und reicht von einer fast altersgemäßen Entwicklung der Sprache (z. B. bei Hochtonschwerhörigkeiten ab 1000 Hz) bis zur fehlenden spontanen Sprachentwicklung bei Hörverlustschwellen über 80 dB. Weitere bedeutsame Faktoren bei der Sprachentwicklung hörgeschädigter Kinder:

- Das hörgestörte, aber intelligente Kind wird durch erhöhte Aufmerksamkeit und gedankliche Kombination manche sprachlichen Lücken schließen können.
- Der visuelle Kontakt beim Sprechen, insbesondere das Absehen vom Mund und vom Gesicht des Sprechpartners, muß dem hörgestörten Kind mit einem entsprechenden Training beigebracht werden.
- Von größter Wichtigkeit ist die frühe und intensive lautsprachliche Förderung nach einer Hörgeräteversorgung. Fehlt sie, so ist die Sprachentwicklung entscheidend verzögert.
- Eine Kommunikation mit Gebärden ist unter hochgradig Schwerhörigen üblich. Ihre Erlernung erfolgt spontan und anfangs auch mit Unterrichtsmitteln. Die „Gebärdensprache" kann die kommunikativ wesentlich wertvollere Lautsprache nicht ersetzen. Ihr hat unsere volle Aufmerksamkeit zu gelten (Tab. **17**).

Artikulationsstörungen können ab einem Hördefekt ab 25 dB (500 bis 2000 Hz) auftreten. Bei

Verlust nur der hohen Frequenzen beschränkt sich die Artikulationsstörung meist auf die S-Laute und Reibelaute wie W oder F.

Grammatikalische und syntaktische Fehler sind für die Sprache von Hörgestörten sehr bezeichnend. Hochgradig Hörgestörte benutzen überwiegend Substantiva und bilden einfach konstruierte Sätze.

Geistige Entwicklung. Ohne Gehör bleibt auch bei begabten Kindern die intellektuelle Entwicklung mehr oder weniger zurück. Das ist allerdings abhängig von Zeitpunkt und Intensität der Förderungsmaßnahmen. Geistig normal entwickelte Kinder mit unerkannten Hörstörungen werden gelegentlich als lernbehindert betrachtet (Pseudodebilität). Andererseits wird eine intellektuelle Minderbegabung durch eine Hörstörung zusätzlich erheblich verstärkt.

Seelische Auswirkungen. Bei hochgradigen Hörstörungen ist die psychische Entwicklung, im Sinne einer seelischen Verarmung und Isolierung, eingeschränkt. Mitmenschliche Kontakte, die über das Gehör zustande kommen, also Sprache, Stimme, Musik oder Lieder, sind unterentwickelt oder fehlen ganz. Anpassungsschwäche, Mißtrauen oder Aggressionen sind die Folgen.

Soziale Auswirkungen. Das hochgradig hörgestörte Kind ist durch seine Schädigung sozial oft deklassiert. Ihr Besuch pädagogischer Sondereinrichtungen setzt sie in der Beurteilung ihrer Umgebung nicht selten herab. Auch deswegen sollte das hörgestörte Kind, soweit möglich, unter normalsinnigen Kindern aufwachsen und eine normale Schule besuchen. Freilich darf dabei das notwendige Maß an spezieller Förderung nicht fehlen (S. 138).

Differenzierung der Hörstörungen im Kindesalter

Normalhörigkeit. Als normalhörend ist jedes Kind zu bezeichnen, das keinen größeren Hörverlust als 15 dB aufweist. Derartige geringe Schwerhörigkeitsgrade sind für die normale Sprachentwicklung zwar unbeträchtlich, müssen aber beobachtet werden.

Leichte Schwerhörigkeit. Sie wird angenommen, wenn der Hörverlust im Sprachbereich

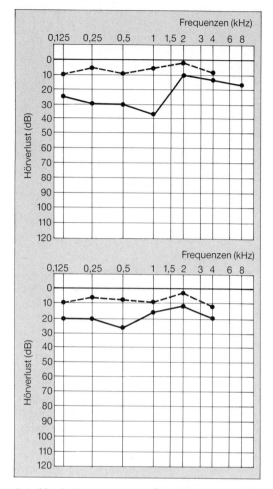

Abb. **63** Audiogramm einer Schalleitungsschwerhörigkeit infolge Tubenbelüftungsstörung. Besserung nach Adenotomie.

von 250 bis ca. 4000 Hz nicht mehr als 40 dB beträgt. Es handelt sich dabei zumeist um Schalleitungshörstörungen bzw. kombinierte Schwerhörigkeitsformen. Die Folgen einer leichten Schwerhörigkeit sind in der Regel geringe Störungen der Sprachentwicklung. Allerdings gibt es Schwierigkeiten bei differenzierter sprachlicher Kommunikation, etwa in der Schule (Abb. 63).

Mittelgradige Schwerhörigkeit. Es sind Hörstörungen im Bereich eines Hörverlustes von 40 bis 70 dB etwa bei Fehlbildungen und Adhäsivprozessen der Schalleitungskette sowie bei Schädigungen des Innenohres. Stets ist eine

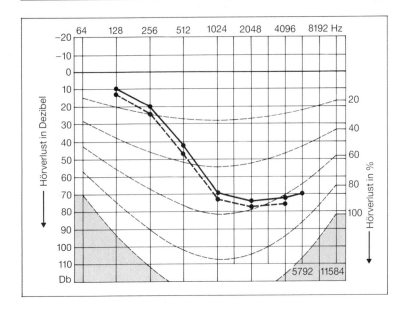

Abb. **64** Mittelgradige Schallempfindungsstörung beidseits nach Masern. Der 7jährige Junge besucht mit Hörgeräten weiterhin die Regelschule.

mehr oder weniger erhebliche Verzögerung der Sprachentwicklung die Folge. Außerdem ist audiogenes Stammeln und Dysgrammatismus festzustellen (S. 140). Eine Regelbeschulung mit Hörgerät ist in günstig gelagerten Fällen möglich (S. 138). Die mittelgradige Schwerhörigkeit wird manchmal erst im späteren Kindesalter diagnostiziert, weil Verständigungsprobleme von den Eltern zunächst nicht mit einer Schwerhörigkeit in Verbindung gebracht werden. Die Hörgeräteversorgung solcher Kinder ist obligat (Abb. **64**).

Hochgradige Schwerhörigkeit. Wir sprechen von einer hochgradigen Hörstörung, wenn der Hörverlust über 80 dB liegt. Bei noch schwereren Formen wird die Diagnose „Resthörigkeit" gebraucht. Ohne intensive Förderung nach einer frühzeitigen Hörgeräteversorgung ist eine Sprachentwicklung nicht möglich. Die Sonderbeschulung ist bei diesen Kindern nicht zu umgehen. Die hochgradige Hörstörung (Gehörlosigkeit) muß heute kein unabänderliches Schicksal mehr sein, wenn die frühe Erfassung und Therapie die auditiven und substituierenden Funktionen mobilisieren.

Zentrale Hörstörungen (Wahrnehmungsschwerhörigkeit). Es handelt sich um eine fehlende oder mangelhafte Verarbeitung akustischer Reize in verschiedenen Bereichen der zentralen Hörbahn, speziell bei Sprache. Selten sind solche zentralen Hördefekte auch mit peripheren Hörverlusten kombiniert. Echte auditive Wahrnehmungsstörungen werden als akustische Agnosie bzw. Dysgnosie bezeichnet. Als Folgen treten Sprachentwicklungsstörungen und bei Eintritt in späterem Alter ein Sprachzerfall auf, die große Förderungsprobleme mit sich bringen. Die Einteilung erfolgt nach anatomischen Kriterien (Hirnstamm, Dienzephalon, Telenzephalon) und nach psychoakustischen Parametern, d.h. Störungen der Wahrnehmung hinsichtlich Lautheit, Zeit, Spektrum und Raum. Klinisch am bedeutsamsten sind bei den zentralen Hörstörungen die Defektleistungen der Diskrimination, d.h. der Erkennung, der Speicherung und der Aufmerksamkeit für Sprache.

Progrediente Schwerhörigkeitsformen. Plötzlich auftretende oder allmählich einsetzende Hörverluste können bei hörgesunden, aber auch bei primär hörgestörten Kindern vorkommen. Sie sind durchaus nicht selten und beginnen, falls hereditär, in der Kindheit und Jugendzeit. Sie verlaufen kontinuierlich oder in Schüben bis zur Ertaubung. Als Ursachen von progredienten Hörverschlechterungen im Kindesalter sind zu nennen:
- Heredität, monosymptomatisch und als Syndrome (z.B. Pendred-, Usher-, Alport-S.),

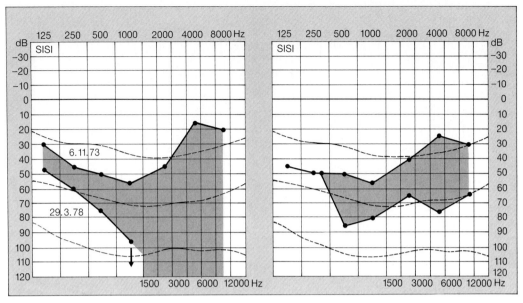

Abb. 65   Progrediente Hörstörung. Der Hörverlust des an einem Pendred-Syndrom leidenden Mädchens erfolgte zwischen dem 5. und 10. Lebensjahr. Mit einer weiteren Zunahme der Hörstörung muß gerechnet werden.

- Virusinfektionen (Influenza, Masern),
- Meningitis, Enzephalitis,
- ototoxische Medikamente (Aminoglykoside),
- Schädel-Hirn-Traumen,
- psychogene Faktoren,
- artifizielle Schäden durch Hörgeräte bei entsprechender Disposition,
- Progredienz mit weiteren Anomalien des Auges, der Schilddrüse, der Haut, des Urogenitaltraktes, des Herzens, des Skelettsystems, des ZNS (Abb. 65).

Ertaubung. Der plötzliche totale Verlust des Gehörs kann bei Kindern oft auf eine Meningitis/Enzephalitis zurückgeführt werden, ist manchmal aber auch die Folge einer sehr rasch verlaufenden progredienten Schwerhörigkeitsform (s. oben). Ertaubte Kleinkinder verlieren die schon erlernte Sprache, wenn nicht unmittelbar eine konsequente Sprachförderung eingeleitet wird.

Einseitige Hörstörungen. Sie sind angeboren bei Rötelnerkrankung der Mutter, Geburtstraumen und Mißbildungen eines Ohres. Sie sind erworben als Folge einer Enzephalitis, eines Mumps oder einer Kopfverletzung. Einseitige Hörstörungen verzögern die Sprachentwicklung nicht. Sie werden oft erst im Vorschulalter von den Eltern festgestellt. Eine apparative Therapie ist nur in Ausnahmefällen einmal zu diskutieren.

Psychogene Schwerhörigkeit. Dabei ist die Sprachentwicklung zuvor normal verlaufen, es bestehen weder Stammeln noch Dysgrammatismus, jedoch unterschiedliche Reaktionen auf Schallreize. Das Gehör für auditive Reize niedriger Ordnung (Sinustöne, Rauschen, Klänge) ist relativ schlechter als für Signale höherer Ordnung (Sprache). Die psychogene Hörstörung tritt plötzlich, beidseitig, manchmal sogar einseitig, vorwiegend bei jungen Mädchen auf. In der Anamnese sind frühere Ohrerkrankungen zu finden (Topoaffinität). Wenn die Psychogenie der Symptome nicht erkannt wird, werden solche Kinder gelegentlich sogar mit Hörgeräten versorgt und wegen ihrer „Hörstörung" in Sonderschulen umgeschult. Die Diagnose „psychogene Schwerhörigkeit" muß auf einwandfreien ERA-Befunden beruhen und eine auditive Perzeptionsstörung ausschließen (Abb. 66).

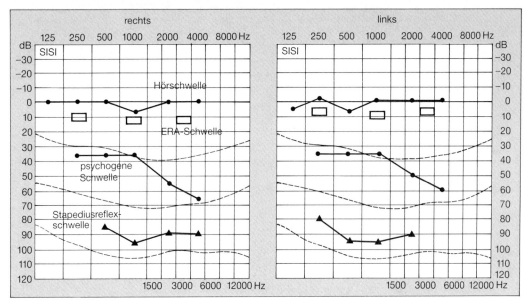

Abb. **66** Psychogene Hörstörung eines 14jährigen Mädchens. Die psychogene Schwelle wird beidseits und übereinstimmend im mittelgradigen Bereich angegeben. Stapediusreflexschwelle und ERA-Schwelle weisen normale Funktionsverhältnisse aus. Nach Psychotherapie (2 Wochen) wird völlig normale Hörschwelle erreicht.

Ort der Hörstörung

- Äußerer Gehörgang: Aplasie, Cerumen obturans
- Trommelfell: Fehlbildung, Retraktion, starke Vernarbung, sehr große Perforation
- Paukenhöhle: Fehlbildung, Exsudat, entzündliche Erkrankungen, Blutungen
- Kochlea: Fehlbildungen, Entzündungen, biochemische Veränderungen, z. B. Vitamin A-Mangel, intrakochleäre Druckstörungen
- Nucleus cochlearis: Aplasie, toxische Degeneration (Abb. **67**)
- Zentrale Hörbahn und kortikale Hörregion: Angeborene und erworbene Schäden

Ätiologie

Bei etwa 40% der Kinder ist eine sichere Ursache ihrer Hörstörung nicht festzustellen. Daher muß die Untersuchung eines hörgeschädigten Kindes den ursächlichen Faktoren besonders sorgfältig nachgehen. Es gibt mehr als 70 verschiedene genetische Syndrome mit kongenitaler sensineuraler Hörstörung (Frazer 1976). Die meisten sind allerdings sehr selten.

Hereditäre monosymptomatische Hörstörungen. Sie werden dominant, rezessiv oder X-chromosomal vererbt, teils früh beginnend, teils auch erst im späteren Alter auftretend.

Tabelle **14** Ohrgeräusche

Ätiologisch sind zu unterscheiden:

1. *Objektiver Tinnitus*
   - Vaskuläre (arterielle) Anomalien
   - Hämangiome im Kopf- und Halsbereich
   - Palatinaler Myoklonus (mit Klickgeräusch)
   - Abnorme Kontraktion der Mittelohrmuskeln

2. *Subjektiver (auditorischer) Tinnitus*
   - Kontinuierlich, zumeist mit Innenohrstörung
   - Intermittierend, bei Schalleitungsstörungen verbunden mit sezernierender Otitis media
   - Ätiologisch kommen auch ototoxische Medikamente in Betracht, z. B. Acetylsalicylsäure, Antibiotika, Diuretika u. a. (Leonard u. Mitarb. 1983).

3. *Essentieller Tinnitus*
   Er ist charakterisiert durch das Fehlen eines Begleitsymptoms, durch einen plötzlichen Beginn. Er ist dauerhaft für ein Jahr und länger und ändert sich bei Neigungen des Kopfes. Ätiologisch werden Störungen im venösen System diskutiert.

Ätiologie der Hörstörungen im Kindesalter

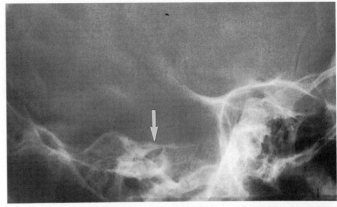

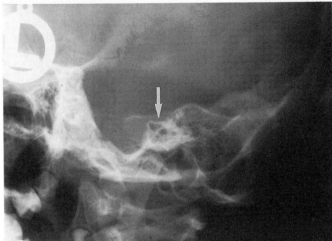

Abb. **67** Angeborene schwere Innenohrmißbildung mit Aufblähung der Raumsysteme von Schnecke und Labyrinth (↓) – Gehörlosigkeit.

Hereditäre polysymptomatische Hörstörungen, d. h. Syndrome mit Schwerhörigkeit kommen, teils kongenital, teils postnatal zusammen mit Mißbildungen am äußeren Ohr, mit Hautkrankheiten, mit Augenerkrankungen, mit neurologischen Krankheiten, mit Skelettanomalien, mit Nierenerkrankungen, mit metabolischen Defekten sowie mit Mittel- und Innenohrdysplasien vor. Am bekanntesten sind das Waardenburg Syndrom (weiße Stirnlocke), Franceschetti-Syndrom, Pendred-Syndrom (Struma, Jodfehlverwertung), Usher-Syndrom (Retinopathie) (Rochels), Alport-Syndrom (progressive Nephritis) (Abb. **68** u. **69**, Farbtafel **IV**). (Ausführliche Syndromverzeichnisse bei Kessler u. Mitarb. 1977 und Leiber u. Olbrich 1981.)

Erworbene Hörstörungen, die pränatale, perinatale und postnatale Entstehung von Hörstörungen ist pathogenetisch verschiedenartig und läßt folgende Risikofaktoren aufstellen, bei denen eine Hörprüfung schon im sehr frühen Kindesalter unumgänglich ist.

Risikofaktoren

Risikofaktoren I. Grades. Diagnostik ist obligat.
– Familiäre Hörstörungen, die auf Erbfaktoren hinweisen
– Röteln während der ersten 5 Schwangerschaftsmonate
– Fehlbildungen im Kopfbereich (auch Kiefer-Gaumen-Spalten)
– Schwere Blutungen, besonders während der Frühschwangerschaft

Tabelle 15 Diagnostik zur Ätiologie (nach Arnold u. Morgenstern)

Familien- und Eigenanamnese	prä-, peri-, postnatal erworbene sowie hereditäre Ursachen;
Äußerer Aspekt	Fehlbildungen jeder Art, Fazialisparese (Tab. **21**), Dysplasien, Fisteln;
Audiologische Diagnostik	Mittelohr, Innenohr, retrokochleäre, zentrale Bahnen;
Vestibuläre Diagnostik	peripher, zentral;
Röntgenologische Diagnostik	Mittelohr, Innenohr, Knochenalter;
Blut- und Serumdiagnostik	Blutbild, Blutzucker, Elektrolyte, Immunglobuline, Phosphatase u. a.;
Nierenfunktionstest	Makro-, Mikrohämaturie, Eiweiß;
Schilddrüsenfunktionstest	Hypo-, Hyperthyreose, Jodverwertung;
KBR auf Viren (Verlauf)	Grippe, Herpes, Mumps, Zytomegalie;
Luestests	u. U. auch bei der Mutter;
EKG	Reizleitung;
Ophthalmologische Untersuchung	Visus, Strabismus, Augenhintergrund;
Neurologische Untersuchung	z. B. Epilepsie, Neuropathie;
Humangenetische Untersuchung	Chromosomenanalyse.

- Frühgeburt unter 1500 g
- Asphyxie (Apgar 1–3)
- Icterus gravis
- Meningitis/Enzephalitis

Risikofaktoren II. Grades. Diagnostik ist fakultativ.
- Nephropathien im frühen Kindesalter
- Meningitis, Mumps, Masern
- Struma
- Retinopathien
- Dysmorphien des Schädels (z. B. Morbus Crouzon)
- Zerebrale Bewegungsstörungen
- Schwere toxische und virale Infektionen im Säuglingsalter
- Schwere angeborene Stoffwechselstörungen (Hunter-Syndrom)
- Fehlbildungen innerer Organe
- Medikation ototoxischer Präparate
- Verzögerte Sprachentwicklung
- Schwere Kopftraumen

Diagnostik

Die effektive Früherfassung des hörgeschädigten Kindes, d. h. der erste Schritt einer Diagnostik erfordert eine Screening-Audiometrie zumindest aller Risikokinder zum frühestmöglichen Zeitpunkt mit kontrollierbaren Methoden, einschließlich ERA, unter ärztlicher Verantwortung.

Die Verfechter einer Früherfassung hörgeschädigter Kinder (Risikokinder) verlegen die Erstdiagnostik bereits in die Neugeborenenzeit. Für die ebenfalls frühe, dann aber schon differenzierbare und sichere Diagnostik hält die Mehrzahl der erfahrenen Pädaudiologen das frühe zweite Lebenshalbjahr für geeignet.

Die Kinderaudiometrie richtet sich nach den Phasen der kindlichen Reifung und unterscheidet 4 Stufen (Tab. **16**).

Die Neugeborenenaudiometrie während der 1. und 2. Lebenswoche geht davon aus, daß das Funktionssystem des Gehörs noch unreif ist und akustische Reize nur bestimmte unmittelbare Reaktionen, wie etwa den Akustopalpebralreflex oder nachweisbare Atemreflexe zulassen. Die notwendige Lautstärke eines Prüfreizes über Lautsprecher liegt bei 80 bis 90 dB. Einfacher und besser ist die Verwendung eines Kopfknochenhörers, über den es schon bei 35 bis 40 dB in der Regel gelingt, Reaktionen, etwa mimische Bewegungen, bei unterschiedlich angebotenen Frequenzen festzustellen. Die Weiterentwicklung der elektrischen Reak-

Tabelle 16 Reifephasen in der kindlichen Entwicklung

- *Neugeborenenalter* bis ca. 2 Monate – überwiegend unbedingte Reflexe, z. B. Schreckreflex

- *Säuglingsalter* bis ca. 18 Monate – überwiegend unbewußte Reaktionen, z. B. Orientierung

- *Kleinkindalter* bis ca. 3 Jahre – überwiegend bedingte Reflexe und Motivationsreaktionen, z. B. Bild-Ton-Audiometrie, Spielaudiometrie

- *Vorschul- und Schulalter* – bewußte Reaktionen, Lauschen, konventionelle Kinderaudiometrie

In allen Altersgruppen wird heute die BERA eingesetzt

tionsaudiometrie läßt heute auch beim Neugeborenen und Säugling bereits verwertbare Ergebnisse zu. Freilich ist vor therapeutischen Maßnahmen im 4. bis 5. Monat die Diagnose mit weiteren Untersuchungsverfahren, unter Umständen auch BERA, zu sichern. Die Routineuntersuchung *aller* Neugeborenen hat sich trotz schon vorhandener automatischer Systeme (v. Wedel) als noch zu aufwendig erwiesen.

Die Hörprüfung von Säuglingen ist im Sinne eines Hör-Screenings durch die Eltern möglich und gibt immerhin soviel Auskunft über die Hörfunktion, daß schwere Hörschädigungen damit erkannt werden können (Tab. 18). Pädaudiometrisch können mit Sinustönen und mit Schmalbandrauschen auch im Säuglingsalter schon zuverlässige und reproduzierbare Ergebnisse erreicht werden. Auch in diesem Alter ist die Prüfung über die Knochenleitung sinnvoll. Als Reaktion konstatiert der Untersucher Kopf- und Augenbewegungen zur Schallquelle, manchmal Greifreaktionen oder das Sistieren von Lutschbewegungen (Tab. 18).

BERA im Kindesalter. Die Elektrische Reaktionsaudiometrie ist auch aus der Pädaudiologie nicht mehr wegzudenken. Dennoch ist diese „objektive" Testmethode nur im Zusammenhang mit konventionellen „subjektiven" Verfahren für eine komplette Diagnostik aus folgenden Gründen zu empfehlen:
– Die BERA (Hirnstamm) läßt nur Hörschwellenmessungen zwischen 1500 und 4000 Hz zu.
– Die BERA mißt nur elektrophysiologische Äquivalente der Hörbahn.
– Die BERA vermag keine höheren Perzeptionsleistungen zu messen.

In der ärztlichen Praxis können für Screening-Untersuchungen lebende Sprache, verschiedene Klangkörper oder auch Kinderlieder, mittels Tonbandgerät abgespielt, verwendet und dabei die Reaktionen der Kinder beobachtet werden. Sicherer sind Audiometer, mit denen über Lautsprecher oder bei älteren Kindern ab etwa 4 Jahren über Kopfhörer und Knochenhörer die Frequenzen 250, 500, 1000 und 3000 Hz in 10-dB-Schritten geprüft werden (P. Biesalski). Der beim niedergelassenen Arzt entstandene Verdacht einer Hörstörung wird stets zur pädaudiologischen Diagnostik führen müssen, bei der außer der Sicherung der Hörschwelle

Tabelle **17** Reaktionen auf Schallreize in den ersten Lebensjahren beim normalhörenden Kind

Bis zum Ende des 6. Lebensmonats:
– Das Kind erschrickt bei plötzlichen lauten Geräuschen
– es beruhigt sich, wenn es bekannte Stimmen hört
– es lauscht auf Glocke, Rassel, Klatschen usw.
– es wendet Augen und Kopf Tönen und Geräuschen zu
– es lacht stimmhaft
– es hört bei Musik oder Stimme mit Schreien auf
– es spielt gerne mit Glöckchen, Klappern u. ä.

Bis zum Ende des 12. Lebensmonats:
– Das Kind lallt vor sich hin, es „kodert"
– es plappert zweisilbig (ada, mam-mam)
– es lauscht auf das Sprechen der Erwachsenen
– es horcht auf das Ticken einer Uhr
– es reagiert stimmlich auf Musik
– es lokalisiert Schallquellen
– es sagt mit einem Jahr die ersten sinnbezogenen Worte (Papa, Mama)

Tabelle **18** Hör-Screening nach Ewing. Für Eltern geeignet.

Für Säuglinge von 7–9 Monaten:
– Teelöffel leise gegen Oberrand einer Porzellantasse reiben
– Geräusch durch Öffnen von kleinen Seidenpapierbällen erzeugen
– Kinderrassel leise schütteln

Für Säuglinge und Kleinstkinder von 10–15 Monaten:
– Den Namen des Kindes leise rufen aus 1,5–2 m Abstand
– Leise singen im Abstand von 2 m
– Leises, rhythmisches Sprechen von Lauten wie S,S,S; P,P,P; T,T,T; K,K,K im Abstand von 1 m

Für Kleinstkinder von 16–30 Monaten:
– Leises Sprechen von kurzen Aufforderungssätzen im Abstand von 1 m
– Singen im Abstand von 3–4 m
– Den Namen des Kindes rufen im Abstand von 4–6 m
– Leise Flötentöne im Abstand von 4–6 m
– Sehr leises Sprechen von Lauten wie S,S,S; P,P,P; T,T,T; K,K,K im Abstand von 1 m

die Art der Hörbehinderung, der Ort der Schädigung und deren Ursache ermittelt werden. Die Indikationsstellung der operativen bzw. apparativen Therapie sowie gegebenenfalls die Untersuchung der geistigen und seelischen Situation des Kindes kommen hinzu.

Differentialdiagnostisch wichtige Methoden der klinischen Pädaudiologie sind die *Impedanzmessung* einschließlich einer Stapediusre-

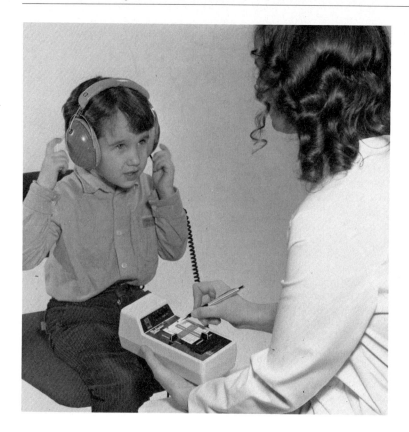

Abb. 70 Screening-Audiometrie mit Kopfhörer (Schulaudiometrie).

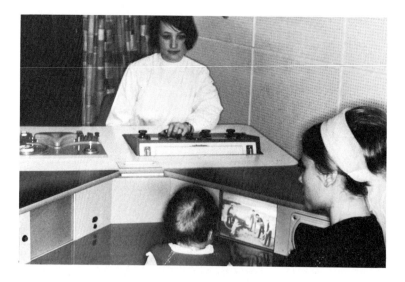

Abb. 71 Prinzip der klinischen Audiometrie mit Bild-Ton-Verfahren.

flex-Prüfung, Kindersprachtests und natürlich die diagnostisch heute schon sichere Methode der Ableitung von Stammhirnpotentialen auf akustische Reize (BERA). Diese sog. objektive Methode hat bisher die erprobten kinderaudiometrischen Verfahren (Orientierung- oder Reflexaudiometrie) mit Sinustönen oder Geräuschen aber nicht in ihrer Bedeutung ge-

Tabelle 19 Anamnesebogen zur Hörfähigkeit U 3 – U 8 Vorsorgeuntersuchungen (Gross und Wollinger)

U 3 (1. bis 2. Mon.)
1. Erschrecken bei Geräuschen
2. Änderung des Verhaltens bei plötzlichem lauten Geräusch
3. Lidreflex bei plötzlichen ohrnahen, lauten Geräuschen
4. Beruhigung bei Zuspruch von seiten der Mutter
5. Lauschen auf den Ton eines Glöckchens
6. Suchen der Schallquelle vertrauter Geräusche (Sprechen), mit Augenbewegungen
7. Beginn der Lallperiode

U 4 (3. bis 4. Mon.)
1. Kopfbewegungen in Richtung auf eine Schallquelle
2. Stimmhaftes Lachen
3. Bewußtes Lokalisieren seitlich tiefer liegender Schallquellen mit Kopfbewegungen
4. Lauschen auf einen Stimmgabelton
5. Aufwachen beim Eintreten in das Schlafzimmer oder Herantreten an das Bettchen
6. Aufhören mit Schreien beim Ertönen von Musik
7. Aufnahme von stimmlichen Kontakten mit Erwachsenen

U 5 (6. bis 7. Mon.)
1. „Babbeln" von vier und mehr verständlichen Lauten, darunter erste Zweisilber
2. Reaktion auf Zuruf
3. Gebrauch der Stimme, um Beachtung zu finden
4. Bewußtes Lokalisieren seitlich höher liegender Schallquellen
5. Beachten der Unterhaltung Erwachsener
8. Reaktion auf Musik

U 6 (10. bis 12. Mon.)
1. Verstehen von Verboten („nein-nein")
2. Reaktion auf Musik mit Suchen der Schallquelle
3. Reaktion auf leise Zusprache aus 1 m Entfernung
4. Verständliches Sprechen von zwei und mehr Worten
5. Babbelmonologe als Ausdruck der Zufriedenheit während des Alleinseins

U 7 (21. bis 24. Mon.)
1. Flüsternd oder leise gesprochene Aufforderungen, einen Körperteil, z. B. Nase, Auge, Fuß, zu zeigen
2. Die gleiche Aufforderung flüsternd ins Ohr des Kindes gesprochen, bestimmte Gegenstände oder Bilder zu zeigen
3. Flüsternd oder leise gesprochene Aufforderung in das Ohr des Kindes, ein Wort nachzusprechen, ein Spielzeug zu geben bzw. eine kleine Handlung vorzunehmen (z. B. zur Tür zu gehen)
4. Hört eine Mücke summen
5. Erkennt bekannte Geräusche, wie das Auto des Vaters oder das Zuschlagen einer entfernten Tür (Flugzeuge u. a. m.)
6. Häufige HNO-Infekte, vor allem mit Otitis, sollten Veranlassung zu einer exakten Überprüfung des Gehörs sein

U 8 (4 J.)
1. Mißversteht das Kind häufige Anweisungen, wenn es dabei dem Sprecher nicht auf den Mund sehen kann?
2. Besteht der Eindruck, daß sprachliche Äußerungen vom Kind teilweise mühsam verstanden werden? Läßt die Konzentration beim Spielen und Erzählen oder Plattenhören schnell nach?
3. Bestehen Merkmale einer Isolation des Kindes, etwa weil es sich mit seinen Spielkameraden nicht ausreichend sprachlich verständigen kann?
4. Bestehen Schwierigkeiten beim Erzählen, Vorlesen oder Zuhören?
5. Versteht es, was es eigentlich nicht hören sollte?
6. Findet es wenig Kontakt zu Spielgefährten, spielt es lieber allein?
7. Auch hier der Hinweis auf häufige HNO-Infekte.

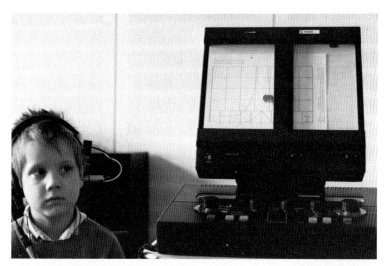

Abb. **72 a–c** Impedanzmessung mit Kurvenverlauf bei ausgeglichenem Mittelohrdruck (**b**) und erniedrigtem Druck durch Tubenbelüftungsstörung (**c**).

Abb. **72 b–c** ▶

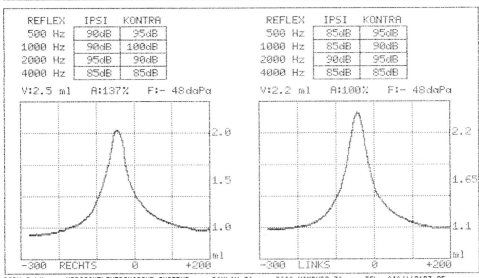
72 b

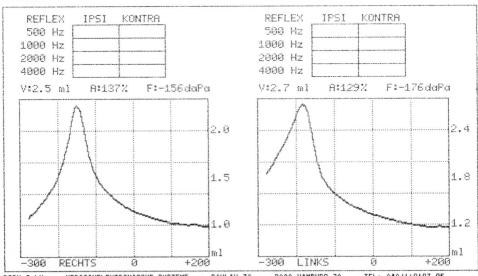
72 c

schmälert (Abb. **70** u. **71**). Die pädaudiologische Diagnostik ist immer als eine Einheit in Vielfalt zu sehen und nicht auf eine einzige Methode zu reduzieren.

Die akustische Impedanz des Trommelfells gibt Auskunft über dessen Elastizität und Stellung. Darüber hinaus werden der Innendruck des Mittelohrs, die Beweglichkeit der Ossikelkette (Tympanometrie) sowie die Reflexerregbarkeit der Mittelohrmuskeln gemessen (Tensor- und Stapediusreflex) (Abb. **72**).

Die Prüfung von Wahrnehmungsstörungen ist schwierig und nur mit klinischen Mitteln durchzuführen. Man unterscheidet auditive Perzeptionsprüfungen ohne Sprache und mit Sprache (Tab. **20**). Die eindeutige Zuordnung zu bestimmten Funktionsebenen ist schwierig. Man weiß aber, daß Schädigungen des N. acusticus und der Kochleariskerne (retrokochleäre Hörstörungen) zum Diskriminationsverlust bei Sprache führen und daß Funktionsausfälle im Olivengebiet die binaurale Verarbeitung, d. h. das Richtungsgehör, beeinträchtigen. Noch höhere Störungen der zentralen Hörbahn wirken sich auf die Analyse und Speicherung von Sprachkomponenten aus.

Beurteilung kinderaudiometrischer Befunde

Der Verlauf der Schwellenkurve im Audiogramm muß zu einigen anderen Faktoren in Beziehung gesetzt werden, um zu einer möglichst zutreffenden diagnostischen Beurteilung zu finden.

Normalhörigkeit kann dann angenommen werden, wenn die Testreaktion zum *Lebensalter* in folgender Beziehung steht:

Neugeborenes reagiert bei etwa 40 dB (Knochenleitung)
Neugeborenes reagiert bei etwa 80 dB (Lautsprecher ca. 30 cm Abstand)
 3 Monate altes Kind reagiert bei etwa 60 dB (Lautsprecher) 1 m
 6 Monate altes Kind reagiert bei etwa 40–50 dB (Lautsprecher) 1 m
12 Monate altes Kind reagiert bei etwa 30–40 dB (Lautsprecher) 1 m
 2 Jahre altes Kind reagiert bei etwa 20 dB (Kopfhörer)
 4 Jahre altes Kind reagiert bei etwa 10 dB (Kopfhörer)

Tabelle **20** Auditive Perzeptionsprüfungen bei Kindern (Nikisch, Scherg)

Ohne Sprache:
– Richtungshören
– Geräuscherkennung
– Signal-Hintergrund-Prüfung
– Dichotischer Geräuschtest
– Gedächtnis für Tonfolgen
– Auditive Reaktionszeitmessung

Mit Sprache:
– Dichotischer Kindertest (Uttenweiler)
– Verzerrte Sprache (Zeit, Kompression, Frequenz, Unterbrechung) (Nikisch)
– Sprachtest mit Störgeräusch
– Sprachlauttest (partiell)

Bei hörgeschädigten Kindern spielt der Altersfaktor eine geringe Rolle, d. h. die Testreaktion liegt desto näher an der pathologischen Schwelle, je hochgradiger die Hörstörung ist.

Ein zweiter, die Diagnostik beeinflussender Faktor ist die *geistige Situation* des Kindes. In ihrer Intelligenz zurückgebliebene Kinder reagieren auf Schallreize oft überschwellig, so daß manchmal Hörstörungen diagnostiziert werden, obwohl Normalhörigkeit besteht. Bei solchen Kindern muß im Zweifelsfall die BERA eingesetzt werden.

Schließlich gibt es *Verhaltensabnormitäten*, die eine sichere Diagnose verhindern oder erschweren können. Bei psychogenen Hörstörungen, meistens im Schulalter auftretend, kann der Untersucher mit den konventionellen Prüfmethoden leicht in die falsche Richtung gelenkt werden. Bei Verdacht hilft die Ableitung von Stammhirnpotentialen.

Wenn auch die Kinderaudiometrie oft schwierig ist und sowohl spezielle Erfahrung als auch ausgereifte Technik und viel Geduld bei zahlreichen Kontrollen verlangt, so darf ohne eindeutige, reproduzierbare Befunde niemals eine Hörgeräteanpassung „auf Verdacht" vorgenommen werden, etwa mit der Entschuldigung, daß es besser sei, überhaupt zu handeln als untätig zu sein.

Vorsorge- und Schulaudiometrie

Die vorsorgliche Hörprüfung mit Kleinaudiometern (Abb. **70**) bei Kindern im Vorschulalter ist mit einer konstanten Prüflautstärke von 30 dB bzw. bei den bereits 5- bis 6jährigen Kin-

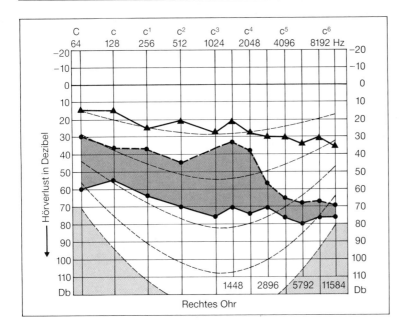

Abb. **73** Erfolg einer hörverbessernden Operation bei Fehlbildung im schalleitenden System (Mittelohr) und hochgradiger Hörstörung. Das dunkle Feld zeigt den Gewinn an Hörvermögen an. Es besteht noch eine leichte bis mittelgradige Schwerhörigkeit.

dern von 20 dB und mit 4 Frequenzen zwischen 250 und 2000 Hz nach Einarbeitung zumeist auch für audiologische Laien möglich. Die Prüfung erfolgt über Kopfhörer in störschallarmen Räumen. Werden mindestens 2 Frequenzen nicht gehört und ist dies auch bei einer Kontrolle festzustellen, so müssen weitere kinderaudiometrische Verfahren eingesetzt werden.

Der Verdacht auf Schwerhörigkeit bei Schulkindern sollte zunächst zu einer Überweisung an einen Hals-Nasen-Ohren-Arzt führen, um organische Ursachen auszuschließen (z.B. Adenoide mit Schalleitungsstörung).

Die Audiometrie von lern- und geistig behinderten Kindern hat stets *vor* der Einschulung in einer Sonderschule zu geschehen, um auch geringe Hörbehinderungen zu ermitteln, die sich auf eine effektive Förderung dieser Kinder besonders nachteilig auswirken können.

Therapie

Behandlung der Schalleitungsschwerhörigkeit

Es handelt sich ganz überwiegend um therapeutische Aufgaben des Hals-Nasen-Ohren-Arztes bei Tubenbelüftungsstörungen, Paukenergüssen und Mißbildungen des äußeren und des mittleren Ohres. Hörverbessernde Operationen im Gehörgangs- und Mittelohrbereich werden in der Regel vor dem 4. bis 5. Lebensjahr nicht gemacht (S. 90). Bis dahin ist eine apparative Therapie durch Knochenhörgeräte zu veranlassen. Die einseitige große Mißbildung mit Schalleitungsstörung bei normalem Gehör der anderen Seite sollte erst dann chirurgisch angegangen werden, wenn der Patient darüber mitentscheiden kann. Ohrmuschelanomalien können schon früher plastisch operiert werden (Abb. **73**).

Behandlung der Schallempfindungsschwerhörigkeit

Es ist vorauszuschicken, daß die Behandlung von Schallempfindungshörstörungen mittels *Akupunktur* offenbar keine Erfolge erbringt. Nachprüfbare Erfahrungen aus China liegen nicht vor. In den USA wurden Studien mit Akupunkturtherapie veröffentlicht, die keine positiven Ergebnissen zeigten (Emley).

Angebliche Erfolge mit *Frischzellentherapie* ließen sich bei wissenschaftlicher Nachprüfung nicht bestätigen. Ebenso sind medikamentöse Versuche zwecklos.

Tabelle **21** Hereditäre Syndrome mit Hörstörung und Fehlbildung des äußeren Ohres

Syndrom	Hörstörung	Fehlbildung	Erbgang
Cockkayne-S.	++ SN.		rez.
Crouzon	+ C., M		dom.
Kartagener-S.	++ C.		rez.
Nager-S.	++ C.	++	rez./dom.
Orofazio-digitales S.	++ C.		rez.
Prendred-S.	++ SN.		rez.
Saethre/Chotzen	+ C.	++	dom.
Treacher-Collins	++ C.	++	dom.
Usher	++ SN.		rez.
Wardenburg	++ SN.		dom.
Hunter-S.	++ C/SN		sex.
Aarskog-S.	+ C.	++	sex.
Otopalato-digitales S.	++		sex.

C = Schalleitungsstörung
SN = Sensineurale Hörstörung

Apparative Therapie (Hörgeräte)

Zeitpunkt

Als Grundsatz kann gelten, daß die apparative Substituierung einer Hörstörung im Kindesalter desto wirksamer ist, je früher sie einsetzt. Wir sehen den Beginn des *zweiten Lebenshalbjahres* als einen gut geeigneten und als den frühesten Zeitpunkt einer Hörgerätversorgung an. Vor dem 5. bis 6. Lebensmonat ist nicht immer eine sichere Diagnose im Sinne einer optimalen Therapie mit Hörgeräten zu erhalten. Außer den diagnostischen Problemen sind es die oft noch nicht vollständig erfolgte Reife des auditorischen Systems, manchmal Übertragungsschwierigkeiten durch einen zu engen Gehörgang und nicht zuletzt auch die Probleme der Pflege und der auditiven Betreuung eines hörgerätetragenden Kleinkindes in den ersten Monaten. Dazu kommt noch, daß eine „akustische Erweckung" vom 2. Lebenshalbjahr ab wirksamer als vorher ist. Die von einigen Pädaudiologen, vor allem in den USA (Stichwort: Pasadena-Studie) vertretene Ansicht, daß bei Stimulation des geschädigten Innenohres durch eine Hörgeräteanpassung *vor* dem 8. Lebensmonat eine spontane Besserung, ja sogar eine völlige Heilung einer Innenohrschwerhörigkeit möglich ist, konnte bei entsprechenden Nachprüfungen nicht bestätigt werden. Es handelt sich bei diesen „positiven" Ergebnissen entweder um Fehldiagnosen oder aber um zentrale Reifungsprobleme der Hörbahn, die vorübergehend an die Diagnose Schwerhörigkeit denken lassen. Freilich soll damit das Prinzip einer Stimulation der Hörfunktion durch akustische Reize nicht geleugnet werden. Der Zeitpunkt einer Hörgeräteanpassung ist auch vom körperlichen und geistigen Entwicklungsstand eines hörgeschädigten Kindes abhängig zu machen. Entscheidend in der Frühtherapie ist im-

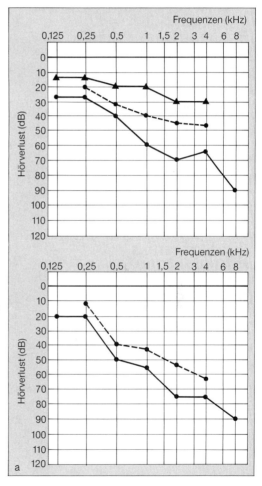

Abb. **74 a** u. **b** Erfolgreiche Hörgeräteversorgung (▲——▲) eines 8jährigen Knaben mit einer mittelgradigen Schallempfindungsstörung beidseits. Erste Untersuchung des Gehörs, nachdem seine Schulschwierigkeiten und ein leichter Stammelfehler nicht zu erklären waren. Weiteres Verbleiben in der Regelschule ist möglich, da das Sprachverständnis wesentlich verbessert ist (**74b**, s. S. 134).

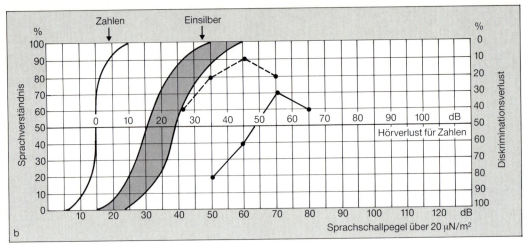

Abb. **74 b** Erfolgreiche Hörgeräteversorgung im Sprachtest ●––●.

Individuelle Voraussetzung der Hörgeräteanpassung beim Kind

Während der apparative Ausgleich beim schwerhörigen Erwachsenen durch den Wunsch erleichtert wird, die Behinderung zu überwinden, verhält sich das hörgestörte Kleinkind bei der Hörgeräteversorgung zunächst passiv, manchmal auch ablehnend. Es besteht anfangs kein Störungsbewußtsein. Zu den für eine Hörgeräteanpassung besonders wichtigen individuellen Reaktionen gehören die Zuwendung auf den akustischen, hier vor allem lautsprachlichen Schallreiz sowie auf die dabei ablaufenden artikulatorischen und mimischen Bewegungen des Sprechenden. Die erfolgreiche Förderung eines hörgeschädigten Kindes setzt zwar zunächst seine auditive, dann aber auch die visuelle und taktile Aufmerksamkeit voraus. Das ist nur möglich, wenn auch die geistige und seelische Prädisposition für eine elektro-akustische Förderung gegeben ist.

Indikation zur Hörgeräteversorgung

Die leichte Hörstörung im Sinne der zuvor genannten Gradeinteilung (S. 121) erfordert eine apparative Hilfe meistens nicht, jedoch müssen diese Kinder von Lehrern und Eltern beobachtet werden, ob nicht vielleicht Entwicklungs- und Ausbildungslücken infolge nicht ausreichender auditiver Informationen entstehen. Das kann der Fall sein, wenn sich die Hörschwelle zwischen 20 und 30 dB befindet und wenn außerdem vielleicht der intellektuelle Entwicklungsstand solcher Kinder unterhalb der Norm liegt. In Zweifelsfällen sollte das Sprachverständnis im Elternhaus und in der Schule (auch bei Fremdsprachen) sowohl mit als auch ohne Hörgerät getestet werden. Ein Sprachtest mit Störgeräusch kann ebenfalls Klarheit bringen. Sinnvoll kann es sein, eine Hörgeräteanpassung nur zur Benutzung in der Schule zu verordnen.

Schalleitungsstörungen können eine elektroakustische Hilfe erfordern, wenn als Folgen einer chronischen Mittelohrentzündung im frühen Kindesalter Verklebungen und Adhäsionen in beiden Mittelohren vorliegen, die in vertretbarer Zeit otologisch nicht erfolgreich zu behandeln sind, oder wenn inoperable Fehlbildungen des schalleitenden Apparates im Mittelohr eine Hörgeräteanpassung erzwingen.

Mittelgradige Hörstörungen werden von intelligenten Kindern oft längere Zeit kompensiert und daher von der Umgebung nicht erkannt. Trotzdem entstehen sprachliche und geistige Lücken. Eine apparative Versorgung ist von einem Hörverlust ab 50 dB im allgemeinen unabdingbar, abgesehen von einer in dieser Hinsicht speziellen Hochtonschwerhörigkeit (S. 135). Die Aufnahme mittelgradig hörgestörter Kinder in eine Regelschule ist bei guter Sprache und Intelligenz zumeist möglich.

Therapie der Hörstörungen im Kindesalter

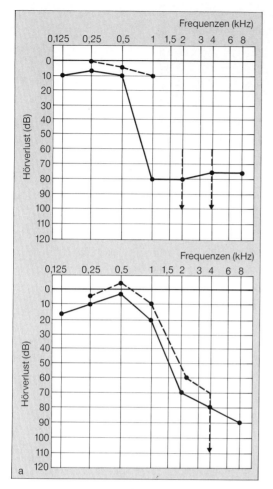

Schwerstgradige angeborene Hörstörungen erfordern stets eine Hörgeräteanpassung, die u. U. mit mehrmaligen Versuchen und einer längeren Beobachtungszeit verbunden ist. Dem audiometrisch festgestellten Kurvenverlauf eines Restgehörs sieht man die Therapiechance nicht an. Erst der geduldig vorgenommene Versuch mit Hörgeräten entscheidet, evtl. nach mehrfachen Kontrollen, über die Indikation oder die Gegenindikation.

Bei plötzlichen Ertaubungen (S. 123) ist auch dann sofort eine Hörgeräteversorgung zu versuchen, wenn die Schwellenkurve keine verwertbaren Hörreste zeigen.

Die einseitige Hörstörung bei normalem Gehör der anderen Seite behindert die sprachliche und geistige Entwicklung eines Kindes nicht. Es kann daher auch auf eine Hörgeräteversorgung verzichtet werden. Im Zweifelsfall und wenn die Eltern auf den Versuch mit einer apparativen Hilfe drängen, sollte der klinische Pädaudiologe zugezogen werden.

Hochtonschwerhörigkeiten, d. h. der Verlust des Gehörs im Bereich der hohen Frequenzen, zumeist ab 1000 Hz, können zu erheblichen Diskriminationsschwierigkeiten sowie zu Stammelfehlern, vor allem der S- und Sch-Laute, führen. Eine hörprothetische Versorgung ist in der Regel wenig effektiv, manchmal sogar unmöglich, wenn bei steil verlaufenden Hör-

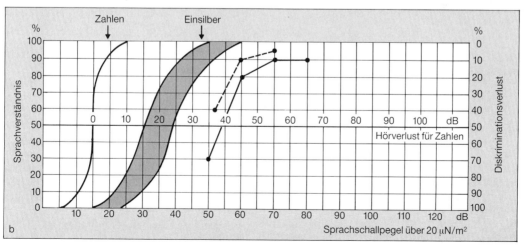

Abb. **75 a** u. **b** Hochtonschwerhörigkeit beidseits bei einem 12jährigen Mädchen. Eine befriedigende Hörgeräteversorgung gelingt nicht. Sonderschule für Schwerhörige wegen Verständnisschwierigkeiten und Sprachstörung. Tonaudiogramm und Sprachtest zeigen ungenügende Ergebnisse ●– –●.

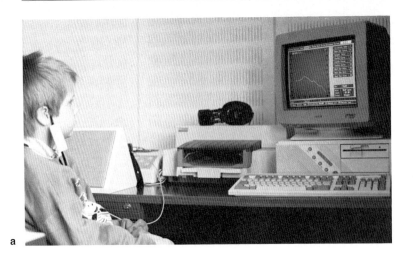

Abb. **76 a–c** In-situ-Messung bei leichter bis mittelgradiger Schallempfindungsstörung (o). Der benötigte Ausgangsschalldruck im Gehörgang (R 1).

verlustkurven die technischen Möglichkeiten des Hörgerätes nicht wirkungsvoll genug eingesetzt werden können. Neuentwicklungen auf dem Hörgerätesektor lassen hoffen, daß in Zukunft auch Hochtonschwerhörigkeiten apparativ verbessert werden können. Ein Versuch mit verschiedenen Geräten ist angebracht (Abb. 75).

Bei **Wahrnehmungsstörungen** ist eine Hörgeräteversorgung stets ineffektiv, es sei denn, die Perzeptionsstörung ist mit einer peripheren Schwerhörigkeit kombiniert, die ihrerseits auf eine apparative Hilfe anspricht. Derartige Kinder gehören auch für den Pädaudiologen zu Problempatienten.

Auswahl der Hörgeräte

In der ärztlichen Praxis wird kaum die Möglichkeit bestehen, verschiedene Hörgerätetypen am Kind selbst auszuprobieren. Beim hörgeschädigten Kind ist die klinische Hörgeräteanpassung ohnehin die Methode der Wahl. Die Einführung digital programmierter Hörgeräte wird die Optimierung der Hörgeräteversorgung erheblich fördern. Der Hörgeräteakustiker ist mit seinen handwerklichen Kenntnissen zumeist nicht in der Lage, alle komplexen klinisch-audiologischen Zusammenhänge bei einer apparativen Versorgung zu übersehen. Trotzdem hat er die wichtige Aufgabe, die Eltern eines hörgerättragenden Kindes über die elektroakustischen Probleme und Störungsmöglichkeiten zu unterrichten und in vielfacher Hinsicht über das Tragen eines Hörgerätes zu informieren.

Die Vielzahl der heute vorhandenen Geräte lassen eine detaillierte Schilderung bzw. Empfehlung nicht zu. Erwähnt sei aber für den niedergelassenen HNO-Arzt, daß die apparative Versorgung beim Kind stets beidohrig zu erfolgen hat, daß auf eine wirksame automatische Begrenzung unbedingt zu achten ist und daß die Einstellung der optimalen Lautstärke immer wieder überprüft werden muß. Dies ist eine wichtige Aufgabe in der HNO-Praxis. Schwierigkeiten durch die Gesundheitsreform sind dabei nicht zu erwarten.

Die Perspektive der Hörgeräteentwicklung läßt erkennen, daß das digital programmierte Gerät mit unterschiedlichen Speicherungsprogrammen die Vorstufe des voll digitalisierten Hörgerätes ist – für Kinder jedoch z. Zt. nicht einsetzbar (Kießling 1990).

In-situ-Messung. Eine wesentliche Erweiterung und Verbesserung des Anpaßmodus wird durch die Verwendung eines Sondenmikrophons bei offenem Gehörgang und eingesetztem Hörgerät erreicht. Damit ist der Ausgangsschalldruck des Gerätes vor dem Trommelfell festzustellen und gegebenenfalls zu regeln (bes. bedeutsam bei digital programmierten Hörgeräten). Gewisse Schwierigkeiten bei sehr kleinen Kindern (enger Gehörgang, Unruhe, Rückkoppelung) mindern den grundsätzlichen Wert der Methode nicht (Kießling 1988) (Abb. 76).

Therapie der Hörstörungen im Kindesalter 137

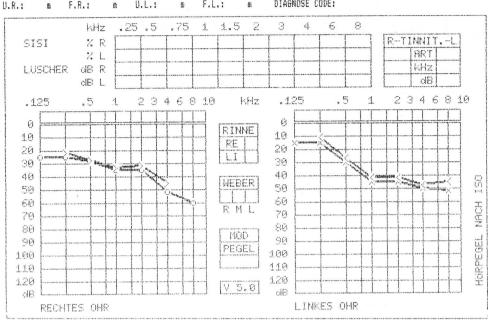

b

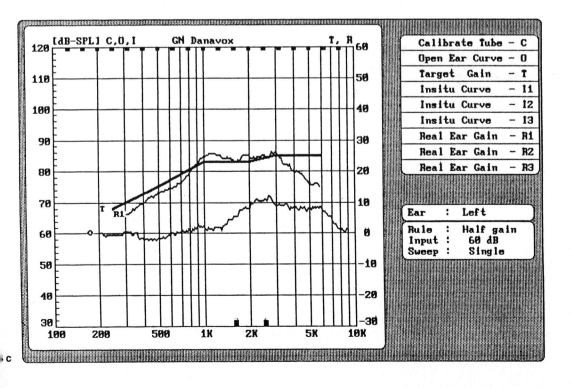

c

Weitere technische Hilfen, wie vibratorische Geräte, Hörtrainer oder in besonderen Fällen eine Sprach-Farbbild-Transformation, können sinnvoll nur von dem in diesen Dingen erfahrenen Pädaudiologen verordnet werden. Da von der Gesundheitsreform auch die technischen Heil- und Hilfsmittel betroffen sind, ist die Beachtung entsprechender Richtlinien zu empfehlen. Darüber hinaus weise ich auf die 1988 in Kraft getretene Begutachtungsanleitung für Schwerhörigkeit und Hörgeräteanpassung hin, die bei der Arbeitsgemeinschaft der Krankenversicherungen, Rellinghauser Straße 91 in 4500 Essen zu erhalten ist.

Die Therapie mit *Kochleaimplantaten,* bei ertaubten Erwachsenen mit z. T. guten Erfolgen eingesetzt, ist bei schwersthörgeschädigten Kindern heute nur als erfolgversprechend anzusehen, wenn folgende Voraussetzungen vorliegen:

– Ertaubung im späteren Kindesalter, d. h. in der postlingualen Phase, wenn eine Hörgeräteversorgung keinen Nutzen bringt.
– Möglichkeiten, die implantierten Kinder im Elternhaus und vor allem in der Schule mit speziellen und erfahrenen Hilfskräften über lange Zeit zu fördern. Der reguläre Schulunterricht ist auch in Sonderschulen dafür nicht geeignet.
– Positive Einstellung seitens des Kindes und der Eltern zur Implantattherapie mit Inkaufnahme eines langen und schweren Weges der Rehabilitation.

Die Erfahrungen mit der Implantattherapie bei Kindern mit angeborenen oder frühkindlich erworbenen Hörschädigungen sind nicht durchaus gut und daher nur mit größter Zurückhaltung zu indizieren (Bunsen). Neben dem erfahrenen Operateur sind vor allem der klinische Pädaudiologe und der in diesen Dingen erfahrene Hörpädagoge zuzuziehen.

Rehabilitation des hörgeschädigten Kindes

Das Aufgabenfeld des Fachpädagogen

Der pädagogische Aufgabenbereich ist vielschichtig und für das hörgestörte Kind von größter Wichtigkeit für seine gesamte Zukunft. Der Fachpädagoge sollte daher nach Festlegung der Diagnose schon im frühen Kindesalter die Stimulation der akustischen Aufmerksamkeit beginnen. Dabei stehen ihm außer schallverstärkenden Apparaten verschiedener Art das akustisch abgestimmte, das kybernetische, das umweltbezogene Hörtraining sowie rhythmusbetonte Maßnahmen zur Verfügung (van Uden 1980).

Die *Hörbehindertenpädagogik* ist heute nicht nur in Sonderschulen bis hin zum Gymnasium tätig, sondern auch in pädaudiologischen Beratungsstellen mit angeschlossenen Kindergärten, in denen Sprache angebahnt und mit artikulatorischen sowie visuellen Hilfen aufgebaut wird. Der Streit, ob eine Gebärdensprache beim hochgradig Hörgeschädigten überflüssig ist, ist müßig, weil Hörgestörte unter sich auf dieses zusätzliche Kommunikationsmittel nicht verzichten können und wollen. Im Mittelpunkt jeder Rehabilitation eines hörgeschädigten Kindes steht freilich immer die Muttersprache (Breiner).

Regelbeschulung. Die Einbringung des hörgestörten Kindes in normale Kindergärten und Schulen darf mit Anspruchsdenken der Eltern oder Pädagogen nicht kompliziert werden, sondern hat von den Konstanten Hörstörung, Sprache, Intelligenz und Förderungsmöglichkeiten auszugehen. Der Arzt kann und darf nur Hilfestellung leisten.

Stimm- und Sprachstörungen im Kindesalter

Stimmstörungen

Die Häufigkeit von Stimmstörungen im Kindesalter wird mit ca. 3% angenommen. Als hörbare Symptome sind Rauhigkeit, Heiserkeit sowie Änderungen der Lautstärke und Tonhöhe der Stimme festzustellen.

Phoniatrisch zu beurteilen sind die Qualität des *Stimmklanges* (verhaucht, heiser, knarrend, aphonisch), die *Stimmstärke* (normal, zu laut, zu leise), die *Resonanz,* die *mittlere Sprechtonhöhe* (obere und untere Tonhöhe), die *Tonhaltedauer* sowie die *Atmung* (gepreßt, arhythmisch, oberflächlich). Dazu benutzt der Stimmarzt nach Alter des Kindes verschiedene diagnostische Methoden, vor allem die Stroboskopie und Mikrostroboskopie, die Stimmfeldmessung, die Spirometrie, die Sonagraphie und verschiedene klanganalytische Methoden (Arndt 1982).

Die *ätiologische Einteilung* kindlicher Stimmstörungen erfolgt wie beim Erwachsenen nach organogenen, funktionellen und psychogenen Dysphonien (Abb. 77).

Organogene Ursachen

- Primäre Entzündungen des Kehlkopfes
- Larynxmißbildungen: Angeborene Stimmlippenfurchen, Hypoplasie des Larynx, Stenosen, Asymmetrie, Anomalien der Epiglottis und der Aryknorpel (S. 6).
- Tumoren: Primäre Papillome, seltene Angiome, Stimmlippenknötchen, Polypen (S. 11).
- Traumafolgen: Kehlkopfverletzungen mit Narben (z. B. nach Intubation und Operationen am Larynx).

Funktionelle Dysphonien

Die Diagnose „Funktionelle Dysphonie" setzt voraus, daß eine organogene Ursache ausgeschlossen ist.

- Der *hyperfunktionellen Dysphonie* liegen im Kindesalter genetische und konstitutionelle Ursachen sowie Laryngitiden und psychische Faktoren (z. B. Selbstbehauptungs- und Aggressionstendenzen) zugrunde. Vorwiegend sind Kinder im Vorschulalter betroffen. Sekundär können sich Epithelhyperplasien, sog. Schreiknötchen, ausbilden, die ohne Behandlung eine Dysphonie weiter verschlechtern.
- Die *hypofunktionelle Dysphonie,* mit einer matten, verhauchten Stimme, kommt bei Kindern mit Hormonstörungen nach Hirntraumen (allgemeine Hypotonie) und falscher Atemtechnik sowie bei Verhaltensstörungen (s. psychogene Ursachen) vor (Abb. 77).

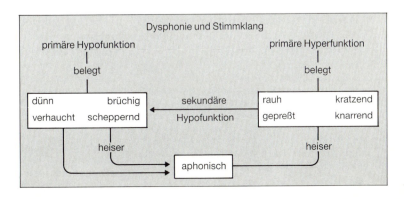

Abb. 77 Dysphonie und Stimmklang.

- *Abnorme Stimme des Neugeborenen:* Cri-du-chat-Syndrom, ein Chromosomendefekt mit anfallsweise schrillem Schreien, weiter die unnormale Stimme beim Down-Syndrom und bei hormonellen Einflüssen (Hypothyreose).

Psychogene Dysphonien

- *Psychogene Aphonie* bei älteren Kindern mit psychosozialen und psychosexuellen Konflikten, plötzlich auftretend. Nicht mit dem freiwilligen Schweigen (Mutismus) zu verwechseln. Die psychogene Aphonie ist durch zeitweise oder dauernde Stimmlosigkeit (bei klangvollem Husten!) charakterisiert.
- *Mutationsstimmstörung:* Es handelt sich um eine in der Pubertät auftretende klanglich überhöhte männliche Stimme überwiegend im Kopfregister als Dauersymptom oder inkonstant von normalem Stimmklang unterbrochen (Diplophonie). Mit hormonellen Defekten hat diese Störung in der Regel nichts zu tun, aber oftmals mit psychogenen Komponenten, etwa bei pubertären Umstellungsproblemen.
- *Überstürzte Mutation* (Stimmbruch): Trotz Kehlkopfwachstum wird die kindliche Stimme beibehalten (oft übertriebene Mutterbindung), was zu einem „Kippeln" zwischen Kinder- und Erwachsenenstimme führt.

Therapie der Stimmstörungen*

1. Bei organisch verursachten Dysphonien sind oft mikrochirurgische Eingriffe indiziert. Der Phoniater sollte zuvor konsultiert werden. Nach einem Eingriff ist eine logopädische Stimmübungstherapie angebracht. Von einer indirekt durchgeführten Operation, etwa der Exzision eines Knötchens, ist dringend abzuraten. Derartige operative Maßnahmen werden stets unter dem Operationsmikroskop vorgenommen.

2. Die funktionellen Dysphonien erfordern immer eine logopädische Übungsbehandlung im Sinne einer konzentrierten Therapie. Die auf eine Wochenstunde verzettelte logopädische Behandlung ist erfahrungsgemäß von wesentlich geringerer Effizienz. Auf psychogene Faktoren ist einzugehen.

3. Psychogene Dysphonien verlangen neben der psychotherapeutischen Betreuung zumeist auch eine logopädische Behandlung. Überrumpelnde instrumentelle Maßnahmen sind bei psychogenen Aphonien, wenn überhaupt, dem Phoniater zu überlassen.

Sprach- und Sprechstörungen

Sprachentwicklung

Die Entwicklung der normalen Sprache ist abhängig von
- der altersgemäßen Hirnentwicklung,
- einem normalen Gehör,
- einer uneingeschränkten Motorik bes. Feinmotorik,
- normalen kindlichen Verhaltensmustern,
- guten Sprachvorbildern und
- einem im wesentlichen ungestörten sozialen Umfeld.

Sind diese Voraussetzungen gegeben, so beginnen die Vorstufen der Sprachentwicklung, das Lallen bzw. Kodern etwa ab dem 4. Monat, das bereits lautdifferenzierende Plappern ab dem 6. Monat und die ersten sinnbezogenen Worte wie „Mama", „Papa" um das erste Lebensjahr. Zweiwortsätze leiten ab etwa 18 Monaten die Phase der Syntaxbildung und einer am Anfang noch einfachen Grammatik ein. Der Wortschatz erweitert sich in den folgenden 4 Jahren schnell (Tab. **22**).

Die Kenntnis der normalen Sprachentwicklungsdaten ist der Schlüssel zum Verständnis aller Sprach- und Sprechstörungen im Kindesalter.

---

* Zu den Therapieproblemen s. „Begutachtungsanleitung bei Stimm-, Sprech- und Sprachstörungen", Arbeitsgemeinschaft der Krankenkassen, Essen, Rellinghauser Straße 95 sowie „Akustische Beispiele" von P. Biesalski und Th. Brauer, Kassette 1: Funktionelle und psychogene Dysphonien, Kassette 2: Organisch verursachte Dysphonien; Thieme, Stuttgart 1986.

Tabelle **22** Normale Wortschatzentwicklung

Bis 18 Monate etwa	12 Worte sinnbezogen
Bis Anfang des 3. Lebensjahres etwa	350 Worte
Bis etwa zum 4. Lebensjahr	1500 Worte
Im 5. und 6. Lebensjahr über	2500 Worte

Sprachentwicklungsstörungen (SES)

Synonyma sind Sprachentwicklungsverzögerung, Sprachentwicklungsbehinderung, Sprachentwicklungsrückstand. Der Verdacht einer Sprachentwicklungsstörung muß erhoben werden, wenn ein frühkindlicher Hirnschaden angenommen werden kann, eine angeborene prälingual erworbene Hörstörung vorliegt (S. 121) und bis etwa zum 18. Lebensmonat eine Sprachentwicklung nicht mit mindestens 8 bis 10 Worten eingesetzt hat. Eine SES ist auch anzunehmen, wenn die Wortschatzentwicklung um 60% oder mehr des normalen, altersgemäßen Wortbestandes zurückgeblieben ist (v. Arentsschild 1982).

Symptome

Die SES ist gekennzeichnet durch einen fehlenden oder lückenhaften Wortbesitz, durch Agrammatismus bzw. Dysgrammatismus, durch fehlerhafte Artikulation und eine sprachliche Kontaktschwäche. Alle diese Symptome können für sich oder kombiniert in verschiedener Ausprägung vorkommen.

Ursachen

- Frühkindliche Hirnschäden, genetisch bei verschiedenen Syndromen (z.B. Morbus Down), pränatal (Risikofaktoren wie bei angeborenen Hörstörungen (S. 125), paranatal bei schweren Geburtsschäden, postnatal, besonders bei Meningoenzephalitiden, weiter nach Schädel-Hirn-Traumen.
- Angeborene bzw. frühkindlich erworbene oder genetisch verursachte erhebliche Schalleitungs- oder Schallempfindungsschwerhörigkeit (erstere bei beidseitigen Mittelohrmißbildungen, S. 89). Die audiogene SES ist desto ausgeprägter, je hochgradiger die Schwerhörigkeit bis hin zur Gehörlosigkeit ist (Hörstörungen ab S. 121).
- Die geistige Behinderung bewirkt je nach Schweregrad eine SES, u.U. an Stummheit grenzend (Dyslogie).
- Schwere Verhaltensstörung auch im Sinne eines Autismus. Nicht zu verwechseln mit dem Mutismus, d.h. dem freiwilligen Schweigen, bei altersgemäß entwickelter Sprache.
- Umweltfaktoren wie schlechte soziale Verhältnisse oder sehr ungenügende Sprachvorbilder, z.B. gehörlose Eltern.
- Eine sog. familiäre Sprachschwäche ist *nur* dann anzunehmen, wenn alle zuvor genannten Faktoren ausscheiden. Die familiär bedingte SES kommt fast nur bei Knaben vor (vom Vater vererbt) und geht zumeist mit Lese-Rechtschreibe-Schwäche (S. 147) und manchmal mit Poltern einher (S. 146).

Diagnostik

Die nachfolgenden Hinweise auf diagnostische Maßnahmen bei SES gelten auch für das Symptom Dysgrammatismus und Stammeln. Es gehören dazu
- die eingehende Anamnese, entsprechend dem Ursachenkatalog,
- die Beurteilung von Sprachstatus, Wortschatz, Artikulation, Satzstruktur und sprachlichem Verhalten,
- stets eine Hörprüfung.

Bis zu dieser Grenze wird der HNO-Arzt, Kinderarzt oder Allgemeinarzt eine SES diagnostisch angehen können. Eine darüber hinausgehende Diagnostik der Wahrnehmungsfunktionen im visuellen und im auditiven Bereich, der Feinmotorik zur Feststellung von zerebralen Dysfunktionen (Teilleistungsstörungen), der psycholinguistischen Situation bleibt phoniatrisch und logopädisch erfahrenen Untersuchern vorbehalten.

Therapie

Die logopädische Behandlung und Förderung eines Kindes mit SES richtet sich nach seinem Alter, bei Kleinkindern in Form einer Elternberatung. Bei Kindern ab etwa 36 Monaten müssen schon gezielte therapeutische Maßnahmen wie Mototherapie, Perzeptionstraining, Artikulationstherapie, Übungen der Syntax und nicht selten auch psychotherapeutische Methoden eingesetzt werden − stets in enger Zusammenarbeit mit den Eltern. (Hinsichtlich der Therapieverordnungen verweisen wir auf die Begutachtungsanleitung für Stimm-, Sprech- und Sprachstörungen, 4. Auflage März 1988, Arbeitsgemeinschaft der Krankenversicherungen, Essen, Rellinghauser Straße 91.)

Stammeln

Stammelfehler (Dyslalien), d.h. die fehlende oder mangelhafte Bildung von sprachlichen

Lauten und Lautverbindungen stellen beim Kleinkind im 2. und 3. Lebensjahr eine physiologische Variante der Kindersprache dar. Später müssen Stammelfehler als echte Sprachdefekte angesehen werden, die freilich mit zunehmendem Alter bis spätestens zum 5. Lebensjahr kontinuierlich zurückgegangen sein sollten. Eine Dyslalie bei Kindern im Schulalter muß vor allem den Verdacht auf eine Schwerhörigkeit, aber auch auf eine Wahrnehmungsstörung oder auf zerebrale motorische Dysfunktionen aufkommen lassen. Manchmal ist sie mit geistigen Defekten kombiniert.

Die Einteilung von Stammelfehlern erfolgt teils nach Ursachen, teils nach dem Entstehungsort.

- *Entwicklungsstammeln* ist im Zusammenhang mit der Sprachentwicklung zu sehen und dauert, schnell abnehmend, bis etwa zum 4. Lebensjahr. Hierher gehört auch das Nachahmungsstammeln infolge schlechter Sprachvorbilder.
- *Audiogenes Stammeln* ist entsprechend dem Schweregrad und der Art der verursachenden Hörstörung unterschiedlich ausgebildet. Die audiogenen Stammelfehler reichen vom leichten Lispeln bis zur schweren universellen Dyslalie. Im weiteren Sinne gehört auch die zentral-audiogene Dyslalie, d. i. die Störung der Lautwahrnehmung und Differenzierung, in die Kategorie des audiogenen Stammelns. (Biesalski und Brauer, Audiogene Sprachstörungen, Thieme Tonkassetten Nr. 3, 1987.)
- *Stammelfehler bei geistiger Behinderung* (Dyslogien), zumeist mit Dysgrammatismus und eingeschränktem Wortschatz verbunden, sind desto ausgeprägter, je schwerer der intellektuelle Defekt ist. Der Schwerstbehinderte weist oftmals gar keine Sprachentwicklung auf.
- *Stammelfehlern bei zentraler motorischer Behinderung*, d.h. bei zerebralen Bewegungsstörungen, auch als dyspraktische Dyslalien im Sinne des Bewegungsentwurfs aufgefaßt, liegen frühkindliche Hirnschädigungen zugrunde (v. Arentsschild). Scharfe Grenzen zur Dysarthrie als einer zentralmotorischen Koordinationsstörung sind manchmal nicht erkennbar.
- *Stammelfehler bei peripheren Defekten und Störungen* (Dysglossien) finden sich ausgeprägt, z.B. bei Spaltenträgern, dann mit offenem Näseln kombiniert, weiter bei peripheren Paresen oder Zahn- und Kieferanomalien. Dafür typisch sind manche Sigmatismusformen.
- Der Begriff „*Sprachschwächetypus*" wird beim Stammeln verschiedenartig interpretiert und sollte nur dort Verwendung finden, wo eine unbestreitbare familiäre Belastung mit Sprachentwicklungsstörungen, Stammeln, Dysgrammatismus, oft auch Poltern ohne Nachweis eines frühkindlichen Hirnschadens festgestellt wird.
- *Sigmatismus*. Als lautspezifischer Stammelfehler ist der *Sigmatismus* am bekanntesten. Es werden hauptsächlich folgende Sigmatismusarten unterschieden:
- Sigmatismus interdentalis – die Zunge liegt bei der S-Lautbildung zwischen den leicht geöffneten Schneidezähnen.
- Sigmatismus addentalis – die Zunge liegt breit zwischen den geschlossenen Schneidezähnen, so daß der Luftstrom fächerartig austritt.
- Sigmatismus lateralis – der S-Laut wird seitlich im Gebiet der vorderen Molaren mit einem blasig-rasselnden Geräusch gebildet.
- Sigmatismus palatalis – die Zunge liegt bei der S-Lautbildung nicht an den Zähnen, sondern im vorderen Gaumenabschnitt.
- Sigmatismus nasalis – er kommt vor allem bei Kiefer-Gaumen-Spalten vor und hat einen schnaubenden Beiklang. Auch die Nachahmung spielt beim Sigmatismus nasalis manchmal eine Rolle.

Merke: Jeder Sigmatismus ist auf eine Hörstörung verdächtig.

Fehlerhafte Bildungen der R-, G- und L-Laute werden als Rhotazismus, Gammazismus bzw. Lambdazismus bezeichnet.

Diagnostik und Differentialdiagnostik beim Stammeln

Es sind folgende diagnostische Schritte zu beachten:

Feststellung des Schweregrades: partiell, multipel, universell.

Definition der akustischen Erscheinungen: z. B. Sigmatismus, Rhotazismus, Schetismus, Mischformen. Die Veränderung des normalen Lautcharakters bzw. der Ersatz eines Lautes durch einen anderen, etwa N statt L, kann mittels eines Hörschlauchs, diagnostischer Bildtafeln und quantitativ auch mit der Lauttreppe nach Möhring untersucht werden.

Die Untersuchung der Hörfunktion ist unabdingbar.

Die Untersuchung der Artikulationsorgane betrifft die Zunge, die Zähne, den Kiefer und Gaumen sowie die Funktion der Mundmotorik.

Die allgemeine Motodiagnostik ist anzuwenden, wenn ein Verdacht auf eine zentralmotorische Dysfunktion besteht.

Die Perzeptionsdiagnostik ist bei Verdacht auf Störungen der Lautwahrnehmung und Lautdifferenzierung vorzunehmen (sensorisches Stammeln).

Psychologische Tests erfolgen bei Verdacht auf geistige Behinderung bzw. bei Verhaltensauffälligkeiten.

Da das Stammeln im Kindesalter oftmals ein schwierig zu durchleuchtender ätiopathogenetischer Komplex ist, bei dem auch psychische und umweltbedingte Faktoren eine Rolle spielen, sollte die auch für die Therapie bedeutungsvolle vielschichtige Untersuchung in die Hand des Phoniaters gelegt werden. Je älter ein stammelndes Kind ist und je ineffektiver die logopädische Behandlung eines Stammelleidens verläuft, desto sorgfältiger muß nach den Ursachen geforscht werden.

Dysgrammatismus

Als Strukturstörung der Sprache mit verschiedenartigen Gestaltungsmängeln von Grammatik und Syntax ist der Dysgrammatismus anzusehen, in seiner schwersten Form auch Agrammatismus genannt, bei Kindern ein Kardinalsymptom der Sprachentwicklungsstörung (SES) und zumeist mit Stammeln kombiniert. Pathogenetisch spielt ein mangelhaftes auditives Kurzzeitgedächtnis als zentraler Leistungsdefekt eine Rolle. Hier muß auch die Therapie des Dysgrammatismus einsetzen.

Therapie des Stammelns

Die ärztliche Verordnung bzw. Durchführung von therapeutischen Maßnahmen bei stammelnden Kindern hat einige grundsätzliche Gesichtspunkte zu beachten.

– Das Alter des Kindes und seine Belastbarkeit sind zu berücksichtigen. In sehr frühen Jahren wird die Sprachförderung überwiegend von den Eltern übernommen. Die Logopädin leitet an.

– Eine geistige Entwicklungsstörung kann eine effiziente Therapie mehr oder weniger verhindern. Heilpädagogische Förderungen stehen sodann im Vordergrund. Der Therapieaufwand sollte zum Ergebnis aller Maßnahmen in einem vernünftigen Verhältnis stehen. Auch bei diesen Kindern ist der Einsatz der Eltern unumgänglich.

– Die intensive und kontinuierliche Therapieabfolge, mehrmals pro Woche, erbringt bei den schon älteren Kindern mit Stammelfehlern die besten Erfolge. Der verordnende Arzt sollte darauf drängen und die therapeutische Wirkung kontrollieren*.

– Die Therapieverordnung muß berücksichtigen, daß vorhandene Teilleistungsschwächen der Motorik oder Sensorik ausreichend in den Behandlungsplan mit einbezogen werden.

Näseln (Rhinophonie)

Die Rhinophonien gehören nicht zu den Stammelfehlern, sondern bilden eine besondere Störungsgruppe, bei der die Veränderung des Stimmklanges dominant ist. So wird beim offenen Näseln (Hyperrhinophonie) die Nasenresonanz pathologisch verstärkt, beim geschlossenen Näseln (Hyporhinophonie) vermindert. Die Artikulation der Konsonanten kann, besonders bei Gaumenspalten, stark entstellt sein. Kombinationen mit Dyslalien und Dysarthrien kommen vor.

---

* Begutachtungsanleitung bei Stimm-, Sprech- und Sprachstörungen. Arbeitsgemeinschaft der Krankenversicherungen, Rellinghauser Straße 93, 4300 Essen 1

Ursachen des offenen Näselns:

- Kiefer-Gaumen-Spalten, auch submuköse Spalten (S. 59)
- neurologische Erkrankungen (zerebrale Bewegungsstörung, bulbäre Lähmungen)
- angeborene Velumverkürzung (Syndrom nach Sedlackova)
- Schonfunktion nach Adenotomie und Tonsillektomie. Wenn keine spontane Besserung nach wenigen Tagen erfolgt, muß an eine bis dahin unentdeckte submuköse Gaumenspalte bzw. an eine latente neurogene Komponente gedacht werden.

Diagnostik

Die Diagnostik erfolgt am besten mittels eines Hörschlauches sowie mit dem Metallspiegel nach Czermak. Submuköse Gaumenspalten und neurogene Veluminsuffizienzen werden mit dem palpierenden Finger abgetastet. Bei neurogenen Ursachen kommt es meistens nicht zu einem Würgereflex mit Kontraktion des Velums. I/A-Probe nach Gutzmann: Läßt man einen Patienten schnell hintereinander abwechselnd I und A sagen und verschließt dabei mit zwei Fingern die Nasenöffnungen durch Andrücken der Nasenflügel, so ändert sich der Klang beim offenen Näseln, während er bei geschlossenem Näseln etwa gleichbleibt.

Dem geschlossenen Näseln, das vor allem die Nasallaute M, N, Ng betrifft („verstopfte Nase"), liegen überwiegend obturierende Verhältnisse in Nase und Nasen-Rachen-Raum zugrunde, z.B. Nasenpolypen, hyperplastische Muscheln, eine stark vergrößerte Rachentonsille oder auch eine Choanalatresie. Manchmal ist es die krankhaft übersteigerte Funktion des Gaumensegels bei der Artikulation, die zu dem Symptom des geschlossenen Näselns führt.

Das gemischte Näseln ist relativ selten, etwa bei Veluminsuffizienz und zugleich stark hyperplastischen Tonsillen oder eingeengten Nasengängen.

Die Differentialdiagnose zwischen offenem und geschlossenem Näseln erfolgt am besten mit dem Hörschlauch bzw. der Spiegelplatte sowie einer sorgfältigen Untersuchung der Artikulations- und Resonanzzonen.

Therapie bei Rhinophonien

Die operative Behandlung beim offenen Näseln ist eine Aufgabe des Kieferchirurgen und des Phoniaters, der bei der Indikationsstellung eingeschaltet werden sollte (Zeitpunkt S. 61). In Zweifelsfällen sollte einer sprachverbessernden Operation etwa einer Velo-Pharynx-Plastik eine mehrmonatige intensive logopädische Therapie vorausgehen, um festzustellen, ob auch mit konservativen Maßnahmen eine Verbesserung des offenen Näselns zu erreichen ist.

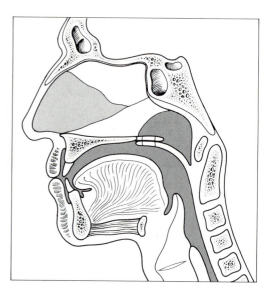

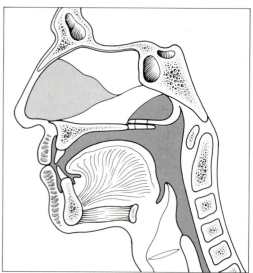

Abb. **78** Zwei methodisch verschiedene Velo-Pharynx-Plastiken.

Bei neurogenem offenen Näseln sind operative Eingriffe in der Regel nicht effektiv. Hierbei sind intensive logopädische Maßnahmen vorzuziehen. In der Regel hat sich jeder kieferchirurgischen Maßnahme beim offenen Näseln eine logopädische Behandlung anzuschließen (Abb. **78**).

Bei Hörstörungen – es ist immer nur die Schalleitung betroffen –, die eine häufige Komplikation bei Kindern mit Kiefer-Gaumenspalten darstellen, ist nicht selten die *Indikation zur Adenotomie* (selten auch zur Tonsillektomie) zu bedenken. Entscheidungen dieser Art müssen zwischen dem Phoniater, dem Otologen und dem Kieferchirurgen abgesprochen werden, um einerseits den Einfluß des Eingriffes auf die Sprache, andererseits seine Wirkung auf die Mittelohrverhältnisse zu erwägen. Stets ist die Hörfunktion das höhere Gut. Bei strenger Indikation und schonendem Vorgehen ist die Auswirkung einer Adenotomie auf die Sprache, wenn überhaupt, akzeptabel und im übrigen mit logopädischen und pharyngoplastischen Maßnahmen zu beheben (P. Biesalski 1986).

Weitere Details zur Therapie bei Rhinophonien lassen sich so zusammenfassen:
1. Die phoniatrisch-logopädische Behandlung von Spaltenkindern sollte so früh wie möglich mit Kräftigungsübungen der Mundmuskulatur beginnen und bei Einsetzen der Sprachentwicklung auch die Artikulation in das Übungsprogramm einbeziehen. Dabei ist die Konsultation des Kieferchirurgen, später auch des Kieferorthopäden und manchmal des Pädiaters nützlich.
2. Eine logopädische Therapie, besonders nach Verschlußoperationen, ist am effektivsten, wenn sie kontinuierlich und intensiv unter Einbeziehung der Eltern durchgeführt wird. Die verzettelte Behandlung läßt den wichtigen Trainingseffekt der eingeübten Artikulation oft vermissen. Der Therapiefortschritt ist vom Phoniater zu kontrollieren, um notwendige Änderungen einzuleiten und um schnellstmöglich ein Optimum der Sprachverbesserung und damit auch Verbesserung der psychologischen Situation des Spaltenkindes zu erzielen.
3. Die logopädische Behandlung veralteter Fälle, z. B. älterer Schulkinder und Erwachsener, ist prognostisch ungünstig, weil sich im Laufe der Zeit das Näseln und die fehlerhafte Artikulation bei Spaltenträgern zu einer Art von zentralgesteuertem Dialekt entwickelt haben, der, wenn überhaupt, nur sehr mühsam und manchmal nur mit Hilfe zusätzlicher operativer Eingriffe zu beseitigen ist. Über die therapeutische Aussicht solcher Spätfälle kann der Phoniater Auskunft geben.

Stottern (Balbuties)

Stottern ist im Kindesalter anders als beim Erwachsenen zunächst eine Redeflußstörung im Rahmen der Sprachentwicklung insgesamt. Das sog. *Entwicklungsstottern* im 3. bis 5. Lebensjahr ist oft mit einer Polterkomponente verbunden und zeichnet sich durch situationsabhängige, bei Aufregung und Mitteilungsbedürfnis auftretende Wort- und Silbenwiederholungen aus, die allerdings ohne die typischen gepreßten Blockaden des stotternden Erwachsenen sind. Ein „physiologisches Stottern" gibt es nicht. Bei den meisten dieser Kinder kommt es mit einem „annehmenden" und schützenden Verhalten der Umgebung auch ohne gezielte Therapie zu einer allmählichen, schließlich vollständigen Beseitigung der Redeflußstörung ohne weitere Folgen. Die erfahrene Elternberatung (indirekte Therapie) verfolgt das Ziel, stotterverstärkendes Verhalten abzubauen (Schulze 1986).

Stottern beim älteren Kind. Das Stottern im späteren Kindesalter mit den typischen Symptomen tonischer und/oder klonischer Unterbrechungen des Redeflusses, mit Störungen auch der Atmung, der Mimik und manchmal der gesamten Motorik, ist klinisch und pathogenetisch vom Entwicklungsstottern des Kleinkindes abzugrenzen. Das *chronische Stottern* des älteren Kindes gleicht dem Stottern des Erwachsenen und hat auch dessen psychosoziale Auswirkungen.

Die Ätiopathogenese des späteren Stotterns, d.h. jenseits der frühen Kindheit, hat verschiedene Aspekte, deren jeweilige Bedeutung umstritten ist:

– konstitutionelle Faktoren – manchmal lassen sich genetische Zusammenhänge mit familiären Beziehungen erkennen

– organische Disposition, u. U. mit Zeichen einer minimalen zerebralen Dysfunktion,

vegetativer und vestibulärer Störungen, EEG-Veränderungen
- psychische Einflüsse mit neurotischen und sozialpsychologischen Komponenten

(v. Arentsschild 1982).

Symptome. Das chronische Stottern kann spontan in der Schulzeit beginnen oder sich unmerklich dem Entwicklungsstottern anfügen, so daß in diesen Fällen eine einheitliche Pathogenese angenommen werden muß. Von vornherein ist dieser Weg nicht zu überschauen.

Die im Laufe der Jahre intensiver und kontinuierlicher werdenden Symptome sind einerseits mehr oder weniger abhängig von psychologisch disponierenden Faktoren, wie Konflikte, Versagenszustände, Ängste und Aggressionen, andererseits führen sie zu sprachlicher Vermeidenshaltung, Frustration und kommunikativer sowie persönlicher Isolation. Diese Kinder sind mit ihrem Sprachleiden in einer ihnen oft auswegslos erscheinenden Situation – sie sind im eigentlichen Sinne Behinderte.

Während das Kind mit Entwicklungsstottern nicht oder nicht wesentlich unter seiner Sprachstörung leidet, empfindet das Kind mit einem manifesten (chronischen) Stottern oft ein massives Störungsbewußtsein, das im Sinne eines Circulus vitiosus den Behinderungskomplex – außer den Sprachblockaden sind Atemvorschieben, langgezogene Stimmeinsätze mit Bewegungen und vasomotorische Zeichen zu beobachten – noch verstärken. Der wichtigste Therapieansatz ist daher der psychologische Abbau des Störungsbewußtseins, d.h. vor allem das richtige Verhalten der Umgebung zum Stotternden.

Die *logopädisch-psychologische Gesamttherapie* wird stets streng individuell vorgehen und das Elternhaus sowie die Schule einbeziehen. Die ambulante logopädische Behandlung sollte Vorrang haben. Sprachheilschulen sind für stotternde Kinder nicht von vornherein heilsam, manchmal aber notwendig. Die stationäre Therapie im Sprachheilheim ist eine Art von „letzter Versuch". Medikamentöse oder apparative Hilfen sind beim stotternden Kind entbehrlich, ja sogar riskant und daher abzulehnen (P. Biesalski, Th. Brauer Thieme Tonkassette 4: Stottern und Poltern).

Poltern

Poltern, kombiniert auch mit Stottern vorkommend, ist eine Sprachgestaltungsstörung mit einer überhasteten Worte und Silben bis zur Unkenntlichkeit zusammenziehenden Sprechweise (inter- und intraverbale Acceleration). Beim Kind zeigt sich eine mehr oder weniger ausgeprägte Poltersymptomatik, manchmal im Zusammenhang mit einem Entwicklungsstottern (S. 145) im Rahmen einer allgemeinen Verzögerung der Sprachentwicklung. Poltern ist dann als prognostisch günstig anzusehen. Ein frühkindlicher Hirnschaden wird als hauptsächliche Ursache beim jüngeren Kind mit Poltern angenommen. Das ältere polternde Kind läßt auch „polternde" Persönlichkeitszeichen mit hastigem, übermäßig impulsivem Verhalten feststellen, nicht jedoch eine verminderte geistige Entwicklung.

Die Therapie des Polterns ist deswegen schwierig und oft wenig effektiv, weil zumeist kein Störungsbewußtsein vorliegt und der polternde Redefluß situationsabhängig ist. Mit Selbstbeherrschung kann der Polterer sein Symptom vorübergehend unterdrücken. Somit ist die Prognose im späteren Alter hinsichtlich einer vollkommenen Heilung nur bei leichten Poltersymptomen günstig.

Die Sprache der Gehörlosen und Schwerhörigen

Das früher als „Taubstummensprache" bezeichnete sprachliche Ausdrucksvermögen bei gehörlosen Kindern ist typisch nur noch bei absolut fehlendem Gehör, z.B. nach Meningitis oder bei angeborenen Innenohrmißbildungen, festzustellen. Die Stimme dieser Patienten ist falsch moduliert, dynamisch verzerrt, die Artikulation unkontrolliert und bei Vokalen und manchen Konsonanten bis zur Unkenntlichkeit entstellt. Die Satzkonstruktion ist agrammatisch. Diese auditiv nicht kontrollierte, sondern mittels taktiler und kinästhetischer Funktionen in den Sprechorganen gesteuerte Sprache kann bei frühzeitiger Übung auch kleiner Hörreste mehr oder weniger verhindert werden (P. Biesalski, Th. Brauer Thieme Tonkassette 3: Audiogene Sprachstörungen 1987).

Weitere Sprachstörungen

Dysarthrien mit Koordinationsstörungen der Artikulation, der Stimm- und Atemfunktion sind als Defekte der zentralen Sprechmotorik und einem dadurch bedingten mühsamen, verzögerten, verwaschenen und krampfhaft wirkenden Sprechablauf zu sehen. Bei ausgebildeter Symptomatik ist die Prognose ungünstig. Die logopädische Therapie muß manchmal über Jahre fortgesetzt werden.

Aphasien und Dysphasien mit den typischen Symptomen der motorischen, sensorischen oder amnestischen Sprachausfälle sind im Kindesalter überwiegend nach schweren Kopfverletzungen zu finden, manchmal auch bei akuten oder progredienten Hirnerkrankungen (Tumoren). Prognostisch sind die Aphasien im Kindesalter zumeist günstiger zu betrachten als die Aphasien bei Erwachsenen, weil bei Kindern die rechte Hirnhälfte im gewissen Umfang die Sprachfunktionen der linken Hemisphäre übernehmen kann. Nach Hirntraumen werden manchmal längere Phasen absoluter Sprach- und Stimmlosigkeit beobachtet.

Diagnostisch ist der Token-Test imstande, bei nicht zu jungen Kindern mehr als 90% richtige Antworten zu geben. Auf linguistischen Kriterien beruht der Aachener Aphasietest.

Die Therapie des aphasischen Patienten beruht heute sowohl auf stimulierenden Übungsmaßnahmen als auch auf linguistisch fundierten Strategien, die auf noch vorhandenem Sprachmaterial aufbauen oder mit nichtsprachlichen Leistungen kommunikative Ziele zu erreichen suchen (Poeck 1978).

Der Lese-Rechtschreibe-Schwäche liegt eine visuell-auditive Differenzierungsschwäche zugrunde, die manchmal genetische, manchmal frühkindlich hirntraumatische Ursachen hat. Derartige Fehlleistungen beim Lesen und Schreiben sind nicht immer von der Intelligenz abhängig. Eine Förderung geschieht mit pädagogischen Maßnahmen, ist aber nicht in jedem Fall wirkungsvoll.

Anästhesieverfahren*

Prämedikation

Die Prämedikation dient folgenden Zielen:
1. *Psychische Ruhigstellung.* Sie kann durch Sedativa erreicht werden.

   Kurzwirkende Barbiturate und Hypnotika, z.B. Brevimytal. Sie haben in der zur Prämedikation verordneten Dosierung eine kurzdauernde hypnotische und eine ausgeprägte sedierende Wirkung, jedoch keine analgetische Potenz. Die atem- und kreislaufdepressiven Effekte sind gering, erfordern aber eine gute Überwachung.

   Benzodiazepine, z.B. Valium, Desistin, Dormicum. Sie haben sedative und amnestische Wirkung bei nur geringen Kreislaufeffekten und einer leichteren muskelrelaxierenden Wirkung, die bis zur Ataxie reichen kann. Bei manchen Patienten, vermehrt bei Kindern und älteren Menschen, treten manchmal paradoxe Reaktionen, wie Aggressivität mit Feindseligkeit, Wutausbrüchen und Agitiertheit auf.

2. *Analgesie:* Sie kann durch Morphinderivate erreicht werden.

   Morphin als Standardopiat. Es führt zu einer Depression des ZNS einschließlich des Atem- und Hustenzentrums.

   Meperidin (Dolantin) besitzt analgetische, sedative und spasmolytische Eigenschaften. Nebenwirkungen sind Trockenheit im Mund, Schwitzen, Gesichtsröte, geringe Atemdepression, Euphorie, Schwindel und Erbrechen.

3. *Sekretionshemmung:* Atropin hemmt die Schleimsekretion im Respirationstrakt, steigert die Herzfrequenz und wirkt bronchodilatorisch.

---

* (Frau Dr. med. J. Collo danken wir herzlich für die Abfassung dieses Kapitels)

Methoden

Lokalanästhesie

Auch wenn die Verfahren der Lokalanästhesie nur für kleinere Eingriffe Anwendung finden, werden sie bei Kindern viel weniger angewendet als bei Erwachsenen. Ein limitierender Faktor für den Einsatz der Lokalanästhesie bei Kindern ist die allgemeine Angst vor den Operationen, der Atmosphäre im Operationssaal sowie eine Abneigung gegen Injektionen.

Anwendung findet die Lokalanästhesie u.U. bei kleineren Wundversorgungen, Parazentese des Trommelfells, Tonsillektomie, Adenotomie, fiberoptische Ösophagoskopie, Bronchoskopie und Bronchographie. Als Technik sollte man Spray oder Infiltration benutzen.

Inhalationsanästhesie

Vorteil der Inhalationsanästhesie ist ihre gute Steuerbarkeit, da Aufnahme und Elimination der Anästhetika physikalischen Gesetzen folgen und daher mit wenig Mühe die Narkosetiefe den momentanen Bedürfnissen angepaßt werden kann.

Neben dem Lachgas kommen das Halothan, Isoflurane und Ethrane als meistgebrauchte Inhalationsanästhetika zu Anwendung.

Intravenöse Technik

Eine intravenöse Einleitung erfolgt schnell und angenehm. Voraussetzung ist die Punktion einer Vene, was sich bei Kindern manchmal etwas schwierig gestaltet. Als Medikament zum Einschlafen kann man Thiopental, Methohexital, Ketamin gegebenenfalls in Kombination mit einem Benzodiazepinpräparat in kleiner Dosierung verabreichen. Die Weiterführung der Narkose erfolgt bei kürzeren Eingriffen mit intermittierenden Injektionen oder als Kombination mit Inhalationsnarkotika.

Beim Neugeborenen und Kleinkind ist die Intubation obligat, im Kindesalter

- für Narkosen mit Muskelrelaxantien und kontrollierter Beatmung,
- zur Freihaltung der Atemwege bei ungünstigen Lagerungen,
- um bei Notfallnarkosen die Aspiration von Erbrochenem zu vermeiden,
- um bei Operationen im Bereich an Kopf und Hals das Operationsfeld sowenig wie möglich zu beeinträchtigen (Tharp 1986).

Anästhesie bei diagnostischen und therapeutischen Eingriffen

Laryngoskopie, Bronchoskopie, Bronchographie

Die endoskopische Untersuchung bei Kindern ist in der Regel eine Indikation für eine Vollnarkose. Obgleich ältere Kinder bei leichter Sedierung eine endoskopische fiberoptische Untersuchung tolerieren, ist eine Vollnarkose wegen des starren Instrumentariums bei jüngeren Kindern erforderlich. Kinder mit Stridor, chronischer Aspiration, Tumoren und aspirierten Fremdkörpern erhalten nach einer ausgiebigen Oxygenisation und Anlage eines venösen Zugangs ein Einschlafmittel und werden nach Relaxierung (Succinylcholin) mit dem Tracheo- bzw. Bronchoskop oder dem Tubus intubiert. Die Überwachung erfolgt mit Hilfe des EKG, dem präkordialen Stethoskop und der Blutdruckmanschette. Atropingabe, Lokalanästhetikum auf die verletzte Schleimhaut und eine Cortisongabe können eine postoperative Schwellung vermindern.

Adenotomie und Tonsillektomie

Kinder, die einem solchen Eingriff ausgesetzt sind, sind häufig nicht infektfrei. Sie sollten keinesfalls im akuten Infektstadium bei noch vorhandenem Fieber oder Husten operiert werden.
Gelegentlich treten Nachblutungen auf. Dann ist der postoperative Zustand durch Volumenmangel und Schock beeinträchtigt. Blut und Koagel in Mund und Rachenhöhle sowie ein voller Magen durch verschlucktes Blut erschweren die Intubation und erfordern ein schnelles Vorgehen bei Einleitung der Narkose. Vor der Ausleitung sollte eine Entleerung des Magens mit einem Magenschlauch erfolgen.

Tympanoplastik

Eine Inhalationsanästhesie bietet befriedigende Bedingungen für den Operateur. Wegen der Dauer der Operation sollte die Temperatur des Kindes sorgfältig beobachtet werden. Lachgas kann im Mittelohr Luftblasen erzeugen, die das Fortführen der Operation erschweren und muß daher für kurze Zeit durch Sauerstoff oder Luft ersetzt werden.

Laryngotrachealplastik

Um den natürlichen Luftweg nach einer Tracheotomie wieder herzustellen, erfolgt die Einleitung der Narkose über das Tracheostoma und dann in tiefer Narkose und bei ausreichender Relaxation eine vorsichtige Intubation der Trachea mit einem dünnen Tubus. Die Ausleitung wird in tiefer Narkose nach Cortisongabe und einem Sauerstoffsättigungsmonitoring durchgeführt.

Laserchirurgie bei Kindern

Kinder mit Luftwegserkrankungen, wie Subglottisstenose, Synechien und Schleimhautgranulationen und vor allem mit Kehlkopfpapillomen werden wegen der kleineren Verletzungsfläche und des geringeren Streueffektes der Viren mit dem Laserstrahl behandelt. Die sicherste Narkoseform ist eine Inhalationsnarkose mit einem Sauerstoff-Lachgas-Halothan-Gemisch und mittels Intubation mit einem Lasertubus, dessen Außenfläche aus einem nichtbrennbaren Material, z. B. einer Silber-Aluminium-Legierung, besteht.

Komplikationen

Laryngospasmus

Bei Kindern ist der reflektorische Verschluß der Glottis oft sehr schnell auslösbar und kann in verschiedenen Anästhesiestadien zu komplizierten Situationen führen.

Postoperativer Stridor

Rötung und Schwellung der Schleimhaut im Bereich der Subglottis können bei der Intubation zu einer teilweisen oder vollständigen Obstruktion mit Stridor führen.

Allgemeine Komplikationen

Kreislaufreaktionen, Temperaturverlust, postoperatives Erbrechen und Zahnschäden. Sie zählen zu den weniger häufigen Komplikationen bei operativen Eingriffen im Hals-Nasen-Ohren-Bereich, erfordern aber ebenso eine aufmerksame Überwachung der Kinder in den ersten zwei postoperativen Stunden. (Aryknorpelluxationen und Verletzungen als Intubationsfolge S. 21.)

Physikalische und heilklimatische Therapie bei Erkrankungen der oberen Luftwege und der Ohren

Glühlichtbestrahlung

Unter Glühlicht versteht man den vom UV- bis zum Infrarotbereich reichenden Anteil des elektromagnetischen Wellenspektrums. Vor allem das *Infrarotlicht* (Wellenlänge zwischen 50 µm und 760 µm) findet wegen seiner intensiven Wärmewirkung in der physikalischen Therapie Anwendung. Die ausgestrahlten Wellen der Kohlefaden- und Metallfadenlampen liegen bis zu 80% im Bereich der infraroten Strahlung.

1. Die Lampe (z. B. Sollux) muß so eingestellt werden, daß ihre Strahlen senkrecht auf das Behandlungsgebiet auftreffen.
2. Um die gleichmäßige Srahleneinwirkung am Kopf zu sichern, ist eine Kopfstütze empfehlenswert.
3. Die Bestrahlung darf nicht zu intensiv sein. Bei Kindern ist die Wärme mit der Hand zu prüfen. Der Abstand bei der Sollux-Lampe beträgt ca. 12–15 cm.
4. Ein Schutz der Haut durch eine fette Salbe oder Öl ist bei Kindern günstig.
5. Als Augenschutz bei Bestrahlung in Kopfnähe empfiehlt sich die Benutzung nicht zu großer Stoffläppchen.
6. Die Bestrahlungsdauer beträgt im allgemeinen bei der ersten Sitzung 10 Minuten, bei jeder weiteren je 15–20 Minuten. Sie richtet sich weitgehend nach dem subjektiven Befinden. Zunehmende Schmerzen verbieten eine weitere Wärmetherapie (dann evtl. Behandlung mit Kälte, s. dort).

Die guten *Behandlungsergebnisse* haben ihre Ursache in einer intensiven Hyperämie des bestrahlten Gebietes mit Hemmung der Entzündungsvorgänge, Vermehrung der Exsudation und Schmerzlinderung. Die Glühlichtbestrahlung ist also vor allem für akute und subakute Entzündungen geeignet.

Indikationen der Glühlicht-(Infrarot-)Therapie sind vorwiegend akute Entzündungen hautnaher Organe (Nase, Nebenhöhlen, Ohr, Hals, Lymphdrüsen, Gelenke).

Ultrakurzwellen- und Mikrowellenbestrahlungen

Während mit den Methoden der Glühlichtbestrahlung infolge geringer Tiefenwirkung nur oberflächliche Gewebe therapeutisch beeinflußt werden, vermag man mit der Ultrakurzwellen- und Mikrowellenbestrahlung auch tiefer liegende Bereiche mit einzubeziehen.

Dosierung:

Ultrakurzwelle: Die Dosierung richtet sich im allgemeinen nach dem subjektiven Wärmegefühl des Patienten. Bei Kindern muß evtl. der Selbstversuch die Stärke der Strahlendosis bestimmen. Es sollte nicht länger als 20 Minuten bestrahlt werden. Zu kurze oder nur einzelne Bestrahlungen sind wertlos. Die Ultrakurzwellen sind relativ schlecht lokalisierbar, da alle zwischen den Elektroden gelegenen Gewebspartien unbeeinflußbar dem Hochfrequenzfeld ausgesetzt sind. Schon kleine Lageveränderungen verursachen eine Verschiebung des Ultrakurzwellenfeldes und damit der Leistung.

Mikrowelle: Es ist eine individuelle Dosierung möglich. Je akuter ein Prozeß ist, desto vorsichtiger muß dosiert werden, je chronischer, desto höher kann die Dosis sein. Die Mikrowellen sind gut lokalisierbar (Fokuselektroden mit wirksamem Durchmesser von 1,4–4 cm).

Indikationen:

Ultrakurzwelle: Gute Erfolge bei akuten und subaktuen Entzündungen und bei Schmerzen (auch neuralgischen Symptomen). Ultrakurzwellen wirken resorptionsfördernd und lösend bei vernarbenden Prozessen. Insbesondere sprechen die akute Sinusitis, Otitis und Laryngitis gut auf Ultrakurzwellen an. Bei beginnenden paratonsillären Entzündungen kann eine Ultrakurzwellenbehandlung indiziert sein, bei Abszessen ist sie nicht zu empfehlen.

Mikrowelle: Oft bessere therapeutische Möglichkeiten, da die Blutzirkulation im bestrahlten Gewebe bis zu 50% zunimmt. Im Ultrakurzwellenfeld findet dagegen keine nennenswerte Vermehrung der zirkulierenden Blutmenge statt. Indikationen wie UKW-Therapie.

Inhalationstherapie

Sollen sich die Medikamente auf den Schleimhäuten der oberen Luftwege niederschlagen, so muß die Teilchengröße über 10 μm liegen. Liegt sie darunter, wie bei manchen Aerosol-Geräten, so wird die Hauptmenge des Inhalates ohne nennenswerten Niederschlag oberhalb der Trachea bis in die Alveolen hineininhaliert, unter 0,5 μm sogar wieder ausgeatmet.

Flüchtige, d.h. ölhaltige aromatische Substanzen (Latschenkieferöl, Eukalyptusöl, Kamillenöl u.a.) können in heißem Wasser oder pur auf einem Läppchen in der Nähe des Kindes verdampft werden. Salzlösungen, Antibiotika, Mukolytika und alle hitzeempfindlichen Substanzen lassen sich nur als Aerosole (auch mittels Ultraschall) zerstäuben. Im übrigen ist kühle und feuchte Außenluft eine oft sehr günstig wirkende Inhalationsmöglichkeit, z.B. beim Pseudo-Krupp.

Das Dampfbett ist die einfachste und wirkungsvollste Art der Inhalation bei Kindern. Etwa die Hälfte des Bettes wird mit einem großen Leintuch zeltartig überdeckt und unter dieses Zelt der reine Dampf (zur Anfeuchtung der Atemluft besonders bei tracheotomierten Kindern) oder Dampf mit *versprayten* Medikamenten geleitet (z.B. Tacholiquin, Antibiotika). Kleinkinder fürchten sich oft vor dem Dampfbett und müssen allmählich daran gewöhnt werden. Die stenosierende Laryngotracheitis (S. 27) mit dyspnoischen Symptomen indiziert die Verordnung eines Dampfbettes nur in leichten Fällen. Dann kann auch eine abschwellende Substanz im Dampfspray (z.B. Otriven) empfehlenswert sein. Nicht selten aber verschlechtert sich der Zustand eines Kindes im Dampfbett, selbst wenn Sauerstoff zugeleitet wird. Auf jeden Fall ist eine strenge Überwachung des Kindes notwendig.

Indikationen

Akute Entzündungen der oberen Luftwege indizieren die Feuchtinhalation mit Zusatz von reizlindernden Kamillenextrakten (ca. 2%ig), von Pantothensäure (5–10%ig) oder von Lokalantibiotika (Nebacetin, Thyrosolvin u.a.). Da die ätherischen Öle so wie auch Salzlösungen leichte Reizwirkungen ausüben, sind sie bei den akuten Entzündungen verboten.

Subakute Entzündungen der oberen Luftwege, insbesondere Rhinopharyngitiden verlangen therapeutisch leicht hyperämisierende und sekretolytische Medikamente, z.B. Fichten-, Zypressen- oder Eukalyptusöl. Vorsicht ist bei Kindern mit Mentholöl geboten. Bewährt als Spray ist die Emser Sole allein oder mit Zusatz von Medikamenten.

Chronische Entzündungen der oberen Luftwege mit mehr trockenen Erscheinungen reagieren auf Inhalationen mit Turiopin oder Mandelscher Lösung gut, während die chronisch hyperplastischen Entzündungen auf Salzlösungen (NaCl 3% oder Emser Sole) sowie Eukalyptus- oder Latschenkieferöl oft gut ansprechen.

Zur Sekretolyse haben sich oberflächenaktive Präparate (Tacholiquin) bewährt, die insbesondere bei den verkrustenden Laryngotracheitiden eingesetzt werden. Diese Medikamente können nur versprayt werden. In geringer Konzentration (0,1%) sind sie auch bei jungen Kindern unbedenklich.

Die *Inhalation von Antibiotika* hat unter Vorsichtsmaßregeln zu geschehen, weil schwere allergische Erscheinungen bei sensibilisierten Kindern auftreten können.

Als *Leitsätze der Hydrotherapie* gelten im Sinne der Kneippschen Behandlungsweise:
1. „Bei allen Anwendungen ist die erste Bedingung, daß der Körper seine vollständige Wärme habe!" (Kneipp)
2. Die Kaltbehandlung muß *einschleichend* vorgenommen werden, d.h. es dürfen keine großen Körperflächen plötzlich dem kalten Wasser ausgesetzt werden. Man beginnt bei Güssen von unten nach oben und mit einer allmählichen Temperaturreduzierung bis ca. 30°C.

3. Der *Zeitpunkt der Anwendung* soll nicht unmittelbar vor oder nach den Mahlzeiten liegen, ebenso nicht vor dem Schlafengehen.
4. *Verhalten nach der Anwendung:* Um den Körper am besten vollkommen warm werden zu lassen, wird Bewegung empfohlen.

Abwaschungen und Bäder werden verordnet vor allem bei Wärmestauungen und hohem Fieber. Es sind in der Regel mehrmalige Anwendungen nötig. Man führt die Abwaschungen mit laukühlem oder kühlem Wasser durch, wozu man die Hand oder einen Schwamm verwendet. Danach trocknet man ab, ohne zu frottieren, oder besser, man legt das Kind unabgetrocknet ins Bett. Diese Therapie kann zur allgemeinen Resistenzsteigerung gegenüber „Erkältungen" (S. 26) dahingehend abgeändert werden, daß wechselwarme Abwaschungen mit folgendem Frottieren praktiziert werden, was vor allem der Anregung der Hautkapillaren und des gesamten Kreislaufs dient (nicht für hochfieberhafte Kinder geeignet).

Indifferente Bäder (zwischen 35–37 °C) sind bei Unruhe, psychischen Erregungszuständen und Spasmen angezeigt, da sie beruhigend, erschlaffend und schlaffördernd wirken.

Schwitzpackungen bewähren sich bei akuten fieberhaften Infekten der oberen Luftwege, bei Anginen und akuten Otitiden. Vegetativ labilen, schwächlichen und sehr jungen Kindern (unter 3 Jahren) verordnen wir keine Schwitzpackung. Richtig durchgeführt soll ein ansteigendes Warmbad vorausgehen sowie die Verabreichung einer heißen Zitronenlimonade. Nach dem Bad werden die Kinder unabgetrocknet in ein Bettuch eingeschlagen und im vorgewärmten Bett gut zugedeckt und eingewickelt. Die Stirn kann gekühlt werden. Länger als 30–40 Minuten soll eine Schwitzpackung auch dann nicht dauern, wenn kein wesentlicher Schweißausbruch erfolgt. Das Kind in einer Ganzpackung muß beobachtet werden, da Kreislaufkollapse vorkommen (Blässe).

Kälteanwendungen mit Eis oder Wasser-Alkohol-Umschlägen haben sich bei schmerzhaften Nasenfurunkeln und Anginen sowie bei Nasenbluten und nach Adenotonsillektomien bewährt (Eiskrawatte). Sie haben als Eisbeutel ferner eine therapeutische Bedeutung bei der akuten Labyrinthitis zur Milderung der subjektiven Beschwerden und nach Schädelunfällen. Blutergüsse und entzündliche Ödeme reagieren oft gut auf kühlende Umschläge. Alle Kältemaßnahmen wirken zunächst anämisierend und schmerzstillend. Nach der Anwendung kommt es zu einer heilungsfördernden reaktiven Hyperämie. Kälte muß zurückhaltend angewendet werden für jeweils 10–20 Minuten. Sodann sollte eine Pause von mindestens 30 bis 60 Minuten vor der nächsten Kälteapplikation eintreten. Im Wechsel liegt die beste Wirksamkeit auch hier. Immer müssen Eiskrawatte und Eisbeutel in ein Tuch eingeschlagen werden, um Gewebsschäden und lokale Erfrierungen zu vermeiden. Im übrigen soll das Kind selbst entscheiden, was ihm angenehmer ist, Kälte oder Wärme.

Klimatherapie

Das Seeklima ist gekennzeichnet durch hohen Feuchtigkeitsgehalt der staubfreien und allergenarmen Luft, stärkere Luftbewegung und das weitgehende Fehlen von schroffen Temperaturschwankungen. Die Aufnahme von Salzen und Jod spielt dagegen wahrscheinlich keine so wesentliche Rolle, wie dies immer angenommen wird. Seeklima ist nach allgemeiner Auffassung ein „Reizklima", weil es zur Stoffwechselsteigerung, zu verbessertem Gefäßtonus in Haut und Schleimhäuten (sog. Kapillargymnastik) und dadurch zu einer Herabsetzung der Infektanfälligkeit führt, was eines der Hauptziele der Seeklimatherapie ist.

Die bessere Wärmeregulation mit konstant gehaltener Kerntemperatur bei schwankender Hauttemperatur läßt Kälteschädigungen als ätiologischen Faktor für Infekte der oberen Luftwege nicht wirksam werden. Neben einer Umstellung des Gesamtorganismus auf der Basis einer erhöhten Stoffwechsel- und Kreislaufleistung werden die Schleimhäute der oberen Luftwege besonders bei subchronischen Prozessen indirekt infolge besserer Durchblutung, direkt aber infolge Einatmung allergenfreier und salzhaltiger Luft günstig beeinflußt. Dabei ist anscheinend gerade die Wirkung auf das Flimmerepithel besonders heilsam (Schonwirkung). Interessant ist die Feststellung, daß im Aerosol strandnaher Zonen ein relativ hoher, in deutlich bakterizidem Bereich liegender Luftsäurewert vorliegt.

Es können *verschiedene Wirkungsstufen des Seeklimas* unterschieden werden. Am wirkungsvollsten in obigem Sinne ist der Aufenthalt auf einer Nordseeinsel, wo vor allem der Wind einen therapeutischen Faktor ersten Ranges darstellt. Es folgt die Festlandküste der Nordsee, sodann die Ostseeküste mit dem mildesten „Reiz". Der sonnenreiche Sommer kann an der See wiederum durch Strahlungsreize effektvoller sein, Herbst und Winter demgegenüber in manchen Fällen bekömmlicher. Man wird daher Kurort und Jahreszeit jeweils in den Therapieplan mit einkalkulieren müssen, wobei der Grundsatz gilt, daß der Klimareiz desto schwächer sein muß, je anfälliger und labiler das Kind ist. Bei rezidivierenden Katarrhen der oberen Luftwege, bei allgemeiner Infektanfälligkeit, aber auch bei überschießenden lymphatischen Reaktionen bevorzugt man in der Regel die Monate des Frühjahrs, des Herbstes und des Winters; bei schon bestehenden entzündlichen Veränderungen (z. B. Sinusitis, Bronchitis) sind die Sommermonate therapeutisch oft günstiger.

Die *Kurdauer* sollte möglichst 6−8 Wochen betragen, jedoch nicht unter 6 Wochen und bis auf Ausnahmefälle nicht mehr als 3 Monate. Dieser Zeitraum reicht im allgemeinen für eine Kur aus. Eventuell kann eine Wiederholungskur angeordnet werden.

Während bei aktiven Lungentuberkulosen für eine Seeklimabehandlung eine Kontraindikation besteht, gehören *extrapulmonale Tuberkulosen,* insbesondere am Knochensystem und spezifische Halslymphome zu den wichtigsten Indikationen der Thalassotherapie. Auch für schwächliche und überregbare Kinder braucht keine generelle Gegenindikation vorzuliegen, wenn nur Kurort und Kurarzt entsprechend ausgesucht und informiert werden. Da der Binnenlandarzt zumeist nicht über genügende Erfahrungen mit heilklimatischen Kuren verfügt, ist die *Beratung* durch den Erfahrenen an Ort und Stelle besonders wichtig. Das bloße Fortschicken „zur Kur an die See" ohne Berücksichtigung der oben angeführten Faktoren führt zu Mißerfolgen und Rückschlägen.

Das Alter der Kinder für eine Seekur wird im allgemeinen nicht geringer als 2 Jahre sein, jedoch bestehen grundsätzlich keine Bedenken bei gegebener Indikation, auch Säuglinge an die See zu schicken. Die Vermeidung von zu starken Reaktionen ist Sache der ärztlichen Kurleitung.

Das Gebirgsklima ist charakterisiert durch relativ intensive Besonnung, stärkere Tag-Nacht-Temperaturschwankungen, durch geringe Luftfeuchtigkeit und Staubfreiheit. Gebirgsklima ist daher wohl auch ein „Reizklima" mit Wirkung vor allem auf den Kreislauf und das vegetative Nervensystem, allerdings mehr im Sinne einer Förderung vagotoner Reaktionen, während dem Seeklima eine mehr sympathikotone Wirksamkeit zugerechnet wird. Die Klimaeffekte im Gebirge sind, entsprechend Lage und Höhe der Kurorte, in ihrer Intensität abstufbar.

Die *Mittelgebirge* zwischen 400 und 800 m Höhe haben im allgemeinen ein mildes Klima mit mäßiger nächtlicher Abkühlung und mittlerer Sonnenstrahlung („Schonklima"). Staubfreie Waldluft und windgeschützte Lagen sind besonders bei überempfindlichen sowie schwächlichen, infektanfälligen und neuropathischen Kindern und nach schweren Operationen zu empfehlen.

Das *Hochgebirgsklima* stellt mit seinen verschiedenartigen bioklimatischen Faktoren (sog. Akkordwirkung) ein ausgesprochenes Reizklima dar. Die Neigung zu Infekten der oberen Luftwege, aber auch neurovaskuläre Rhinopathien der Nase und Nasennebenhöhlen sind Erkrankungen für Hochgebirgsklimakuren.

Der *Einfluß von Wetterumschlägen* auf die HNO-Erkrankungen im Kindesalter ist klinisch allgemein bekannt, aber noch nicht umfassend geklärt. Bei Wechsel von kontinentalen und maritimen Luftkörpern bzw. bei Einbruch warmer Luftmassen nach kühler Übergangszeit pflegen gehäuft Nachblutungen nach Tonsillektomien aufzutreten. Wetterabhängig scheinen insbesondere auch die stenosierenden Laryngotracheitiden (Pseudokrupp), Anginen, Rhinopharyngitiden, Sinusitiden und merkwürdigerweise otogene Komplikationen zu sein (Menger).

Differentialdiagnostische Tabellen

Die ausschließlich unter differentialdiagnostischen Gesichtspunkten zusammengestellten Krankheitsbilder sind nach den häufiger vorkommenden Hauptsymptomen geordnet. Es wurde dabei auf einen ausführlichen Text verzichtet, um die tabellarische Übersichtlichkeit nicht zu stören.

Die Tabellen sollen vor allem dazu dienen, sich an Hand von Leitsymptomen schnell über alle diagnostischen Möglichkeiten zu informieren. Weitere pathogenetische und klinische Einzelheiten, insbesondere auch solche zur Therapie, können in den Textkapiteln, deren Seitenzahlen jeweils mit angemerkt sind, nachgelesen werden.

Inhalt der Tabellen:

Abduzensparese
Absonderungen aus der Nase
Absonderungen aus dem Ohr
Atmungsstörungen des Neugeborenen
Atmungsstörungen des Säuglings- und Kindesalters
Blutungen
Exophthalmus
Fazialisparese
Gleichgewichtsstörungen
Heiserkeit
Hörstörungen
Husten
Kieferklemme
Kopfschmerzen
Makroglossie
Meningitiszeichen
Mundgeruch
Ohrenschmerzen
Schiefhals
Schluckstörungen des Neugeborenen
Schluckstörungen im Säuglings- und Kindesalter
Schwellungen im Gesicht
Schwellungen im Halsbereich
Tonsillitis-Syndrom

Abduzensparese

Sympt.: subjektiv Doppelbilder, Schwindelerscheinungen. Objektiv Schielstellung des Bulbus (das gelähmte Auge weicht nach innen ab), unwillkürliche Kopfdrehung zur kranken Seite.
Angeboren: Kernaplasie.
Otogen: Felsenbeinspitzenabszeß (Gradenigo-Syndrom mit Trigeminusneuralgie).
Tumoren: Felsenbeinsarkom, intrakranielle Tumoren.
Traumen: Schädelbasisbrüche, Felsenbeinbrüche (S. 94).
Entzündungen: Meningoenzephalitis, Meningitis tuberculosa.

Absonderungen aus der Nase

Wäßrig-serös: Beginnende akute Rhinitis, Rhinopathia allergica sive vasomotoria (S. 42) (Liquorrhoe).
Schleimig-eitrig: Akute Rhinitis (S. 21), akute Sinusitis (S. 35), chronisch hyperplastische Rhinitis (S. 30).
Einseitig eitrig: Fremdkörper, odontogene Sinusitis (S. 79), Choanalatresie (S. 4), Tumor, Oberkieferosteomyelitis des Säuglings (S. 37).
Fötide: Diphtherie, Fremdkörper (S. 12), Rhinitis atrophicans (S. 34), Sinusitis (odontogen), Tuberkulose.

Absonderungen aus dem Ohr

Serös: Akutes Gehörgangsekzem (S. 91), Tubenmittelohrkatarrh nach Parazentese (S. 103), Parotisfistel.
Schleimig-eitrig, nicht fötid: Akute Otitis media (S. 104), chronische Schleimhauteiterung (S. 112). Bei stärker werdender Sekretion Mastoiditisverdacht.
Rein eitrig, fötid: Diffuse Otitis externa (S. 91), Fremdkörper (S. 91), Cholesteatomeiterungen (S. 113), Tumor, schwere, destruierende Schläfenbeinprozesse.
Hämorrhagisch: Influenza, Trauma.

Atmungsstörungen des Neugeborenen

A. Passagehindernisse im Bereich der Nase

Choanalatresie (S. 4): Ein- und doppelseitig. Dyspnoe, Zyanose (besonders bei doppelseitigem Verschluß), Trinkschwierigkeiten. Diagnose mit Politzer-Ballon oder Katheter.

Septumhämatom (bzw. Abszeß) (S. 18): Mehr oder weniger behinderte Nasenatmung, Trinkschwierigkeiten, blaurote Vorwölbung im Nasenvorhof.

Meningoencephalocele (S. 4): Dyspnoe, Trinkschwierigkeiten.

Rhinopharyngeale Tumoren: Angiome, Teratome, Choristome, Dyspnoe, evtl. Zyanose, Trinkschwierigkeiten.

B. Passagehindernisse in Mund und Rachen

Pierre Robin-Syndrom (S. 62); *Franceschetti-Syndrom* (S. 62): Mikrogenie, Glossoptose, Ohrenmißbildungen, Makrostomie, antimongoloide Augenstellung. Dyspnoe mit inspiratorischem Stridor, Schnarchen, Ernährungsschwierigkeiten.

Zungenschilddrüse; Makroglossie (Mongolismus); *Glossoplegie; Zungengrundzysten* (Duktus thyreoglossus); *Zungengrundangiome* (S. 67). Wechselnde Atemnot, schnarchende Atmung, im Schlaf vermehrt; oft ohne Ernährungsschwierigkeiten.

C. Passagehindernisse im Kehlkopfbereich:

Hauptsymptom inspiratorischer Stridor. Diagnose durch Endoskopie, Röntgenaufnahme a.p. und seitlich.

Kehlkopfatresie (S. 6): Apnoe mit schnell zunehmender Zyanose.

Membranbildungen (S. 6): Atemnot, Zyanose, Heiserkeit bis Aphonie bei Membranen zwischen den Stimmlippen.

Laryngozelen und Zysten (S. 6): Im Ventriculus Morgagni. Schreischwäche oder Aphonie, unterschiedliche Dyspnoe.

Larynxangiome (S. 6): Vorwiegend subglottisch. Dyspnoe, die sich beim Schreien und Pressen bisweilen verstärkt.

Abnorme Weichheit des Kehlkopfgerüstes (S. 6): Stridulus congenitus. Schnarchendes Geräusch bei der Inspiration ohne Dyspnoe oder Zyanose, im Schlaf verstärkt, keine Heiserkeit, ungestörte Entwicklung.

Stimmbandödem oder -blutung: Geburtstrauma, durch unvorsichtiges Absaugen. Zunehmender Stridor, Heiserkeit.

Laryngospasmus (S. 30): Tönender inspiratorischer Stridor, zunehmende Zyanose, Krämpfe.

Innervationsstörungen: Geburtstrauma, zentral oder peripher. Einseitig, ohne wesentliche Dyspnoe, evtl. Heiserkeit; beidseitig, schwerste Atemnot.

D. Sublaryngeale Passagehindernisse:

Hauptsymptom exspiratorischer Stridor. Diagnose mit Endoskopie, sagittale und seitliche Röntgenaufnahme.

Mißbildungen der Trachea: Tracheomalazie, Membranen, Atresien, Stenosen, intratracheale Struma, Tracheoösophagealfisteln, Trachealskoliose. Schreien meist normal, oberflächliche frequente Atmung; Kinder halten den Kopf nach hinten gebeugt, dabei ist die Atmung freier (S. 6).

Kompression der Trachea von außen (S. 6): Zysten, Angiome, Struma, Anomalien der großen Gefäße. In- und exspiratorischer Stridor, beim Schreien zunehmend.

Sekrete und hyaline Membranen in den tieferen Atemwegen: Besonders bei lebensschwachen Kindern. Anfangs oft normale Atmung, die sich rasch verschlechtert mit zunehmender Zyanose.

Erkrankungen der Lunge: Mißbildungen, Atelektasen, Aspirationspneumonie. Unterschiedliche Dyspnoe, asymmetrische Thoraxexkursionen.

Atmungsstörungen im Säuglings- und Kindesalter

A. Atmungsbehinderung durch Erkrankungen der Nase

Unspezifische akute und chronische Rhinitis und Sinusitis (S. 21, 35): Ödem, Hyperplasie der Schleimhaut. Vorwiegend schleimige Absonderung; bei Säuglingen mit Saugstörungen verbunden.

Spezifische Rhinitis: Kongenitale Lues und Gonorrhoe, Tuberkulose. Hartnäckige Verschwellung oft mit blutig-eitriger Sekretion, später auch narbige Veränderungen. Bei Säuglingen Ernährungsschwierigkeiten.

Diphtherische Rhinitis: Besonders bei Säuglingen. Eitrig-sanguinolente Absonderung, blutige Krusten am Naseneingang, Saugstörungen.

Nasenfremdkörper (S. 12): Vorwiegend Kleinkinder. Einseitige Atmungsbehinderung und Absonderung von eitrigem, manchmal sanguinolentem Sekret. Fremdkörper selbst ist rhinoskopisch oft nicht sogleich auszumachen.

Erkrankungen des Septums (S. 18): Deviationen, Hämatome, Abszesse, blutender Septumpolyp. Oft erhebliche Behinderung der Nasenatmung, die keine wesentliche Beeinflussung durch abschwellende Nasenmittel zeigt.

Neurovaskuläre Störungen (S. 44): Akute oder dauernd wechselnd starke seröse Absonderung, akute und chronische Verlegungssymptome.

Narbige Stenosen: Nach Ätzungen, Operationen, Traumen, spezifischen Entzündungen. Durch abschwellende Substanzen unbeeinflußbare Behinderung der Nasenatmung.

Oberkieferhypoplasie (S. 78): Kieferkompression mit Hochstand des Nasenbodens, Zahnengstand, Schmalkiefer, hoher Gaumen.

Mißbildungen und Tumoren: Choanalatresie, Angiome, Sarkome.

B. Atmungsbehinderung durch Erkrankungen des Nasenrachens und Rachens

Adenoide Vegetationen (S. 51): Manchmal schon im Säuglingsalter! Nächtliches Schnarchen, rezidivierende Infekte, Facies adenoidea, Mundatmung, Hörstörungen.

Nasenrachenfibrom (S. 9): Meist im Jugendlichenalter. Zunehmende Atmungsbehinderung, rezidivierendes Nasenbluten.

Rachenmandelvergrößerung bei Blutkrankheiten: Meist sind auch die Gaumenmandeln mit betroffen. Zunehmende Vergrößerung, Nasenbluten, Ulzera, pathologisches Blutbild.

Choanalpolypen: Bei chronischen Rhinitiden und Sinusitiden. Grauer oder graurötlicher Tumor, der die Choanen verlegt.

Angina retronasalis (S. 46): Besonders bei Kleinkindern. Akut einsetzende Atmungsbehinderung, Schleimeiterstraße im Rachen, schmerzhafte zervikale Lymphknoten, hohes Fieber und erhebliche Allgemeinsymptome.

Retropharyngealabszeß (S. 68): Bei Kleinkindern nach Epipharyngitis. Schnell zunehmende u. U. bedrohliche Atemnot. Palpable Schwellung und Fluktuation an der Rachenhinterwand, Schluckbeschwerden.

Entzündliche Schwellungen (S. 48, 66): Phlegmonen des Rachen, Paratonsillarabszesse, Mundboden- und Zungenabszesse. Zunehmende Atemnot, meist auch Kieferklemme und starke Schluckbeschwerden.

C. Atmungsbehinderung durch Erkrankungen des Kehlkopfes und der sublaryngealen Atemwege

Kehlkopfdiphtherie (S. 25): Zunehmende Heiserkeit und Dyspnoe, „Krupphusten" bellend, heiser; mäßiges Fieber, typischer Fötor, laryngoskopisch Membranen, stärkere Allgemeinbeschwerden; alle Altersgruppen.

Stenosierende Laryngotracheitis (S. 27): Pseudokrupp, Laryngitis subglottica. Akute nächtliche Anfälle, vorübergehende oder allmählich zunehmende Dyspnoe im Rahmen eines Luftwegeinfektes, nicht regelmäßig Heiserkeit, oft ohne Krupphusten, meist hohes Fieber ohne wesentliche Allgemeinbeschwerden; laryngoskopisch subglottische Entzündungen. Vorwiegend Kleinkinder mit exsudativlymphatischer Veranlagung.

Kehlkopfpapillome (S. 10): Beginn allmählich mit zunehmender Dyspnoe und Heiserkeit, anfallsweise Husten, kein Fieber, keine Allgemeinsymptome, rezidivierend. Vorwiegend bei Kleinkindern.

Kehlkopfödem: Verbrühung, postoperativ, Insektenstich, allergisch. Akut auftretend, schnell zunehmende Atemnot durch Ödem über oder in der Glottis.

Laryngospasmus bei Fremdkörperaspiration, Pertussis, respiratorischen Affektkrämpfen. Klärung ist meist durch Anamnese möglich.

Kehlkopftumoren: Leukämische Infiltrate, Amyloidtumoren, Karzinom. Allmählich beginnend mit Heiserkeit.

Innervationsstörungen (S. 11): Rekurrensparese ein- oder beidseitig durch Traumen, Halsoperationen, Tumoren. Keine oder geringe Heiserkeit, geringe Dyspnoe bei einseitiger, stärkste Atemnot bei beidseitiger Parese.

Fremdkörperaspiration (S. 12): Akut mit Hustenanfällen und Dyspnoe einsetzend, oft in chronisch asthmatoiden Zustand übergehend; Heiserkeit nur bei Larynxfremdkörpern. Fast ausschließlich Kleinkinder.

Trachealkompression durch Strumen, Gefäßmißbildungen, Mediastinaltumoren (Hodgkin, Bronchialdrüsentuberkulose, Teratome, Sarkome), Mediastinitis. Exspiratorischer Stridor, zunehmende Atemnot.

Endotracheale Prozesse: Diphtherische Membranen, membranöse Stenosen, z.B. nach Tracheostomie, seltene endotracheale Tumoren wie Adenome, Angiome, endotracheale Strumen. Exspiratorischer Stridor.

Nasenbluten
A. Lokale Ursachen
Veränderungen am Naseneingang (S. 18): Rhagaden, Ekzeme.
Blutungen vom Locus Kiesselbach: Durch Verletzungen mit dem Finger (Rhinitis sicca anterior S. 17), in großen Höhen, bei Anstrengungen.
Traumatisch bedingte Blutungen: In allen Teilen der Nase.
Akute Rhinopharyngitis und Sinusitis zu Beginn.
Fremdkörper (S. 12): Einseitige blutige oder blutig-eitrige Absonderung.
Tumoren: Blutender Septumpolyp, Nasenrachenfibrom (S. 9) rezidivierend, zunehmend an Stärke, maligne Tumoren.

B. Symptomatisches Nasenbluten
Blutgefäßkrankheiten: Morbus Osler (sichtbare Gefäßektasien); Purpura (Haut- und Schleimhautblutungen).
Blutkrankheiten: Hämophilie, Leukämie, Thrombopathien, Agranulozytose.
Infektionskrankheiten: Vor allem als Initialsymptom. Masern, Scharlach, Grippe und andere Virusinfekte, Pertussis, rheumatisches Fieber usw.
Vitaminmangel: Vitamin P, C und K.
Allgemeinerkrankungen: Schwere Kreislaufstörungen, Leber-, Milz-, Nierenkrankheiten, hormonelle Störungen in der Pubertät.
Intoxikationen: Endogen bei toxischer Leber- und Knochenmarkschädigung. Exogen durch Medikamente (z. B. Chinin, Salicyl).

C. Nasenbluten beim Neugeborenen
Morbus hämorrhagicus: Haut- und Schleimhautblutungen.
Neugeborenensepsis
Diphtherie und Lues: Sanguinolente Rhinitis.
Blutungsübel: Insbesondere Prothrombinmangel.

Blutungen aus dem Ohr
Sanguinolente Absonderung: Grippeotitis, schwere Gehörgangekzeme, Otitis media im Verlauf einer Leukämie usw., Gehörgangspolypen bei chronischen Otitiden, Felsenbeinsarkome mit Durchbruch in den äußeren Gehörgang, Gehörgangsfremdkörper.
Reine Blutung: Schläfenbeinfrakturen (dabei manchmal mit Liquor vermischt) (S. 94), Trommelfellrupturen (kurzdauernd), Impressionsfraktur des Kiefergelenks.

Blutungen aus dem Mund (Das Blut ist frisch oder geronnen, aber nicht zersetzt oder kaffeesatzartig.)
Mundschleimhautentzündungen (S. 63): Gingivitis, Stomatitis, Diphtherie.
Traumen: Zungenbiß, Pfählungsverletzungen, Verätzungen.
Tumoren: Angiome, Papillome, Sarkome.
Vorgetäuschte Mundblutung: Blutende Prozesse im Nasenrachen (Nasenrachenfibrom, Sarkom), im Ösophagus (siehe unten).

Hämatemesis
A. Blutende Ösophaguserkrankungen
Ösophagusvarizen: Banti-Syndrom. Starke, wiederholte Blutungen.
Fremdkörper (S. 76): Unerkannte Fremdkörper führen zu Druckulzera und kleinen Blutungen. Bei Perforation u. U. starke Blutung.
Verätzungen (S. 73): Oft zusammen mit Schleimfetzen.
Ösophagitis (auch Diphtherie): Frische Blutbeimengungen der erbrochenen unverdauten Nahrung.

B. Blutende Magendarmerkrankungen (Das erbrochene Blut ist angedaut, dunkelbraun bis schwarz).
Nach Operationen in Nase und Rachen Blutungsübel, Intoxikationen, bei Blutungen aus den oberen und tiefen Luftwegen, wenn das Blut verschluckt wurde.

Hämoptoe
Nach Aspiration aus Nase, Mund und Rachen.
Kehlkopfverletzungen (S. 21).
Fremdkörper in Kehlkopf, Trachea, Bronchien.
Tumoren: Fibroangiome, Karzinome.
Gefäßerkrankungen, Blutungsübel.
Lungenerkrankungen: Tuberkulose, Bronchiektasien, Aktinomykose, Lungentumoren.

Exophthalmus
Entzündliche Prozesse der Orbita: Orbitalphlegmonen und -abszesse, Thrombophlebi-

tis der V. ophthalmica, Cavernosusthrombose.

Nebenhöhlenerkrankungen: Durchbrüche bei eitriger Sinusitis (S. 36) (einseitig), Pneumo-, Muko-, Pyozelen der Nebenhöhlen, Tumoren insbesondere des Siebbeinbereichs und Nasenrachenfibrome.

Orbitale und intrakranielle Tumoren.

Retikuloendotheliose (Hand-Schüller-Christian): Lokalisierte Wucherungen u. a. im orbitalen Bereich. Landkartenschädel, Lebervergrößerung. Diabetes insipidus.

Dysostosis cranio-facialis (Crouzon): Progenie, Hypertelorismus, Sehstörungen.

Fazialisparese

A. Periphere Parese: Alle Äste sind paretisch. Maskenartig glatte Stirn, Lagophthalmus, Bellsches Phänomen, Ektropium des Unterlides, Tränenträufeln, Mundverziehung nach der gesunden Seite, Nasolabialfalte verstrichen, Trinkschwierigkeiten, Hyperakusis (bei Lähmung des M. stapedius), Störung der Tränensekretion, Sprechstörungen (Lippenlaute), Geschmacksstörung im vorderen Zungenabschnitt (Chorda tympani).

Angeboren: Kernaplasie, Geburtstraumen (oft zusammen mit Schiefhals).

Idiopathische Fazialisparese: Plötzlich, meist ohne weitere Symptome.

Otogene Fazialisparese: Temporär bei akuter Otitis (S. 104), Cholesteatomeiterung (S. 113), Petrositis, schleichende Mastoidinfektion des Säuglings (S. 99).

Virusinfekte: Zoster oticus (oft auch andere Hirnnervenparesen) (S. 92); Poliomyelitis (manchmal einziges Symptom, Pleozytose im Liquor); Influenza, Mumps, Virus-Meningoenzephalitis.

Benigne idiopathische Meningitis (Fanconi): Fazialisparese oftmals klinisches Hauptsymptom, Ätiologie unbekannt.

Intoxikationen: Diphtherie (Spätparese), Scharlach, Tetanus.

Traumen: Geburtsverletzungen (oft nur ein Ast), Schläfenbeinfraktur (S. 94), Frühparesen bei Abriß, Spätparesen bei Blutung im Fazialiskanal, schwere Schädelprellungen (infolge Ödem oder Blutung), unsachgemäße Inzision im Wangenbereich, schwere Traumen der Parotis- und Warzenfortsatzgegend.

Tumoren: Felsenbeinsarkom, leukämische Herde im Schläfenbein, Parotisgeschwülste (letztere führen sehr selten zu Fazialisparesen).

B. Zentrale Paresen: Nur der Mundast ist paretisch, oftmals zunehmend mit anderen Herdzeichen.

Hirntumoren, Hirnblutungen, Enzephalitis: Meist auch andere zentral bedingte Ausfallserscheinungen und Hirndrucksymptome.

Gleichgewichtsstörungen

A. Otogen

Labyrinthitis: Akute und chronische Otitiden (S. 115). Nystagmus zur kranken Seite = Reiznystagmus; Nystagmus zur gesunden Seite = Ausfallnystagmus; Drehschwindel, Erbrechen, Hörstörungen.

Traumen: Felsenbeinfrakturen (S. 94). Schwerste Reiz- bzw. Ausfallserscheinungen, oftmals Fazialisparese, Hämatotympanum.

Commotio bzw. Contusio labyrinthi: Mehr oder weniger irreversible Gleichgewichts- und Hörstörung infolge feinster Innenohrblutungen.

Zoster oticus (S. 92): Oft auch andere Hirnnervenstörungen.

Vestibuläre Neuronopathie: Plötzlicher Beginn mit starken Vestibularisstörungen. Thermische Un- oder Untererregbarkeit eines Labyrinthes bei intaktem Gehör. Bei Kindern sehr selten.

Morbus Ménière: Schwindelanfälle mit Ohrensausen und undulierenden Hörstörungen. Bei Kindern sehr selten.

B. Erkrankungen des ZNS

Kleinhirntumoren: Zunehmende Tonusstörung, Adiadochokinese, Ataxie, untypischer Nystagmus, zentrale Vestibularissymptome.

Nach Schädel-Hirntraumen: Abnehmende Vestibularisstörung, zentrale Vestibularistonusdifferenz.

Entzündungen: Meningitis, Enzephalitis, Hirnabszesse. Zentrale Vestibularisstörungen.

Epilepsie, Hydrocephalus internus, Neurofibromatosis (S. 93), *Migräne.*

C. Allgemeinerkrankungen

Infekte: z. B. Typhus, Grippe.

Intoxikationen: Streptomycin, Arsen, Chinin, Salicylsäure, Wurmmittel, Botulismus, Pilzvergiftung, Schlangenbiß.

Kreislaufstörungen: Vasolabilität, Zirkulationsstörungen z. B. bei Nephritis.
Bluterkrankungen: Anämie, hämorrhagische Diathesen usw.
Endokrine Störungen, vasovegetative Störungen.

Heiserkeit
A. Organisch bedingt
Angeboren: Kehlkopfmißbildungen (S. 6), geburtstraumatische Schädigungen.
Virusinfekte: Akute Laryngitis.
Stenosierende Laryngotracheitis (Pseudokrupp) (S. 27): Nicht obligates Symptom, zusammen mit Husten und Stridor. Vorwiegend Kleinkinder.
Diphtherie: Zunehmende Heiserkeit mit Krupphusten und Dyspnoe.
Tuberkulose: Allmählich zunehmende Heiserkeit, oft Schmerzen beim Schlucken.
Mundatmung (S. 51): Rezidivierende leichte Heiserkeit besonders in trockener Luft.
Knötchenlaryngitis (S. 11, 139): Schreiknötchen (evtl. Polypen), besonders bei kleinen Jungen. Zunehmende Heiserkeit ohne sonstige Erscheinungen.
Kehlkopfpapillome (S. 10): Langsam zunehmende Heiserkeit und Dyspnoe. Vorwiegend Kleinkinder.

B. Funktionell
Funktionelle Dysphonie: Durch unphysiologische Stimmbildung. Überschnappen der Stimme, leichte Ermüdbarkeit und Heiserkeit nach längerem Sprechen, nach der Schule (S. 139).
Rekurrenslähmung (S. 11): Einseitige Stimmbandlähmung nach Traumen, bei Tumoren, Intoxikationen, Infekten. Oft nur leichte Heiserkeit mit Dyspnoe bei forcierter Atmung. Bei doppelseitiger Parese plötzlich schwerste Dyspnoe.
Hysterische Aphonie: Bei Kindern selten. Klanglose Stimme, aber klangvoller Husten. Beginn nach Bestrafungen usw.

Hörstörungen
Angeboren: Pränatal endogen (erblich), pränatal exogen (Hörstörungen S. 120).
Traumatische Ursachen: Geburtstraumen (S. 125) (Blutungen, Hypoxämie), Schädeltraumen (zentrale und periphere Verletzungen und Blutungen), Trommelfellruptur (Trauma, Fremdkörper), Luxationen und Frakturen der Gehörknöchelchen, Impressionsfraktur des Kiefergelenkes (Schalleitungsstörung), Schalltrauma (Schalleitungs- und Schallempfindungsstörung). Sympt.: Plötzliches Einsetzen der Hörstörung oft zusammen mit Vestibulariszeichen.
Mechanische Ursachen: Cerumen obturans, Fremdkörper, Exostosen, Tumoren, Gehörgangsverschwellungen, Narbenstränge, Adhäsionen der Gehörknöchelchen, Tubenstenosen (S. 103), Druckdifferenzen im Innenohr (zusammen mit Gleichgewichtsstörungen).
Entzündliche Veränderungen:
Äußeres Ohr: Gehörgangsfurunkel, Otitis externa. Nur geringe Leitungsstörungen.
Mittelohr: Tubenmittelohrkatarrh (S. 103), akute und chronische Otitiden. Reine Leitungsstörungen.
Innenohr: Tympanogen, evtl. meningogene Labyrinthitis. Kombinierte, evtl. reine Schallempfindungsstörung mit mehr oder weniger schweren Vestibularissymptomen (S. 117).
Nicht entzündliche Veränderungen:
Otosklerose: Allmählich einsetzende, meist beidseitig gleichartige Schalleitungsstörung, die sich im Laufe der Zeit mit einer Schallempfindungsstörung kombiniert. Bei Kindern sehr selten.
Ménière-Krankheit: Bei Kindern sehr selten. Zunehmende Schallempfindungsstörung.
Akustikusneurinom (S. 93): Zunehmende einseitige Schallempfindungsstörung, die oftmals erstes Symptom ist. Dazu kommen Vestibulariszeichen, Hirndrucksymptome, Hirnnervenstörungen.
Leukämie: Bei Innenohrinfiltraten. Hochakute plötzliche Innenohrsymptome.
Infektionskrankheiten: Masern, Diphtherie, Typhus, Sepsis, Grippe, Mumps, Zoster oticus, Poliomyelitis. *Entstehung* entweder tympanogen über eine Otitis media und Labyrinthitis oder hämatogen durch infektiös-toxische Schäden am N. cochlearis und dem Innenohr (Zoster, Sepsis) oder meningogen, wenn eine Meningoencephalitis und Neuritis vorliegt (z. B. Mumps, Poliomyelitis, Virus-Enzephalitiden). Schallempfindungsstörung, die je nach Entstehungsart plötzlich oder mehr allmählich auftritt und zumeist auch mit Gleichgewichtsstörungen kombiniert ist.

Intoxikationen: Streptomycin, dabei mehr oder weniger akut zunehmende Schallempfindungsstörungen zumeist mit Schwindelerscheinungen. Chinin, Salicylsäure, Chenopodium, Quecksilber, Blei, Kohlenmonoxid.

Husten
A. Reizhusten
Rhinopharyngitis (S. 21), *Sinusitis:* Besonders nachts anfallsweise durch herabfließendes Sekret ausgelöst.
Akute und chronische Pharyngitis (S. 68), *Retropharyngealabszeß* (S. 24): Mundgeruch, Hüsteln, Räuspern.
Akute und chronische Laryngitis (S. 25, 33): Oft zusammen mit Heiserkeit.
Gehörgangsfremdkörper (S. 91): Auch bei Gehörgangssäuberungen; durch Reizung des R. auricularis nervi vagi.
Neuropathie: Unentwegtes Hüsteln und Husten, solange das Kind wach ist (Adenotomie oft erfolgreich!).

B. Pertussoider Husten
Aspirierte Fremdkörper (S. 12): Anfallsweise mit Erstickungszeichen und Blutbeimengung.
Krupphusten (S. 27): Diphtherie, stenosierende Laryngotracheitis (Grippekrupp), Masernkrupp. Anfallsweise „bellend", heiser und oft mit tönendem Inspirium.
Tumoren im Kehlkopf-Tracheal-Bereich, u. U. auch Mediastinaltumoren durch Kompressionswirkungen.
Verlegende Adenoide (S. 51): Rachen- und Gaumenmandelhyperplasie. Anfallsweise im Schlaf.
Hämoptoe: Siehe unter Blutungen.

Kieferklemme
Angeboren: Kiefergelenksankylose mit Mikrogenie.
Entzündungen in Mund und Rachen: Paratonsillarabszeß (S. 48), Zungen- und Mundbodenabszesse (S. 65), Parulis.
Entzündungen im Gehörgang: Schwere diffuse Otitis externa, Gehörgangsfurunkel.
Entzündungen der Kaumuskulatur: Massetermyositis, fortgeleitete Entzündungen nach Zahnextraktion im Bereich der Flügelgaumengrube.
Kiefergelenkerkrankungen: Frakturen und Luxationen, Arthritis, Osteomyelitis, fortgeleitete Tuberkulose, eitrige Otitis media, eitrige Parotitis (Gelenkempyem, Kapselphlegmone).
Neurogener Kaumuskelkrampf (Trismus): Tetanus, Tetanie, Epilepsie, Hirntumoren (Pons).

Kopfschmerzen
A. Rhinogen
Nasenfurunkel (S. 17): Kopfschmerzen können beginnende intrakranielle Komplikationen bedeuten.
Rhinopathia vasomotoria (S. 44): Anfallsweise zusammen mit Niesen und Absonderung aus der Nase.
Sinusitis (bei Kindern sind Kopfschmerzen durchaus kein obligates Symptom): Hochakute Sinusitiden, besonders älterer Kinder, weisen häufiger Kopfschmerzen auf (S. 25).
Nebenhöhlenzelen durch Verdrängung.
Verlegte Nasenatmung (S. 51): Hyperplastische Rhinitis, obturierende Adenoide, Septumdeviationen.
Rhinitis atrophicans (S. 34).
Tumoren: Nasenrachenfibrom (S. 9), Sarkom.

B. Otogen
Otitis externa (S. 91).
Akute und chronische Otitis media: Anhaltende besonders lokalisierte Kopfschmerzen deuten auf otogene Komplikationen hin (Mastoiditis, Sinusthrombose, Meningitis usw.).

C. Intrakranielle Erkrankungen
Drucksteigerung: Hirntumor, Hirnabszeß, Meningismus solaris, Hydrozephalus, Schädeldeformitäten, vorzeitiger Schluß der Schädelnähte, traumatische Blutungen.
Entzündungen: Meningitis (S. 109), Meningoenzephalitis, Gradenigo-Syndrom, Sinusphlebitis, Herpes zoster (S. 92).

D. Augenerkrankungen

E. Vasovegetative und neurogene Störungen
Migräne: Schon bei Kleinkindern, meist aber in der Pubertät. Mit Erbrechen, das im Vordergrund stehen kann, Symptomatik wie beim Erwachsenen. Neuropathische Grundsituation nicht selten.
Schulkopfschmerzen: Disponierte vasolabile Kinder, Überanstrengungen, Psychoneurose, zu schnelles Körperwachstum.

Makroglossie

Relative Makroglossie bei Frühgeborenen.
Lymphangiom (S. 67): ⅓ aller Fälle von Makroglossie.
Muskuläre Hypertrophie bzw. Hyperplasie: Mongolismus, Athyreose, Kretinismus, Akromegalie, einseitig aus unbekannter Ursache.
Blutungen in die Zunge: Hämophilie, nach Verletzungen.
Entzündungen: Glossitis (S. 66), Abszesse, Erysipel, entzündliche Ödeme.
Neurofibromatose, Amyloidose.

Meningitiszeichen

Kopfschmerzen, Erbrechen, Nackensteifigkeit, Opisthotonus, Kernig-Zeichen, Brudzinski-Phänomen, Kahnbauch, Bewußtseinsstörungen, unregelmäßiges Fieber, Hauthyperästhesie, Pupillenträgheit, Hirnnervenparesen bei basaler Meningitis.

Meningitiszeichen im Säuglingsalter: Oft nur recht unauffällig mit katarrhalischen Zeichen, Durchfällen, evtl. toxischen Symptomen, beschleunigte Atmung, Hyperästhesie (!), gespannte Fontanelle, oft freies Sensorium. Ursachen insbesondere Allgemeininfekte, Sepsis, schleichende Mastoidinfektion, Oberkieferosteomyelitis.

Meningitis purulenta: Traumatisch, fortgeleitet metastatisch (Nase, Ohr, Pyelitis Angina usw.). Stürmischer Verlauf, bei Kindern auch Krampfanfälle. Lumbalpunktion: getrübter Liquor, im Sediment Eiter und Bakterien. Erreger: Pneumokokken, Influenzabazillus, Streptokokken, Staphylokokken, seltener Gonokokken, Typhus- und Kolibakterien.

Abakterielle (seröse) Meningitis: Toxische und allergische Erkrankungen, primäre und sekundäre Virus-Enzephalomeningitiden. Oft nur leichtere Symptome, manchmal Dreifußphänomen und Kniekußphänomen. Ursache: Virusaffektionen (Masern, Grippe, Varizellen, Variola, Mumps, Poliomyelitis).

Meningitis tuberculosa: Im Frühstadium Wesensveränderungen (Teilnahmslosigkeit, Schlafsucht, mürrisches Wesen), wiederholtes Erbrechen, Schweiße. Auslösende Ursachen: Masern, Pertussis, Insolation, Trauma. Frühzeitige Hirnnervenausfälle infolge basaler Meningitis, sensible und sensorische Überempfindlichkeit, in schweren Fällen auch Krämpfe und Cheyne-Stokesche Atmung. Liquor: Zucker vermindert, Spinnwebgerinnsel, Tuberkulinreaktion positiv.

Pachymeningosis hämorrhagica interna: Sepsis, chronische Nephritiden, Avitaminosen, Geburtstraumen. Meningitiszeichen oft nur gering, dazu spastische Lähmungen, Krämpfe, aphasische Störungen, Hirndrucksymptome, Stauungspapille. Liquor: Bei Lumbalpunktion oft normal, bei Subduralpunktion xanthochromer oder hämorrhagischer Liquor.

Leptomeningosis hämorrhagica: Ursachen: Gefäßmißbildungen, Angiome, schwere Meningitissymptome, Krampfanfälle, Paresen, Stauungspapille. Liquor: blutig-xanthochrom.

Meningokokkenmeningitis: Frühsymptom: Zungenbelag, wiederholtes Erbrechen, Kopfschmerzen. Oder akuter Beginn mit typischen Meningitiszeichen, allgemeine Krämpfe, oft auch Hirnnervenstörungen (Hörstörungen). Charakteristisch sind Herpes labialis, mäßige Bewußtseinstrübung, purpuraähnliche Exantheme.

Mundgeruch

Stomatitis, Gingivitis (S. 63): Stomatitis ulcerosa (faulig), Abszesse mit Fistel in die Mundhöhle.
Chronische Pharyngitis und Tonsillitis (S. 55): Besonders bei Mundatmern.
Diphtherie: Süßlicher Geruch.
Tonsillitis Plaut-Vincenti (S. 50), *Leukämie.*
Fremdkörper: Unerkannt im Nasenrachen oder Rachen.
Rhinitis atrophicans (S. 34): Fortgeschrittene Fälle.
Hyperplastisch verlegende Rachenmandel (S. 51).
Ungepflegte und kariöse Zähne.
Ösophagusdivertikel (S. 72): Mit Speiseresten.
Magendarmstörungen.
Krankheiten der tieferen Luftwege: Unerkannte Bronchialfremdkörper, Bronchiektasien, spezifische und unspezifische Eiterungen.
Allgemeinerkrankungen: Diabetes (Aceton), starkes Erbrechen (Aceton), Nieren- und Leberkrankheiten.

Ohrenschmerzen

A. Ursachen im Bereich des äußeren Ohres

Ohrmuschelerkrankungen (S. 92): Ekzem, Perichondritis (meist gering), Erysipel (brennend), Othämatom (dumpf-drückend).

Erkrankungen des äußeren Gehörgangs (S. 91): Otitis externa, Gehörgangsfurunkel (dumpf, oft sehr heftig, besonders beim Essen), Fremdkörper.

B. Ursachen im Bereich des Mittelohres
Tubenmittelohrkatarrh (S. 103): Oft stechend, anfallsweise.
Akute Mittelohreiterung (S. 104): Anfangs oft heftig und klopfend, nach Entlastung Besserung, nachts zunehmend (Kinder erwachen und schreien schrill auf). Zunahme der Ohrenschmerzen oder klopfende Schmerzen in der Tiefe deuten auf Komplikationen hin (Mastoiditis, Petrositis). Bei Grippeotitis besonders heftige Schmerzen.
Chronische Mittelohreiterung: Gewöhnlich schmerzlos. Dumpfe zunehmende Schmerzen weisen auf akutes Rezidiv oder Komplikationen hin (Sinusphlebitis, Meningitis).
Zoster oticus (S. 92).
Otalgie: z. B. bei Leukämie, Diabetes. Neuralgische Symptome durch N. auricularis magnus (über dem Mastoid), N. auriculotemporalis (vor der Ohrmuschel und im Gehörgang), R. auricularis n. vagi (im Gehörgang).

C. Ursachen außerhalb des Ohres
Mund-, Rachen- und Zahnkrankheiten: Entzündliche Zungenerkrankungen (insbesondere am Zungengrund) (S. 66), Angina (S. 47), Paratonsillarabszeß, Seitenstrangangina (Reizung des N. glossopharyngicus und seines Astes des N. tympanicus), Dentitio difficilis, dentale Zysten, eitrige Parotitis (S. 69), Speichelsteine.
Entzündliche Prozesse im Kiefergelenk.
Entzündliche Prozesse im Kehlkopfbereich: (Irradiation über dem N. vagus) Perichondritis, Abszesse, Epiglottitis, Larynxtuberkulose.

Schluckstörungen des Neugeborenen
Angeborene Mißbildungen im Mundbereich (S. 62): Makroglossie, Gaumenspalten, Zungengrundzysten, Zungenbeinanomalien, Dermoidzysten.
Angeborene Mißbildungen des Ösophagus (S. 71): Atresien, Stenosen, Divertikel, Tracheoösophagealfisteln. Erbrechen nicht geronnener Milch, Speichelfluß, evtl. asphyktische Attacken bei der Fütterung, Aspirationspneumonie.

Behinderte Nasenatmung (S. 51): Choanalatresie, Septumhämatom (S. 4). Nach wenigen Schlucken wird die Flasche oder Brust losgelassen, Gedeihstörungen.
Kompression der oberen Speisewege: Struma, Thymushyperplasie (S. 85), Gefäßanomalien, Cor bovinum, Halsrippe. Gedeihstörungen, unterschiedlich schwere Dysphagie.
Ektodermalsyndrom: Anhidrose, Hypotrichose, Ohrmißbildungen, Dysphonie, Dysphagie.
Neurogen oder zentral bedingte Dysphagie: Geburtstraumatisch (z. B. Vaguslähmung oder Hirnblutung), kortikale Aplasie, familiäre Bulbärparalyse, Amyotonia congenita, hämorrhagische Meningitis.

Schluckstörungen des Säuglings- und Kindesalters
Organisch bedingte Dysphagien:
Nase: Hochgradig verlegte Nasenatmung (S. 51).
Mund (S. 62): Makroglossie, Glossitis, Stomatitis, Traumen.
Rachen: Obturierende Tonsillen, Pharyngitis, paratonsilläre und retropharyngeale Entzündungen, Hypopharynxfremdkörper. Dysphagia styloidea (bei überlangen Processus styloides. Palpation, Röntgenaufnahme).
Ösophagus (S. 71): Fremdkörper (oft unerkannt), Verätzungen, Strikturen (allmählich zunehmende Dysphagie), Ösophagitis (brennende Schmerzen und Spasmen), Divertikel, Ösophagusvarizen (auch Blutungen), sideropenische Dysphagie (mit Schleimhautatrophie).
Nachbarschaftserkrankungen der Speisewege: Strumen (Pubertät, retrosternal), Mediastinaltumoren, Zysten des Sinus piriformis, Deformationen der Wirbelsäule, Mediastinitis, Pleuritis, tuberkulöse Larynxprozesse.
Allgemeinerkrankungen: Vergiftungen mit Lähmungserscheinungen (Botulismus, Atropin), Guillain-Barré-Syndrom (Polyradikulitis, ähnlich postdiphtherischen Paresen), Blutkrankheiten und Stoffwechselkrankheiten, pharyngitische Reizzustände, Dermatomyositis, familiäre Muskeldystrophien.
Zentral bedingte Dysphagien: Hirntumoren, Enzephalitis, Bulbärparalyse, bulbäre Polioformen, Littlesche Krankheit, Liquorzirkulationsstörung, Verlegung der A. basilaris (Jackson-Syndrom), familiäre juvenile Hirn-

sklerose (Scholz), degenerative Hirnerkrankung (Jakob-Creutzfeld).
Funktionelle Dysphagien: Ösophagusspasmus, psychogen, bei neuropathisch veranlagten Kindern schon im Säuglingsalter. Das Erbrochene ist nicht sauer. Fließende Übergänge zum Kardiospasmus. Salzmangelsyndrom (nach langem Erbrechen, Nebennierenrindeninsuffienz, Operationen), Tetanus.
Hypertonisch-atonische Dysphagie (Catel): Bei Säuglingen stellenweise Dilatation und Einengung des Ösophagus. Führt zu habituellem Erbrechen.

Schwellungen im Gesicht

Nasennebenhöhlenentzündungen
Kieferhöhlen/Siebbein (S. 36): Bei Kleinkindern häufig Ödeme der Augenumgebung, besonders des Unterlides. Bei eitrigen Durchbrüchen kommt es zu entzündlicher Rötung und Ausbildung von Unterlidabszessen.
Stirnhöhlen: Bei älteren Kindern Ödeme, Durchbruchssymptome und Abszesse hauptsächlich im oberen Augenbereich (Oberlidabszeß).
Zelen der Nebenhöhlen (S. 40): Elastische, meist einseitige und schmerzlose Schwellungen der Wange oder des inneren Augenwinkels mit Bulbusverdrängung.
Nebenhöhlentumoren: Dermoide, Sarkome.
Otitis externa (S. 91): Schwellung der präaurikulären Lymphknoten, eine Parotitis vortäuschend.
Otitis media: Zygomatizitis (S. 109), Jochbeinosteomyelitis. Schwellung der Jochbein- und Schläfengegend, Lidödem.
Entzündliche Zahnerkrankungen: Parulis, odontogene Sinusitis mit Ostitis (S. 40). Schmerzhafte Wangenschwellung, Lidödem.
Odontogene Zysten: Schmerzlose Wangenschwellung.
Schwellungen der Parotis: Siehe Kapitel Krankheiten der Speicheldrüsen (S. 68).
Nasenfurunkel (S. 17): Wangen- und Lidschwellungen bei Phlebitis der V. angularis.
Osteomyelitis: Oberkiefer beim Säugling, Stirnbein und Oberkiefer nach Verletzungen und als Metastase bei septischen Allgemeinerkrankungen (S. 37).
Allgemeinerkrankungen: Infektionen: Masern, Pertussis, Mononukleose (Lidödeme); Leukämie (Gesichtsödem); nephrogene Gesichts- und Lidödeme.

Schwellungen des Halses

Lymphadenitis (S. 83): Fortgeleitet von akuten und chronischen Entzündungen aus dem Zustromgebiet. Infektiöse Prozesse des Gesichts, der Kopfhaut (Pedikulosis), der Ohren, der Nase, des Mundes und des Rachens (insbesondere bei Tonsillitiden). Verschiebliche, oft schmerzhafte Schwellungen von festerer Konsistenz.
Tumoren der Halslymphknoten: Karzinom- oder Sarkommetastasen. Schlecht verschiebliche, indolente, sehr derbe Schwellungen.
Infektionskrankheiten: Lymphknotenschwellung bei Diphtherie (sog. Cäsarenhals), Scharlach, Masern, Rubeolen, Katzenkratzkrankheit, Lymphocytosis infektiosa, Mumps, Grippe, Toxoplasmose.
System- und Allgemeinerkrankungen: Sog. lymphatische Diathese, Blutkrankheiten (Leukämie, Agranulozytose); infektiöse Mononukleose (besonders die zervikalen Lymphknoten); Hodgkin-Lymphome, Non-Hodgkin-Lymphome; Morbus Still (chronische Sepsis mit multipler Lymphadenitis).
Schwellungen der Glandula submandibularis: Umschriebene, teilweise schmerzhafte Schwellung medial vom Unterkieferast. Akute und chronische Entzündungen, Steinverschluß, Aktinomykose, gutartige Tumoren.
Kongenitale Zysten (S. 82): Mediale Zysten im Kehlkopfbereich und darüber, laterale Zysten vor dem Sternocleidorand. Dermoidzysten im Jugulum oder über dem Zungenbein.
Struma (S. 85): Angeboren oder meist in der Pubertät entstehend. Vergrößerte Seitenlappen der Struma können seitlich Halsschwellungen verursachen.
Schilddrüsenadenome: Selten.
Gutartige Tumoren: Lymphangiome, Hämangiome (S. 67) (oft schon im Säuglingsalter), Fibrome, Lipome, Neurinome; Chondrome (aus den Resten embryonaler Kiemengänge, rascher wachsend als branchiogene Zysten).

Tonsillitis-Syndrom

Katarrhalische Tonsillitis:
 Lokal: Rötung, Schwellung (beim Säugling sog. Angina punctata mit kleinsten Stippchen = Lymphfollikel).

Allgemein: Keine wesentlichen Symptome, geringes Fieber.
Ursache: Virusinfekte, Prodromi von Röteln, Masern etc.
Streptokokkenangina (Angina lacunaris) (S. 47):
Lokal: Abwischbare weißliche Flecken und Beläge, starke Rötung und Schwellung, Speichelfluß, Fötor.
Allgemein: Hohes initiales Fieber, Schüttelfrost, evtl. meningitische Reizerscheinungen.
Lymphknoten: Schmerzhaft geschwollen.
Ursache: Streptokokkeninfekt.
Kryptentonsillitis (S. 48):
Lokal: Stippchen auf den reizlosen Tonsillen.
Allgemein: Keine Symptome.
Lymphknoten: Keine Zeichen.
Ursache: Lokale entzündliche Vorgänge in der Tiefe der Lakunen.
Chronische Tonsillitis (S. 55):
Lokal: Narbige Verkleinerung, bei Kindern häufiger auch Hyperplasie, gerötete Gaumenbögen, Fötor.
Allgemein: Evtl. Fokalinfektion oder keine Allgemeinsymptome.
Lymphknoten: Dolente geschwollene Lymphknoten besonders im Kieferwinkel.
Mandelabszeß:
Lokal: Durchschimmernd gelbliche Vorwölbung auf der meist reizlosen Mandel.
Allgemein: Keine Symptome.
Lymphknoten: Keine Zeichen.
Ursache: Retinierte Mandelpfröpfe.
Tonsillitis abscedens (Paratonsillarabszeß) (S. 48):
Lokal: Ein- oder beidseitige Schwellung der vorderen Gaumenbögen und Tonsilllen, Kieferklemme, klosige Sprache, starke Schluckschmerzen.
Allgemein: Oft hohes Fieber, stark gestörtes Befinden, labiler Kreislauf.
Lymphknoten: Schmerzhafte Schwellung.
Tonsillitis ulceromembranacea (Plaut Vincenti) (S. 50):
Lokal: Einseitig, tiefe Geschwürsbildung, Tonsillen geschwollen und gerötet, Schluckschmerz, Fötor.
Allgemein: Keine Symptome.
Lymphknoten: Mäßige einseitige Schwellung.
Tonsillitis tuberculosa:
Lokal: Meist kein Befund.

Allgemein: Keine wesentlichen Symptome.
Lymphknoten: Verbackene Pakete evtl. fistelnd (Die geschwürige schmerzhafte Tonsillentuberkulose mit schweren Allgemeinsymptomen (hämatogen) ist beim Kind sehr selten).
Tonsillitis diphtherica:
Lokal: Zunächst ähnlich der Streptokokkenangina, dann graue, nicht abwischbare Membranen über die Tonsillen hinausgehend (!), süßlicher Fötor.
Allgemein: Schlechter Allgemeinzustand, Kreislaufstörungen, mäßiges Fieber, graues Hautkolorit.
Lymphknoten: Schmerzhafte große Lymphome.
Tonsillitis bei toxischer Diphtherie:
Lokal: Nekrosen und schmutzig-bräunliche Membranen.
Allgemein: Schwere Allgemeinsymptome mit Kollapsneigung, Lähmungen, Hämorrhagien, gedunsenes Gesicht.
Lymphknoten: Starke Lymphknotenbeteiligung (Cäsarenhals).
Scharlachangina (auch Septic sore throat):
Lokal: Dunkle Rötung von Rachen und Tonsillen, Beläge, Komplikationen und Beschwerden wie Streptokokkenangina. Beläge manchmal diphtherieähnlich.
Allgemein: Allgemeinzustand schwerer gestört, Schüttelfrost, Erbrechen, Kreislaufstörungen.
Lymphknoten: Schmerzhafte anguläre Lymphome.
Herpangina (S. 64):
Lokal: Rötung von Tonsillen und Rachen. Kleine Bläschen bzw. Erosionen, besonders an den vorderen Gaumenbögen und am Velum. Schluckschmerzen.
Allgemein: Mäßiges Krankheitsgefühl, Fieber, Nacken- und Kopfschmerzen, Mattigkeit.
Lymphknoten: Kleine, wenig dolente Lymphome.
Ursache: Infektion mit Coxackie-A-Viren.
Angina herpetica (S. 63) (oft zusammen mit Stomatitis herpetica):
Lokal: Bläscheneruptionen und Erosionen, weißlich belegt. Vorderer Gaumenbogen, seltener auch Tonsillen, gerötet und geschwollen. Fötor, stärkere Schluckschmerzen.
Allgemein: Allgemeinzustand oft schwer gestört, hohes Fieber, Anorexie.

Lymphknoten: Schmerzhafte Halslymphome.
Ursache: Herpes-simplex-Virus (Primärinfekt).

Infektiöse Mononukleose:
Lokal: Alle Stadien von Rötung bis zu Pseudomembranen (diphtherieähnlich), oft Fötor.
Allgemein: Anhaltend hohes Fieber, oft schwere Allgemeinsymptome.
Lymphknoten: Schmerzhafte, stark geschwollene verschiebliche Lymphknoten an Hals und Nacken.

Tonsillitis bei Agranulozytose:
Lokal: Nekrotisierende, ulzierende Veränderung, schmutzig belegt, Fötor.
Allgemein: Stark gestörtes Allgemeinbefinden, hohes Fieber, fahles graues Kolorit.
Lymphknoten: Schmerzhafte Lymphome.

Tonsillitis bei Leukämie:
Lokal: Nekrotisierende, hämorrhagische Veränderungen mit Fötor.
Allgemein: Unterschiedlich, meist schwer gestörtes Befinden, fahles Kolorit.
Lymphknoten: Schmerzhafte, große Pakete.

Quellen

Balkany, Th. J., R. T. Pashley: Clinical Pediatric Otolaryngology. Mosby, St. Louis 1986

Bashard, Jasbi: Pediatric Otolaryngology. Proceedings of the Second Int. Symposium Pediatric Otolaryngology 1978. Excerpta Med., Sect VII 1979

Becker, W., H. H. Naumann, C. R. Pfaltz: Hals-Nasen-Ohrenheilkunde, 4. Aufl. Thieme, Stuttgart 1989

Berendes, J., R. Link, F. Zöllner: Hals-Nasen-Ohrenheilkunde in Praxis und Klinik, Bd. 1–6. Thieme, Stuttgart 1977/83

Biesalski, P., F. Frank: Phoniatrie – Pädaudiologie, 2. Aufl. Thieme, Stuttgart 1982

Bluestone, Ch. D., S. E. Stool: Pediatric Otolaryngology, vol. I–II. Saunders, Philadelphia 1983

Boenninghaus, H. G.: Hals-Nasen-Ohrenheilkunde für Medizinstudenten, 6. Aufl. Springer, Heidelberg 1983

Hirschberg, J., Z. Labas: Pediatric Otolaryngology. Proceedings of the 4th International Congress of Pediatric Otolaryngology Budapest 1988. Foreign Trading Comp., Budapest 1988

Keller/Wiskott (Herausg. K. Betke und W. Künzer): Lehrbuch der Kinderheilkunde, 5. Aufl. Thieme, Stuttgart 1984

Kessler, L.: Fehlbildungen in der Otolaryngologie. Springer, Berlin 1989

Leiber, B., G. Olbrich: Klinische Syndrome. Urban & Schwarzenberg, München 1987

Schulte, F. J., J. Spranger: Lehrbuch der Kinderheilkunde, 26. Aufl. Fischer, Stuttgart 1988

Wahn, U., R. Seger, V. Wahn: Pädiatrische Allergologie. Fischer, Stuttgart 1987

Literatur

Adkins, J. C., W. B. Kiesewetter: Congenital Malformation of the Esophagus. Bluestone, Ch. D., S. E. Stool: Pediatric Otolaryngology, vol. I. Saunders, Philadelphia 1983
v. Arentsschild: Sprach- und Sprechstörungen. In Biesalski, P., F. Frank: Phoniatrie – Pädaudiologie. Thieme, Stuttgart 1982
Arndt, H. J.: Stimmstörungen. In Biesalski, P., F. Frank. Phoniatrie – Pädaudiologie, Thieme, Stuttgart 1982 (S. 227)
Biesalski, H. K. u. Mitarb.: Vitamin A and ciliated cells. I. Respiratory epithelia. Z. Ernähr.-Wiss. 25 (1986) 114–122
Bluestone, Ch. D., O. Klein: In Bluestone, Ch. D., S. E., Stool: Pediatric Otolaryngology, vol. I, Chapter 16. Saunders, Philadelphia 1983
Brandtzaeg, P.: Immunbarrieren der Schleimhaut der oberen Luft- und Speisewege. Z. Laryngol. Rhinol. Otol. 66 (1987) 225–236
Bushéy, H. R. in Balkany Th. J., R. T. Pashley 1986
Butenandt, I.: Stridor. In Keller/Wiskott: Lehrbuch der Kinderheilkunde, 5. Aufl. Thieme, 1984 (S. 23, 28)
Catani, A. u. Mitarb.: Zur Therapie der allergischen Rhinitis im Kindesalter. Laryng. Rhinol. Otol. 66 (1987) 60–62
Erdmann, G.: Erkältungskrankheiten im Kindesalter – Infekte der Luftwege. Fischer, Stuttgart 1973
Erdmann, G.: Allergische Rhinitis im Kindesalter und ihre Differentialdiagnose. Allergologie 1 (1978) S. 125–129
Fraser, G. R.: The causes of profound deafness in childhood. J. Hopkins Univ. Press 1976
Gädeke, R.: In Keller/Wiskott: Lehrbuch der Kinderheilkunde, 5. Aufl. Thieme, Stuttgart 1984 (S. 19.19)
Gapka, J., G. Jörgensen: Fortschritte der Kiefer- und Gesichtschirurgie, Bd. XVI/XVII. Thieme, Stuttgart 1973
Gerlach, T., H. K. Biesalski, K. H. Bässler: Serum-Vitamin-A-Bestimmung und ihre Aussagekraft zum Vitamin-A-Status. Z. Ernähr.-Wiss. 27 (1987) 57–70
Illing, St.: Allergische Erkrankungen im Kindesalter. Hippokrates, Stuttgart 1988
Isamu-Sando, S. S., R. P. Wood II: In Bluestone, Ch. D., S. E. Stool: Pediatric Otolaryngology, vol. I. Saunders, Philadelphia 1983
Keller, W., P. Biesalski: Untersuchungen zur Ätiologie und Pathogenese der akuten Durchfallerkrankungen mit Ernährungsstörung. Z. Kinderheilk. 76 (1955)
Kerp, L., H. D. Kasimir: Allergische Erkrankungen. In Keller/Wiskott: Lehrbuch der Kinderheilkunde, 5. Aufl. Thieme, Stuttgart 1984 (S. 16.20)
Kießling, J.: Digital programmierbare Hörgeräte. Sprache-Stimme-Gehör 4 (1990) 166
Kispál, E. u. Mitarb.: In Hirschberg, J., Z. Lábas: Proceedings of the 4th International Congress of Pediatric Otolaryngology Budapest 1986. Foreign Trading Comp., Budapest 1988 (p. 433)
Kimura, A.: Congenital velopharyngeal insufficiency without cleft palate. In Hirschberg, J., Z. Lábas: Proceedings of the 4th International Congress of Pediatric Otolaryngology Budapest 1986. Foreign Trading Comp., Budapest 1988 (p. 207)
Kortekangas, A. E.: In Berendes, J., R. Link, F. Zöllner: Hals-Nasen-Ohrenheilkunde. Thieme, Stuttgart 1977 (S. 2.20)
Krajina, Z., I. Cepelja: Laryngeal Papillomas in children. In Hirschberg, J., Z. Lábas: Proceedings of the 4th International Congress. Foreign Trading Comp., Budapest 1988 (p. 329)
Krüger, E.: Zahn-, Mund- und Kieferheilkunde. Fischer, Stuttgart 1985
Leonhard, G., F. Owen Black, V. L. Schramm Jr.: In Bluestone, Ch. D., S. E. Stool: Pediatric Otolaryngology, vol. I. Saunders, Philadelphia 1983
Maurer, H.: In Berendes, J., R. Link, F. Zöllner: Hals-Nasen-Ohrenheilunde, Bd. 3. Thieme, Stuttgart 1978 (S. 4.18)
Mygind, N.: Rhinitis. AIDS, Pädiatrische Allergologie und Immunologie in Klinik und Praxis. Fischer, Stuttgart 1987
Pizarro, F. R.: Hereditäre Hörstörungen. Barth, Leipzig 1976
Preibisch-Effenberger, J., D. Meißner, E. Winkler: Immunstatus bei juveniler Papillomatose in Abhängigkeit zum Papillomwachstum. In Hirscherg, J., Z. Lábas: Proceedings of the 4th International Congress of Pediatric Otolaryngology Budapest 1986. Foreign Trading Comp., Budapest 1988 (p. 341)
Poeck, K.: Neurologie, 5. Aufl. Springer, Berlin 1978
Rollnick, B. R., A. C. M. Smith: Birth defects and genetic counseling in pediatric otolaryngology. In Balkany, Th. J., R. T. Pashley: Clinical Pediatric Otolaryngology. Mosby, St. Louis 1986
Saito, H., K. Terrahe: Immunfunktion und Immunpathologie. In Berendes, J., R. Link, F. Zöllner: Hals-Nasen-Ohrenheilkunde, Bd. 3. Thieme, Stuttgart 1978
Schulte, F. J., J. Spranger: Lehrbuch der Kinderheilkunde, 26. Aufl. Fischer, Stuttgart 1988
Schulze, H., H. S. Johannsen: Stottern bei Kindern im Vorschulalter. Theorie, Diagnostik, Therapie. Phoniatrische Ambulanz der Universität Ulm, Ulm 1986
Schultz-Coulon, H. J., L. Eckermeier: Zum postnatalen Wachstum der Nasenscheidewand. Acta otolaryng. 82 (1976) 131–142
Schweckendiek, W.: Mund – Rachen – Speiseröhre, Tropenkrankheiten. In Berendes, J., R. Link, F. Zöllner: Hals-Nasen-Ohrenheilkunde, Bd. 3. Thieme, Stuttgart 1978 (S. 11.1)
Sommer, A., J. Katz, I. Tarwotjo: Increased risk of respiratory disease and diarrhea in children with proceeding mild Vitamin A deficiency. Amer. J. clin. Nutr. 40 (1984) 1090–1095
Stram, J. R.: Tumors of the ear and temporal bone. In Bluestone, Ch. D., S. E. Stool: Pediatric Otolaryngology, vol. I. Saunders, Philadelphia 1983
Székely, T. u. Mitarb.: Parotiserkrankungen im Kindesalter. In Hirschberg, J., Z. Lábas: Proceedings of the 4th International Congress of Pediatric Otolaryngology. Foreign Trading Comp., Budapest 1988
Tharp, J. A., Ch. H. Lockhart: Pediatric anesthesia. In Balkany, Th. J., R. T. Pashley: Clinical Pediatric Otolaryngology. Mosby, St. Louis 1986
v. Uden, A.: Das gehörlose Kind – Fragen seiner Entwicklung und Förderung. Groos, Heidelberg 1980

Wahn, R. Seger, W. Kreth, S. Blanche: AIDS, Pädiatrische Allergologie und Immunologie in Klinik und Praxis. Fischer, Stuttgart 1987

Wolf, G.: Neue Aspekte zur Pathogenese und Therapie der hyperreflektorischen Rhinopathie. Z. Laryngol. Rhinol. Otol. 67 (1988) 438–445

Zenner, H. P.: Behandlung der Larynxpapillomatosis. Z. Laryngol. Rhinol. Otol. 66 (1987) 291–292

Sachverzeichnis

A

Abduzensparese, Differentialdiagnose 155
Absauggerät 40
Abszesse, intrakranielle, otogene 110
Achalasie 77
Adenoide 51 ff.
– Vegetationen 54
Adenotomie 54
Affektkrämpfe 30
Aktinomykose 65
Akustikusneurinom 93
Allergie, Behandlung 44
– diagnostische Hinweise 45
– obere Luftwege 42
Anästhesie 148 ff.
– Komplikationen 149
– Methodik 149
– Prämedikation 148
Angina (s. a. Tonsillitis) 50
– lacunaris 47
– – Pathologie 48
– – Penicillin 49
– – Pseudomembranen 47
– lingualis 48
– Ludovici 48
– Membranen 47
– Plaut-Vincenti 50
– rezidivierende 47
– simplex 47
Anomalien (s. a. Fehlbildungen), angeborene, Kehlkopf 6
– – Nase 4
Anotie 90
Antibiotika, Otitis media acuta 106
Antrumpunktion 97, 102
Aphasie 147
Aphonie, psychogene 140
Aphthen 64
Aphthoid 63
Apnoe, kongenitale 6
Aryknorpelluxation 21
Atmungsstörungen, Differentialdiagnose 156
Atresie, Nase 4

B

Basalfibroid 9
BERA-Audiometrie 126 f.
Blutungen, Differentialdiagnose 158

– Nasenrachen 18
Bronchialfremdkörper 13, 16
Bronchialstenose 13
Bronchographie 16
Bronchoskopie 16

C

Cerumen obturans 93
Cheilitis 63
Choanalatresie 4
Choanen 1
Cholesteatom 113
Commotio labyrinthi 118
Computertomogramm 10, 93, 102
Contusio cerebri 20

D

Dampfbett 29
Dekanulement, erschwertes 29
Dermatitis, Gehörgang 91
Dermoidzysten 82
Dysarthrie 147
Dysgrammatismus 143
Dyslalie (s. a. Stammeln) 141 ff.
Dysostosis mandibulofacialis 62, 89
Dysphonie, funktionelle 139 ff.
– hyperfunktionelle 139
– hypofunktionelle 139
– organogene 139
– psychogene 140
Dysplasia linguofacialis 63
Dyspraxie 142

E

Eczema herpetiforme 63
Elektronystagmographie 117
Endoskopie, Kieferhöhle 41
Entwicklungsstammeln 142
Epiduralabszeß 110
Epiglottitis 30
Epistaxis 18
ERA-Audiometrie 127
Erkältungen, Umstimmung 26
Ertaubung 123
Eustachische Röhre 87, 104
Exophthalmus 159
Exsudation, Otitis media 105

F

Facies adenoidea 53
Fazialisparese 95, 109, 159
Fehlbildungen (s. a. Anomalien), Hals 81
– Kehlkopf 6
– Nase 4
– Speisewege 59
Felsenbeinfrakturen 94
Fistelsymptom 117
Fokalinfektion 56
Follikulitis 17
Fourman-Fourman-Syndrom 89
Frakturen, Frontobasale 20
Franceschetti-Syndrom 62
Fremdkörper, Bronchien 13
– Gehörgang 91
– Nase 12
Fremdkörperotitis 96

G

Gaumenspalte 59 ff.
– submuköse 60
Gaumentonsillen, Entzündung 47, 49
– Physiologie 46
Gebärdensprache 120, 138
Gebißfehler 79
Gehörgang, äußerer, Anatomie 86
– – Verletzungen 93 f.
Gehörgangsatresie 90
Gehörgangsekzem 91
Gehörgangsfremdkörper 91
Gehörgangsfurunkel 91
Gehörlosensprache 146
Gehörlosigkeit 122
Geruch, Prüfung 3
Geschmack, Prüfung 3
Gesichtsspalten 59, 62
Gleichgewichtsstörungen 116 ff.
– Differentialdiagnose 159
Glossitis phlegmonosa 66
Glossoptose 6
Glühlichtbestrahlung 151
Grippekrupp 27

H

Hämatotympanum 94
Hals, Abszesse 83
– Fehlbildungen 81 ff.

Halsfisteln 82
Halslymphangiome 82
Halslymphknoten 84
Halstrauma 21
Halszysten 82
Heilklimatische Kuren 34
Heiserkeit, Differentialdiagnose 160
Herderkrankung 56
Herpangina 64
Herpes labialis 63
Heuschnupfen 42
Hirnabszeß, otogener 115
Hochtonschwerhörigkeit 135
Hörgerätetherapie 133 ff.
Hörgeräteversorgung, Indikation 134 ff.
Hörgestörtes Kind, Regelbeschulung 138
– – Rehabilitation 136
Hörstörungen (s. a. Schwerhörigkeit) 120 ff.
– Ätiologie 124 ff.
– Akupunktur 132
– Artikulation 120
– Auswirkungen 120
– Differenzierung 120
– Frischzellentherapie 132
– Früherfassung 126
– Heredität, Ohrmißbildungen 133
– Ort 124
– Sprachentwicklung 120
– zentrale 122
Husten, Differentialdiagnose 161
Hygroma colli 6
Hypertelorismus 4

I

Impedanzmessung 127, 130 f.
Infrarotbestrahlung 151
Inhalationstherapie 152
Innenohr 87
Innenohrmißbildung 125
In-situ-Messung 136
Intubationsschäden 21

K

Kehlkopfatresie 6
Kehlkopffremdkörper, Entfernung 12
Kehlkopflähmung 11
Kehlkopfmembran 6
Kehlkopfverletzungen 21
Kehlkopfzyste 6
Keilbeinhöhlenentzündung 36
Kieferanomalien 78 ff.
Kieferhöhlenentzündung, Spülung 37
Kieferklemme 161
Kieferkompression 78
Kieferzysten 41
Kinderaudiometrie 126 ff.
– geistige Situation 131
– Verhaltensstörungen 131

Klimatherapie 153
Kneippsche Anwendungen 26
Knocheneiterung, chronische 113 ff.
Kochlea 88
Kochleaimplantat 138
Koniotomie 28
Kopfschmerzen 25
– Differentialdiagnose 161
Kryptentonsillitis 48

L

Labyrinthitis 109, 115, 117
Laryngitis, ältere Kinder 25
– hyperplastische 33
– Säugling 22
– subglottica 27
Laryngopathie, allergische 44
Laryngotrachealplastik 8
Laryngotracheitis, stenosierende 27 ff.
Laryngozele 6
Larynxpapillomatosis 10
Larynxpapillome 11
Larynxpolypen 11
Larynxspasmen 30
Larynxstenosen 6
Lingua geographica 66
Lippenerkrankungen 63 ff.
Lippen-Kiefer-Gaumenspalten 59 ff.
Lippenspalten 59 ff.
Liquorfistel 95
Luftröhre, Anatomie 2
– Schleimhaut 2
– Verletzungen 21
Luftwegeinfekte 24 ff.
Lutschgebiß 79
Lymphadenitis colli 83
– retroaurikuläre 91
– tuberculosa 84
Lymphadenopathie, HIV-Infektion 48
Lymphangiom 67
Lymphangioma colli 82
Lymphatischer Rachenring, Hyperplasie 51 ff.
– – Physiologie 46

M

Makroglossie 67, 162
Makrulie 65
Mandelzysten 46
Mastoidektomie, Indikation 111
Mastoidinfektion, schleichende 99 ff.
Mastoidismus 105
Mastoiditis 107 ff.
– okkulte 99 ff.
– – Klinik 101
– – otogene Komplikationen 102
– – Pathogenese 100
– – Röntgentechnik 102
– – Säuglingsotitis 98
Meningitis, otogene 109

Meningitiszeichen 162
Meningoenzephalozele 4
Mikrotie 90
Mikrowellentherapie 151
Mittelohrentzündung (s. a. Otitis), akute 103 ff.
– bakteriologische 104
– Exsudation 105
– Hörstörung 105
Mittelohrräume 87
Mukotympanum 103
Mumpserkrankung 69
Mund, Entzündungen 63
– Verletzungen 68
Mundatmung 52
Mundbodenentzündungen 65
Mundgeruch 33
Mundwinkelgeschwüre 65
Mutationsstimmstörung 140

N

Näseln 143 ff.
Nase, Erysipel 17
Nasenatmung 1
– verlegte 51
Nasenbeinbruch 19
– Liquorfluß 20
Nasenbluten 18, 25
– Differentialdiagnose 158
Nasendiphtherie 17
Naseneingangsentzündung 16
Nasenfremdkörper, Entfernung 12
Nasenfurunkel 17
Nasenlumen 1
Nasennebenhöhlen, Anatomie 1
– Entwicklung 1
– Polypen 39
– Zysten 40
Nasennebenhöhlenentzündung (s. a. Sinusitis), akute 35
– chronische 38 ff.
Nasenrachenfibrom 9
Nasentamponade 18
Nasentropfen 24
Nasopharyngitis 24
Neugeborenenaudiometrie 126
Normalhörigkeit 121
– Testreaktionen 131
Nystagmus 117

O

Obere Luftwege, Allergie 42
– – Anatomie 1
– – Fremdkörper 12
– – Reflexbeziehungen 3
– – Schleimhaut 2
– – Tumoren 9
Oberkieferosteomyelitis, Säugling 37
Ösophagitis 77
Ösophagus (s. a. Speiseröhre), Bougierung 74
– Fremdkörper 76

Sachverzeichnis

Ösophagusatresie 71
Ösophagusdivertikel 72
Ösophagusengen 75
Ösophagusvarizen 77
Ohr, äußeres, Fehlbildungen 89
Ohren, abstehende 89
– Frakturen 94 ff.
Ohrenschmerzen, Ursachen 105, 163
Ohrentropfen 106
– antibiotikahaltige 113
Ohrgeräusche 124
Ohrmuschelanomalien 89 f.
Ohrmuschelerysipel 93
Ohrmuschelperichondritis 91
Ohrmuschelplastik 89
Ohrmuschelverletzungen 93
Ohrschmalzpfropf 93
Ohrtrompete 87
– Anomalien 88
Othämatom 94
Otitis, chronisch granulierende 115
– externa 91
– media (s. a. Mittelohrentzündung) 103 ff.
– – acuta, Rezidive 107
– – – Sekret 106
– – – Therapie 106
– – Neugeborene 96
Otogene Komplikationen 108 ff.
Ozaena 34

P

Papillomatosis, Larynx 10
Paratonsillarabszeß 48
Parazentese 104
– diagnostische 98
Parodontitis 79
Parotisschwellungen, Ursachen 70
Parotitis, chronisch rezidivierende 69 ff.
– epidemica 69
– HIV-Infektion 71
Paukendrainage 104
Paukenerguß 104
Paukenhöhle, Anatomie 87
Perzeptionsstörung 122
Petrositis 108
Pharyngitis 68 ff.
– hyperplastische 33
Pharynx, Fremdkörper 76
Pharynxplastik 62
Physikalische Therapie 151 ff.
Plattnase 4
Pneumatisation 87 f.
Poltern 146
Politzer-Ballon 103
Pseudokrupp 27
Pseudomastoiditis 99
Pyramidenspitzeneiterung 108

Q

Quincke-Ödem 30, 44

R

Rachendiphtherie 50
Rachenmandel (s. a. Adenoide), Anatomie 46
– Entzündung 46
Rachenmandelhyperplasie 103
Rachenmandelkinder 52
Ranula 67, 71
Rekurrensparese 11
Resthörigkeit 122
Retropharyngealabszeß 24, 47, 68
Rhabdomyosarkom 93
Rhinitis allergica 43
– atrophicans 34
– hyperplastische 32
– Immunität 22
– pyogene 23
– sicca anterior 17
Rhinopathia vasomotoria 25, 44
Rhinopathie, allergische 40
Rhinopharyngitis, Säugling 21
– virale Infektion 21
Rhinosinusitis acuta 35
Rhinoskopie 3
Riechorgan 3
Risikofaktoren 125
Robin-Syndrom 62
Rotatorische Prüfung 117

S

Säuglingsaudiometrie 127
Säuglingsschnupfen 21 ff.
– Differentialdiagnose 23
Säuglingsotitis 97 ff.
– Dyspepsie 97
– Komplikationen 98 ff.
– Therapie 98
Säuglingsstruma 85
Sarkom 11
Schädelbruch, frontobasaler 20
Schalleitungsschwerhörigkeit, Behandlung 132
Schallempfindungsschwerhörigkeit, Behandlung 132 ff.
Schallübermittlung 88
Scharlachangina 50
Schiefhals 81
Schilddrüse 85
Schläfenbein, Tumoren 93
Schleimhaut, obere Luftwege 2
– polypöse 39
Schleimhauteiterung, chronische 112 ff.
Schleimhauterkrankung, chronische 30
Schleimhautzysten 41
Schluckstörungen 77
– Ursachen 163
Schnecke 87
Schreiknötchen 11
Schulandiometrie 127, 131
Schwellungen, Gesicht, Hals 164
Schwerhörigkeit (s. a. Hörstörung), einseitige 123
– erworbene 125

– Heredität 122, 124 f.
– progrediente 122
– psychogene 123
Schwindel 116
Screening-Audiometrie 127 ff.
Seitenstrangangina 48
Septic sore throat 50
Septum, Entwicklung 1
Septumabszeß 19
Septumdeviation 4, 18
Septumhämatom 19
Septumpolyp, blutender 9
Sialoadenitis 68
Sialographie 70
Siebbeindurchbruch 36
Sigmatismus 142
Sinubronchitis 41
Sinusitis, odontogene 40
Sinusthrombophlebitis 109
Soorstomatitis 64
Spaltbildungen, Nase 4
Spasmophilie 30
Speicheldrüsenentzündung, akute 68
– chronische 69
Speicheldrüsenerkrankungen, virusbedingte 69
Speichelfluß 71
Speiseröhre, Fehlbildungen 71 f.
Speiseröhrenverätzung 73 ff.
– Corticosteroide 74
– Perforation 74
Spontannystagmus, Untersuchung 116
Sprachentwicklung 140
Sprachentwicklungsstörung 141 ff.
Sprachstörungen 140 ff.
Stammeln (s. a. Dyslalie) 141 ff.
– audiogenes 142
– Diagnostik 142
– Therapie 143
Stenose, subglottische 6
Stimmbruch 140
Stimmstörungen 139 ff.
Stomatitis herpetica 63
– simplex 64
– ulcerosa 64
Stottern 145 ff.
– Ätiologie 145
– Therapie 146
Stridor congenitus 6
– inspiratorischer, Symptome 7
Struma, angeborene 6
Stützautoskopie 15
Subglottis 2

T

Taubstummensprache 146
Thymus 85
Tinnitus 124
Tonsillektomie 56
– Indikation 58
Tonsilliden, symptomatische 50 ff.
– Übersicht 49, 165
Tonsillitis (s. a. Angina) chronica 55 ff.

Tonsillitis, konservative Therapie 58
– Mononukleose 50
– Plaut-Vincent 50
– retronasalis 46
– ulceromembranacea 50
Tonsillotomie 57
Toynbee-Versuch 88
Trachealstenosen 6
Tracheobronchitis 15
Tracheotomie 28
Trommelfell 87
Trommelfelldefekt, Otitis media acuta 105
Trommelfellruptur 94
Trommelfellverletzungen 94
Tuba auditiva 87
Tubenmittelohrkatarrh 103
Tubenstenose 103
Tubenventilationsstörung 103
Tumoren, Nase 9
– obere Luftwege 9
Tympanoplastik 115

U

Ultrakurzwellentherapie 151

V

Valsalva-Versuch 88
Vestibularis, Funktionsprüfung 117
Vestibularisstörungen 116 ff.
– Hirntraumen 118
– Hörstörungen 119
Vitamin-A-Therapie 33
Vorsorgeuntersuchung 129, 131

W

Wahrnehmungsstörung 122
– Prüfung 131
Warzenfortsatz, Anatomie 86
Wilderranck-Syndrom 89

Z

Zahnengstand 79
Zahnzysten 80
Zerumen 93
Zoster oticus 92
Zungenbändchen 67
Zungenbelag 66
Zungenerkrankungen 66 ff.
Zygomatizitis 108
Zysten, Kiefer 41
– Schleimhaut 41